# 最人性化的失智症照護全圖解

陪伴第一線——

濱松醫科大學醫學部護理學科教授
鈴木みずえ◎監修

湘南いなほ醫院院長・神經科醫師
內門大丈◎監修協力

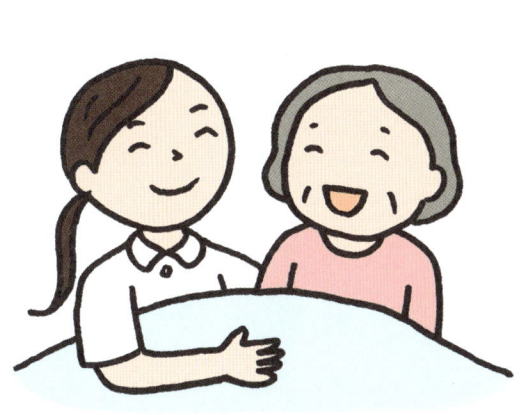

## 【導讀】
## 落實認知症「以人為本」照護的好書

「以人為本」，對許多專業人員是朗朗上口的「四個字」，幾乎每家醫療及長照機構將這四個字做為機構服務核心價值，但有多少人、多少機構能真正落實？

要能落實「以人為本」的認知症照護，首要必須具備此文化理念，對人的尊重、人權的認識，需要擁有此內涵的文化與價值，是無法一朝一夕就能建立，需要長期學習、內化與實踐，累積而成為個人、機構的重要價值，支配著行為、制度。

對人的尊重，是不分性別、年齡、國籍、社經、教育、宗教信仰、健康或是身心障礙者等，發自內心，再形於外的行為，不單只是瞭解疾病，更需要從尊重人開始，學習關心、瞭解「人」——認知症長者。

本書提供如何學習「以人為本」認知症照護的方法，傳授可運作化的「照護三步驟」：傾聽想法→收集資訊→發現需求。其實，若能落實這三步驟，更是改變自己人生，提升思考架構，增進與他人互動品質的方法。

對人尊重，勢必關心對方、瞭解對方的需求，經由傾聽對方的想法，才能收集資訊，再與我們已有的知識及經驗相結合去分析，發現與確認對方的需求後，若能以專業服務來滿足對方需求，解決對方困擾或疑慮，以達到穩定對方情緒，甚至彼此都能開心愉悅。

面對認知症照護，要能「以人為本」，就必須瞭解甚麼是認知功能，認知功能受損後，有哪些因素影響到患者，及認知症不同類型與病程的差異，本書指出，有六十種以上的疾病和病狀會導致其他類型的認知症症狀。

事實上，早在二○一三年美國精神醫學會所出版的《精神疾病診斷與統計手冊第五版》(DSM-5) 就很清楚說明：「主要神經認知障礙症」(Major Neurocognitive Disorder,

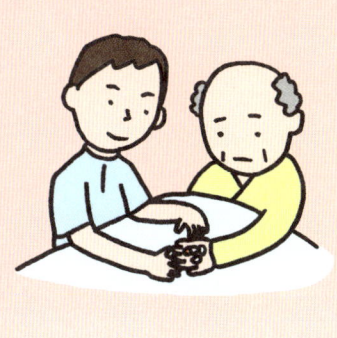

MND）有七、八十種以上的類型。不瞭解不同類型與病程，又如何落實以人為本的照護？

落實以人為本的照護，勢必重視個人差異，從疾病類型、病程、生命史、個性、興趣、現存能力、受損能力、心理需求等瞭解個別性的重要訊息，才能規劃出個人化的照護計畫。

值得一提是本書強調：「精神行為症狀是因壓力所引起。」這正是許多認知症照護者所忽略，誤以為是認知症長者故意找麻煩，或是因為認知功能缺損所致。本書給了答案：「壓力。」壓力是從哪裡來？最大的壓力是來自照護者，其次是長者因功能缺損所產生心理的退縮與害怕，造成自我的壓力，當然，其他的壓力還包括：長者生理、環境因素、氣候變化等都是，若能降低壓力或是避免壓力產生，精神行為症狀自然隨之降低或避免。

本書第三十四頁更特別說明：慎用精神藥物，除說明抗精神藥物的副作用、藥物建議使用方法，更舉出國際上抗精神藥物對高齡者死亡率增加的實證研究，本書既然是強調以人為本照護，當然重視非藥物生活方式的運用以取代抗精神藥物，這是否會讓台灣還持續使用抗精神藥物的醫師汗顏？

這本書還具實用性的價值，由日本臨床照護專家結合神經科醫師，提供二十個實際案例，每一個案例都運用「照護三步驟」如何實踐「以人為本」照護，還以生動的漫畫來說明，讓艱澀的知識變得淺顯易懂，方便一般人閱讀及學習。

尤其是每一案例還列舉出其他可能的原因，讓學習者能理解任何一個認知症照護案例都是獨特的，因為每一位認知症長者是獨特的，無法將他人的照護方法一成不變的搬過來，更應瞭解其他相關的可能，同時，重視不同專業的跨領域認知症照護整合，才能讓思考更廣，找出更適當的照護方法，提升照護品質，落實以人為本的照護。

誠心的建議：這二十個實際案例真是可讓照護者提升照護能力的最佳教材，透過不斷練習、思考、解析、研擬，可讓台灣認知症照護有新的境界。

認知症整合照護專家
長照政策研究者　伊佳奇

【導讀】

## 找回生活　繼續美好

我在長期照顧領域深耕30年，15年前設立第一個日間照顧中心時，約只有26%失智症者，至今10間日間照顧中心，失智症者約有80%；另世界衛生組織（WHO）二○一五年統計，全球每3秒就新增1名失智症者，從這些失智症者增加速度來看，要儘快使一般社會大眾正確瞭解失智狀態，並進而破除迷思，正視失智症者的人權及尊重自主，是當務之急！

近年開始討論對於「失智症」這三個字的不同說法，但此處仍以本書所言失智症為主要表達。在本書的第一部分即開宗明義告訴我們，失智症是一種「狀態」，並把不同的表現症狀用淺顯易懂方式一一說明，且透過聊天、陪伴方式提供各項協助。我常在演講中，也不斷告知聽眾，失智症狀就如同大家對近視症狀的想法，只是功能改變，我們不會因為親朋好友有近視狀態，就認為其行為有問題而帶來恐懼。

曾有一位大學教授因未及早發現失智症狀，來到日間照顧中心時已有不同的狀態，如會常常詢問下午四點到了沒？經過服務團隊瞭解其想法及探尋過往職場的工作情況，得知每日下午四點是這位教授下班回家的時間。因此，服務團隊、教授、家人共同討論，把過往教授在學校的研究工作部份延伸到日間照顧中心，並參與社區活動，使得教授的身體記憶能促進新生活的展開。

在資訊無遠弗屆的世界，大家都可以從不同管道獲得失智症的各項資訊，但本書的第二部分提供更具體的行動步驟：①傾聽想法→②收集資訊→③發現需求，並從「舒適、個人特色、依附與連結、參與、融入」這5項心理需求去確認以人為本的實踐情況；另外更貼心的把貶低及提升失智症者價值的不同行為羅列出來，使大家在閱讀時更能具象化，也容易執行及調整。

本書的第三部分將「①傾聽想法→②收集資訊→③發現需求」的步驟，透過多元案例，深入失智症者的視界，理解他們對生活中的恐懼、害怕與不安；也運用漫畫手法，使生活案例簡單易明、趣味盎然，增加閱讀吸引力。失智症者跟我們相同都是人，也是一個「有自主性的個體」，從現在開始，我們不能再把失智症者看作是生病的人，而必須要他們忍耐著無法做自己想做的事，他們能自己完成的事，我們就不應該剝奪！

很高興看到這麼棒的書在臺灣問世，大家可以藉由書中內容的學習，要相信失智症者有一個活下去的動力，並經由我們的陪伴，使他們可以活得像自己，活出本我，把原本的生活重新找回來。

社團法人愛福家協會總幹事
社團法人台灣居家服務策略聯盟理事長　涂心寧

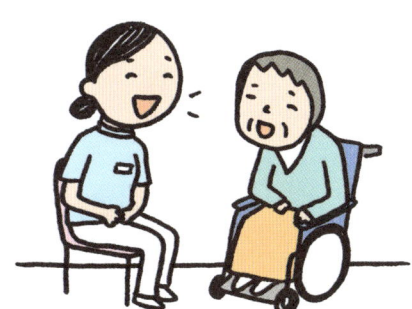

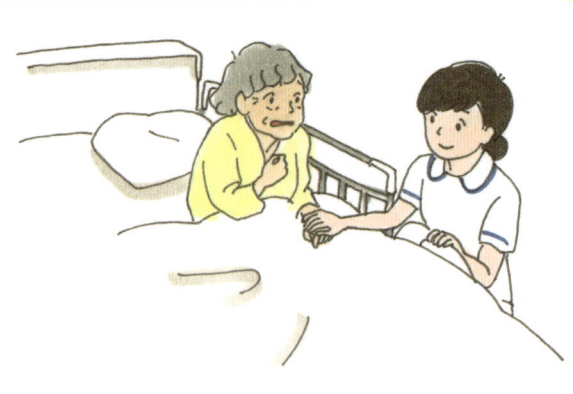

## 前言

過去，人們因為對失智症的不了解，以及照護資源的不足等，大家理所當然地想盡辦法束縛失智症患者的身體，或是施予語言的威脅，以各種非人道的方法對待。隨著時代發展，人們才漸漸開始摸索出重視患者生活與個人特質的照護方法，但是，對於一般多以協助者角度出發的做法，仍存在許多值得我們省思的地方。

現今，患有失智症的人不再只是被動的角色，他們本身也開始試圖傳遞出各種訊息，希望創造出一個社會，能讓人們即便罹患失智症後，仍能持續過著有希望與尊嚴的生活。

隨著先進醫療技術的發展，人類如今克服了曾為不治之症的癌症，連長壽基因都即將掌握在手。而在長壽社會中，失智症已成為人人都可能發生的狀態。失智症面臨的課題在於，如何在人生最後的時光仍保有人的尊嚴生活下去，這也考驗著照顧者（家人、護理人員、照護機構等等）的觀念革新。傾聽失智症當事人的心聲，不只是為了患者，也是為了我們自己。如果照顧者透過非身體約束的照護技巧，能讓患者在醫院接受適當的治療，在家裡也能生活得快樂安逸，這對照顧者而言就是莫大的鼓舞，也能建立自信與專業。

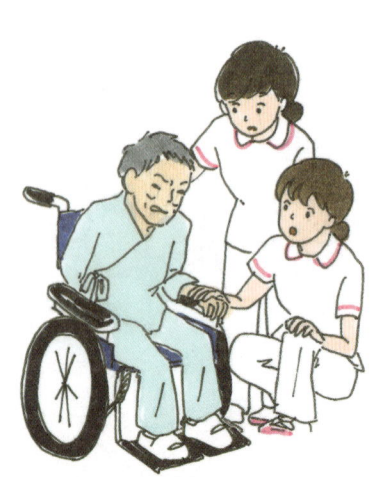

6

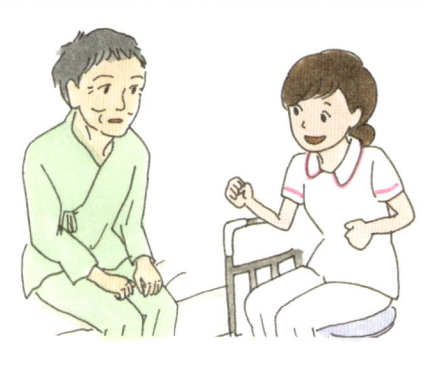

本書將介紹透過「傾聽想法」、「收集資訊」、「發現需求」三步驟，實踐「以人為本」的照護方法。透過這樣的照護方式，能反映出失智症患者真正的想法與意見，這不僅是期望讓這些人恢復身心，也希望促進他們提高生存的意志。另外，還會具體介紹經驗豐富的失智症照護專家們的實踐過程，全部都是可以立即活用的技巧。

書中也收錄了許多失智症患者在看診或住院時的感受，以及他們在面對生活驟變、承受社會眼光等時刻的想法。希望各位閱讀後，一定要回想看看自己的經歷，以此思索自己究竟是如何看待、對待失智症患者。

為了讓失智症患者平靜度過生活，也希望恢復而不是奪去這些人的能力，我們應該怎麼做？身為一位護理師，身為一個人，讓我們一起來好好思考吧！從各位每天的實踐中，我們將持續改變失智症照護的歷史。

濱松醫科大學醫學部護理學科教授　鈴木みずえ

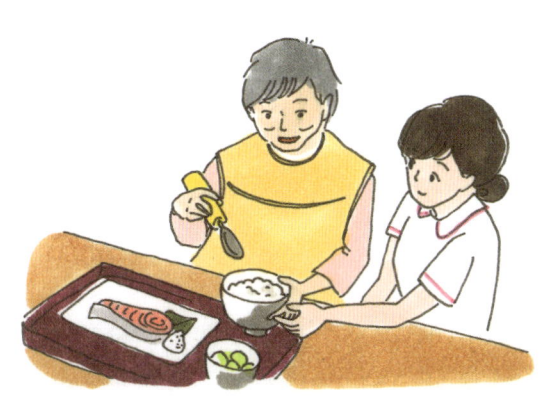

7

# 目錄

導讀 …… 2
前言 …… 6

## Part 1 從導正偏見開始！失智症的基礎知識

失智症不是「病名」而是一種「狀態」 …… 12
有可能是「譫妄」而不是失智 …… 15
從記憶障礙開始的「阿茲海默型失智症」（AD） …… 18
出現自律神經失調的「路易氏體失智症」（DLB） …… 20
從腦血管病變開始的「血管性失智症」（VaD） …… 22
日常行為發生困難的「額顳葉型失智症」（FTD） …… 23
「核心症狀」因失智症的原因而不同 …… 24
「精神行為症狀」主要由壓力所引起 …… 25
並不會忘記所有的事 …… 26
從日常談話中輔助「定向感」 …… 28
如果有人陪同可以做很多事 …… 29
失用、失認、失語時「協助」很重要 …… 30
精神行為症狀可能因停藥而消失 …… 32

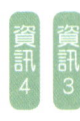

## Part 2 發掘失智者需求！3步驟實踐以人為本的照護

重視個人價值的對待方式 …… 36
以失智者的視角衡量其狀態 …… 37
著眼於失智者本人的5要素 …… 38
以滿足5項心理需求為重點 …… 39
容易實踐又有效的3步驟 …… 40

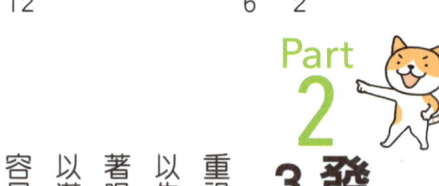

### STEP 1 傾聽想法

重點1 傾聽想法 …… 41
重點2 詢問想法 …… 42
重點3 避免驚嚇 …… 43
重點4 重視寒暄和自在對話 …… 44
重點5 使用當事人可以理解的表達方式 …… 45
重點6 靜候回應 …… 46

### STEP 2 收集資訊

資訊1 身體健康狀態 …… 49
資訊2 社會心理（人際關係和周圍環境） …… 50
資訊3 生活經歷 …… 52
資訊4 性格傾向 …… 53
資訊5 大腦障礙 …… 54

8

## STEP 3 發現需求

從談話與資訊中看出需求 … 57

- 恐嚇 … 60
- 拖延 … 62
- 急急忙忙 … 64
- 視為小孩子 … 66
- 貼負面標籤 … 68
- 汙辱 … 70
- 指責 … 72
- 欺瞞哄騙 … 74
- 不想理解 … 76
- 限制能力發揮 … 78
- 強制 … 80
- 打斷 … 82
- 待之如物 … 84
- 歧視 … 86
- 忽視 … 88
- 排擠 … 90
- 嘲弄 … 92

- 體貼（柔和、溫暖）… 58
- 包容 … 61
- 令人放鬆的步調 … 63
- 尊敬 … 65
- 接納 … 67
- 認同能力，一起開心 … 69
- 尊重 … 71
- 據實以告 … 73
- 取得共鳴，試圖理解 … 75
- 讓人發揮能力 … 77
- 給予必要的支援 … 79
- 讓人持續參與 … 81
- 一起行動 … 83
- 認同個性 … 85
- 陪伴 … 87
- 有參與感 … 89
- 同樂 … 91

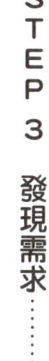

## Part 3 貫徹以人為本價值！應對各種情境的照護實例

**治療**
- 拔除鼻導管 … 98
- 拔掉點滴 … 104
- 不吃藥 … 110
- 討厭抽痰 … 116

**呼叫鈴**
- 不按呼叫鈴 … 122
- 頻頻按呼叫鈴 … 128

**用餐**
- 不能順利進食 … 134

**排泄**
- 在馬桶以外的地方便溺 … 140
- 碰觸糞便（玩糞便）… 146
- 討厭換尿片 … 152

**洗澡**
- 不想洗澡 … 158

**睡眠**
- 睡不著 … 162

**幻覺**
- 看到不存在的人 … 168

**憂鬱**
- 好像很憂鬱 … 174

**行動與心理**
- 想脫衣服 … 178
- 生氣易怒 … 184
- 有攻擊反應 … 190
- 走來走去 … 196
- 嚷嚷著要「回家」… 202
- 好像快跌倒 … 208

# Part 4 歷史回顧與展望！新型態照護的挑戰

失智症照護的歷史發展（平田知弘）……214

以「身體零約束」為目標（聖隸三方原醫院）……219

## 仲本りさ的插畫隨筆

反覆繞床走動是有原因的……94

## COLUMN

慎用精神藥物（內門大丈）……34

為什麼不能只用單一失智症量表評估？（內門大丈）……56

活用留言板遮覆造口裝置，提升舒適度！……103

不要讓人喪失妄想自立的心（丹野智文）……109

失智者「工作」的故事（あんずの家）……115

令家人「不安」和「安心」的一句話（繁田雅弘）……121

失智症照護須由多領域專家協作……127

確認是否有隱匿泌尿疾病……133

護理師之間的合作……139

……145

## 想了解更多

思考「非藥物療法」的可能性（內門大丈）……151

「邊做邊說明」的照護……157

希望大家傾聽失智者的困擾所在（山田真由美）……161

服用安眠藥時要小心跌倒（內門大丈）……167

理解本人的感受，回應也會改變！（繁田雅弘）……173

提供支持力量的「橘色咖啡廳」（西香川醫院）……177

有發現失智者所謂的「痛」嗎？……183

何謂預防失智症？（島田齊）……189

令人難堪又難受的身體約束……195

透過娛樂遊戲進行交流……201

從照護實踐來看失智症預防（鈴木みずえ）……207

緩解嘴唇乾燥（松井新吾）……212

病人行動的原因……120

「做得到」的事和「做不到」的事……126

預防皮膚撕裂傷……144

「痛」的評估準則……156

夜尿引發的風險（鈴木みずえ）……182

……212

協助者與參考文獻……226

# Part 1

## 從導正偏見開始！
## 失智症的基礎知識

雖統稱為「失智症」，但是卻有很多種成因，也有各種不同的表現症狀。因此，本章將向大家介紹「失智症的13項基礎知識」，閱讀後，請大家重新審視自己心中對失智症的誤解和偏見，思考對失智者來說最貼心的照護方法，並針對當事人的個別情況，在實踐過程中適時適度調整。

# 失智症不是「病名」而是一種「狀態」

所謂的失智症是指「一個人不是因為意識障礙，而是因為不明所以的腦部損害，使得獲取資訊的認知功能陷入持續衰退的狀態，對生活起居與社會活動帶來阻礙」。

## 引發失智症的疾病有60種以上

提到失智症，最有名的莫過於「阿茲海默型失智症」，但其實有60種以上的疾病和病狀會導致其他類型的失智症與類失智症症狀（請參考P13）。而其中，慢性硬腦膜下血腫、常壓性水腦症和維生素B₁缺乏症等屬於可治療類型，經過早期發現和早期治療有治癒的可能（請參考P14）。

還有另外一個特徵就是，相同的失智症也會因腦部受損部位不同，而表現出不同的症狀。

## 腦部結構與功用

**額葉**
掌管智力、性格、理性、運動和下達指令等。
受損時……
很可能無法有效控制行動，喪失專注力。

**胼胝體**

**顳葉**
掌管語言、聽覺、味覺、情緒和記憶等。
受損時……
很可能難以辨別語言意思、物件和人臉。

**大腦皮質**

**頂葉**
與身體感覺和認知，以及精細動作和計算等有關。
受損時……
觸摸時的感覺、方向和空間的認知功能很可能衰退。

**枕葉**
掌管視覺。
受損時……
很有可能難以用視覺找尋物品。

**邊緣系統（大腦皮質內部）**

**杏仁核**
與開心或鬱悶、喜歡或討厭等情緒有關。

**海馬迴**
位於顳葉深處，為記憶中樞。
受損時……
很可能發生記憶困難。

# 導致「失智症」與「類失智症症狀」的疾病和病狀

## 中樞神經退化性疾病
- 阿茲海默型失智症
- 路易氏體失智症／帕金森氏症
- 額顳葉型失智症
- 進行性上眼神經核麻痺症
- 大腦皮質基底核退化症
- 亨丁頓舞蹈症
- 嗜銀顆粒性失智症
- 神經纖維纏結老年失智症
- 其他

## 缺氧缺血性腦病變或低氧缺血性腦病變

## 器官衰竭及相關疾病
- 腎功能衰竭、透析性腦病變
- 肝功能衰竭、肝門脈系統分流
- 慢性心臟衰竭
- 慢性呼吸衰竭
- 其他

## 缺乏性疾病、中毒性疾病、代謝性疾病
- 酒精依賴症
- 原發性胼胝體變性
- 一氧化碳中毒
- 維生素$B_1$缺乏症（魏尼克-柯沙科夫症候群）
- 維生素$B_{12}$缺乏症
- 維生素D缺乏症
- 葉酸缺乏症
- 藥物中毒（抗癌藥、抗菌藥、精神藥物、抗癲癇藥等）
- 金屬中毒（水銀、錳、鉛等）
- 威爾森氏症
- 其他

## 其他
- 粒線體腦病變
- 進行性肌肉萎縮症
- Fahr氏病（Fahr's disease）
- 其他

## 血管性失智症
- 多發性腦梗塞失智症
- 小血管疾病合併失智症
- 慢性硬腦膜下血腫
- 其他

## 腦瘤
- 原發性腦瘤
- 轉移性腦瘤
- 癌性腦膜炎
- 其他

## 常壓性水腦症

## 頭部外傷

## 神經感染症
- 急性病毒性腦炎（單純皰疹病毒腦炎、日本腦炎等）
- 愛滋病（AIDS）
- 庫賈氏病（CJD）
- 其他

## 內分泌機能異常及相關疾病
- 甲狀腺機能低下症
- 腦下垂體機能低下症
- 腎上腺皮質機能低下症
- 反覆性低血糖
- 其他

## 脫髓鞘疾病等自體免疫性疾病
- 多發性硬化症
- 急性瀰漫性腦脊髓炎
- 貝賽特氏症
- 修格蘭氏症候群
- 其他

## 蓄積病
- 遲發性神經鞘脂質過多症
- 腎上腺腦白質失養症
- 糖尿病
- 其他

> 其中也包括經過治療可改善的症狀！

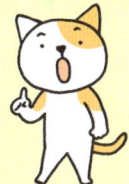

參考資料：日本神經學會《失智症疾病診療指南2017》

# 早期發現可治療的疾病類型

## 慢性硬腦膜下血腫

●原因　血液在硬腦膜和腦部之間慢慢累積形成血腫的狀態，可能因為頭部撞傷發病，也可能沒有外傷就發病。

●症狀　腦部受到血腫壓迫，產生頭痛、麻痺和認知功能等障礙。

●治療　去除血腫可改善症狀。

## 甲狀腺機能低下症

●原因　因甲狀腺功能低下、甲狀腺荷爾蒙分泌異常所引起。

●症狀　甲狀腺荷爾蒙不足時，會有面無表情、聲音沙啞、臉部以及眼部腫脹、便秘和健忘等情形。

●治療　補充甲狀腺荷爾蒙可改善。

## 常壓性水腦症

●原因　頭顱骨和腦部之間的腦脊髓液循環受不明的原因阻礙，結果在腦室積水，使腦部受到壓迫。

●症狀　因為腦機能衰退，認知障礙、行走障礙、失禁等症狀。

●治療　藉由讓腦脊髓液流出腦室得以改善症狀。但是，如果治療時機太遲將難以恢復。

## 維生素B₁缺乏症

●原因　維生素B₁又名硫胺素，當體內維生素B₁不足時會引發急性神經性性僵直陣攣型發作」，是由於大腦整體神經細胞過度興奮所引起，常見於酒精攝取過多的人，通常先出現「魏尼克－柯沙科夫症候群」的症狀會先出現，再接續引起「柯沙科夫症候群」。

●症狀　會出現意識障礙、眼睛運動異常、運動不協調（難以保持平衡直線步行）等症狀。

●治療　藉由給予大量維生素B₁得以改善。但是，也必須治療引起維生素B₁缺乏的病症。

## 癲癇（複雜型部份性發作）

●原因　癲癇有各種發作類型，代表性的有「全身症」，情況會持續數十秒到數分鐘，但是當事人本身不記得這段期間發生的事，不會有自覺。發作後有可能持續處於說話不流利的狀態。沒有發作時的症狀特徵為情節記憶有障礙，會失去印象深刻、應該難以忘懷的記憶。

另外，還有額葉等大腦部分神經細胞興奮所引起。另外，還有腦中風和腦瘤等病因明顯的癲癇和特發性癲癇，原因不明的隱源性癲癇和特發性癲癇。

●症狀　一旦發作，人大多會失去意識，眼睛集中一點不動（動作停止），手亂抓（手部自動症）、口中喃喃自語（口部自動症）等症狀，但是當事人本身不記得這段期間發生的事，不會有自覺。

●治療　主要療法是投予抗癲癇藥。據悉治療效果極佳，少量用藥也有效。為了避免產生副作用，建議藥量由少慢慢增加。

只要早期發現、早期治療，就有望改變失智症的未來發展！

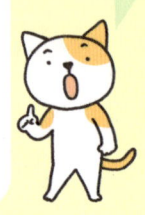

# 有可能是「譫妄」而不是失智

Part 1　失智症的基礎知識

## 譫妄為暫時性狀態

我們很容易將「譫妄」與失智症混淆，但兩者其實完全不同。失智症是由於腦部生病引起的狀態，譫妄是因為身體生病引起意識障礙的暫時性狀態，特徵是突然出現症狀，經過數小時或數週就會消失。譫妄的發生常見於住院的老年族群。

但是，若患者住院後隨即出現了不安定、興奮地來回走動、缺乏反應、恍惚無神等症狀，有時很難判斷這是失智症還是譫妄所引起的吧！這個時候請確認這個人的狀態與住院前的差別。例如當家人看到現在的樣子後表示「和平常不一樣」時，極有可能就是譫妄。

## 譫妄會因為這些原因引發！

### 前置因子

- 高齡
- 失智症
- 有腦血管疾病的病史
- 有慢性疾病的病史
- 視聽覺障礙
- 營養不良
- 脫水
- 酒精依賴
- 藥物依賴

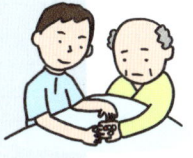

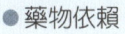

### 直接因子

- 中樞神經疾病（腦血管疾病、退化疾病、頭部外傷等）
- 代謝障礙（脫水、水與電解質失衡、肝功能衰竭、糖尿病等）
- 心肺疾病（心臟衰竭、呼吸衰竭）
- 感染症（發燒、腹瀉、體力衰退）
- 慢性疾病惡化
- 惡性腫瘤
- 藥物（帕金森氏症治療藥物、抗精神病藥物、安眠與鎮靜藥物、消化性潰瘍治療藥物、降血壓藥物、支氣管擴張藥物等）

### 誘發因子

- 環境改變（住院、感覺刺激減少、聲音、光線、與人交流等刺激過多）
- 心理問題（孤獨感、失落感、不安、壓力）
- 身體活動受限制（手術、插入鼻胃管等、身體約束）
- 不舒服症狀（疼痛、搔癢）
- 睡眠障礙（失眠、日夜顛倒）
- 排泄困擾（膀胱留置導尿管、尿失禁、尿阻塞、頻尿、便秘、腹瀉）

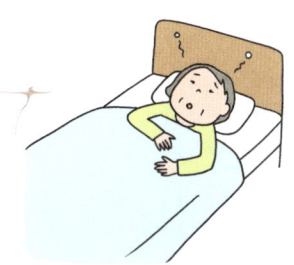

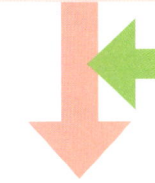

### 引發譫妄

住院患者發生譫妄時，表示這個人感到很不安，覺得在醫院裡的生活不舒坦。治療的進展會受此影響，住院時間也會拉長，結果讓患者更加難受。為了不要發生這樣的情況，預防譫妄和早期發現非常重要。

因此，七十歲以上的人住院時，應先確認是否有引發譫妄的高危險因素（參考P15的前置因子和直接因子），再施以譫妄評估。譫妄的評估工具包括：CAM、CAM-ICU 7、DSM IV-TR、MDAS、DRS-R98……經由這些測試，判斷這個人有譫妄風險或已發生譫妄時，即開始實施下一頁的「譫妄的預防與對策」。

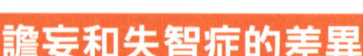

## 譫妄和失智症的差異

|  | 譫妄 | 失智症 |
|---|---|---|
| 發病與持續 | 突然發病、暫時性。 | 以月到年為單位慢慢發病與持續進展。 |
| 症狀變化 | 數小時到數天發生變化。從反應遲鈍變成極度興奮，個性或情緒的變化急遽。症狀經常於夜間惡化。 | 不太有變化（也有可能一天內變化）。 |
| 知覺 | 常常伴隨幻聽和幻覺。 | 除了路易氏體失智症之外，少有幻覺。 |
| 治癒 | 數小時到數週內會恢復。 | 無法根治。 |
| 注意力障礙 | 一定會發生。 | 並不是從初期就會發生。 |

有失智症的人若發生譫妄，有時會被視為失智症惡化。但是，失智症極少有短時間或幾天就惡化的情況。譫妄經過治療後，這個人就會恢復到原本一般的狀態。

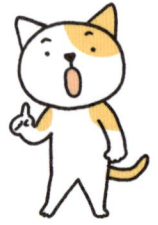

Part 1 失智症的基礎知識

# 譫妄的預防與對策

## ① 紓解身體的不適

調查當事人是否有引發譫妄的身體不適（也包含便秘等痼疾），若有，必須協助改善。尤其疼痛和呼吸困難會加重譫妄，所以要立刻應對，不可忽視。

**構成譫妄的病症**
感染、脫水、低血氧、器官衰竭、代謝異常、電解質異常、貧血、維生素缺乏、營養不良等（P15的前置因子和誘發因子）

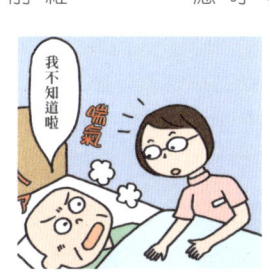

## ② 檢討處方箋

對於可能會加重譫妄的藥物，與醫師討論後停止服用或更改處方箋。

**構成譫妄的藥劑**
安眠藥、組織胺阻斷劑、鴉片類藥物、類固醇、抗膽鹼劑、抗組織胺藥等

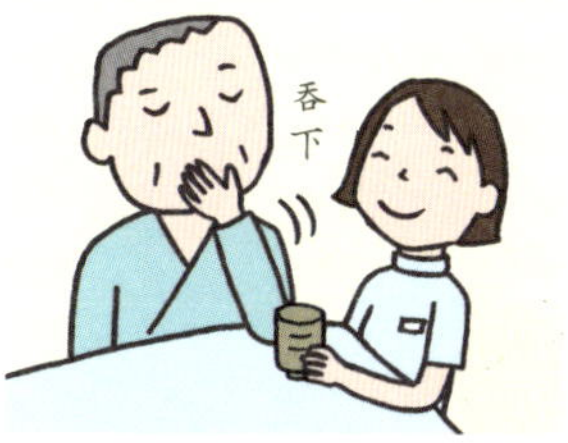

## ③ 關注當事人的心理

當患者不了解當下狀況時就容易感到不安。在這樣的過程中，當事人會因為產生幻覺、被害妄想而加深恐懼感、情緒亢奮、心神不寧等，這些都是一般人會出現的正常反應。因此，為了避免造成不安，必須與患者頻繁地互動、寒暄，增加陪伴的時間，並協助提升定向感。

另外，準備患者慣用的時鐘、眼鏡、助聽器、開襟衫等物品，或是拔除必要性較低的導管，留意響鈴聲和環境吵雜聲的音量。也可以請患者的家人多陪伴，一起安定當事人的心情。

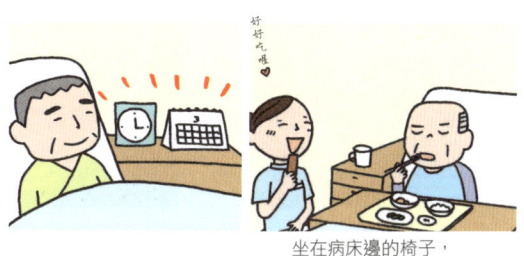

坐在病床邊的椅子，與患者持續對話。

## ④ 改善生活作息

為了調理身體，也為了增加定向感，日夜作息保持規律性很重要。

可視當事人臥床休息的必要程度，安排一日行程。白天可以儘量讓他參與喜歡的活動（看電視、聽廣播、看報紙等），晚上透過調暗燈光、降低聲響等方式，營造有助睡眠的環境。

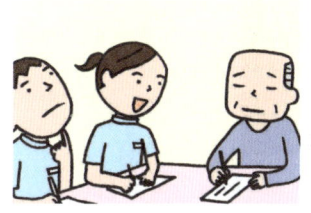

17

# 從記憶障礙開始的「阿茲海默型失智症」(AD)

## 起因為β類澱粉蛋白和濤蛋白的沉澱

阿茲海默型失智症（Alzheimer's disease，簡稱AD）的成因為阿茲海默症，病症為「β類澱粉蛋白」和「濤蛋白（tau protein）」在大腦蓄積，出現老人斑和神經纖維纏結，破壞了神經細胞，造成腦部整體萎縮。

由於內有記憶中樞「海馬迴」的顳葉內部明顯萎縮，於是出現嚴重的記憶障礙（請參考P26）。

病程進展會因人而異，但基本上都是從記憶障礙開始，會接著出現定向感障礙、執行功能障礙、視覺空間認知障礙。若出現注意力障礙和運動障礙，很有可能是接近重度病症。

### MRI檢查　阿茲海默型失智症的影像檢查

（磁振造影影像・水平斷面）

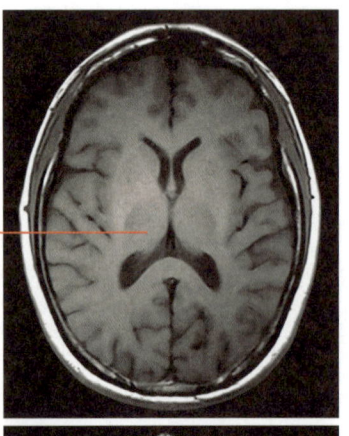

視丘

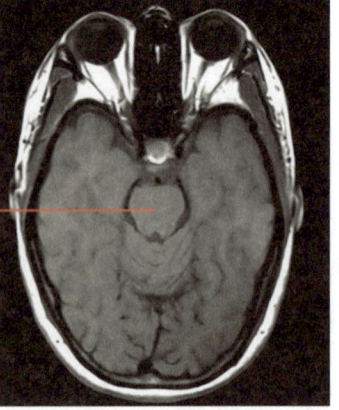

橋腦

健康者的腦

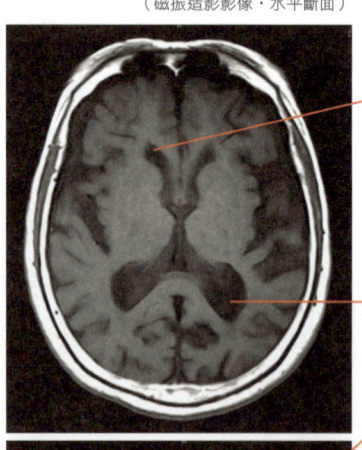

側腦室前角

側腦室後角

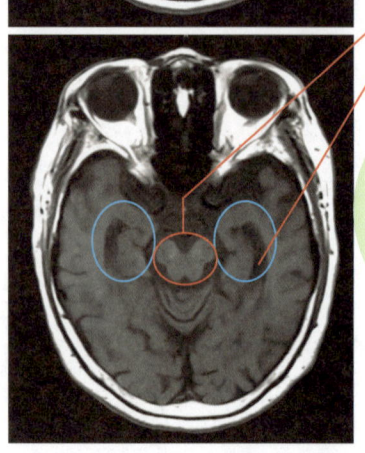

中腦
側腦室下角

阿茲海默型失智症患者的腦

藍框：海馬旁迴

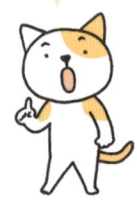

此為瀰漫性腦萎縮的影像。可以看出大腦的海馬旁迴萎縮嚴重。

18

# 神經心理學的檢查

失智症的診斷主要有神經心理學的檢查和影像檢查兩方面。失智症早期是以認知功能障礙為主，認知功能的檢查包含記憶、語言、視空間、推理與判斷、個性與行為五大面向。最常見的篩檢測試工具為MMSE簡易智能檢查量表。

## MMSE簡易智能檢查量表

此為國際性的認知功能簡易檢測，評估內容包括：定向感、注意力、記憶、語言、口語理解、行為能力、建構力。由本人回答11項提問，依回答結果得出分數，滿分30分。大致標準為23分以下有認知功能退化，影響日常生活的可能。21分以上為輕度，11分到20分為中度，0到10分評為重度。但此標準應隨教育程度和年齡等調整。

## CDR（臨床失智症評估量表）

此為失智症嚴重度評估的常用量表，與MMSE的目的都在於確認失智症患者的整體認知功能受損狀況，並評估其疾病嚴重度。評估項目有記憶力、定向感、解決問題能力、社區活動能力、家居嗜好、自我照料。根據評分分數，將患者區分成無失智、可疑、輕度、中度、嚴重、深度、末期。

## 選擇性神經心理學檢查

選擇性的檢查包含各認知功能檢查的細項，例如，額顳葉型失智症可用額葉行為量表（FBI）評估負向症狀與去抑制症狀；路易氏體失智症的起伏症狀可以用梅奧波動量表（Mayo Fluctuation Scale）評估；在精神症狀方面，可以選用神經精神評估量表（NPI）、Behave-AD量表、柯恩—曼斯菲爾德激動情緒行為量表（CMAI）。

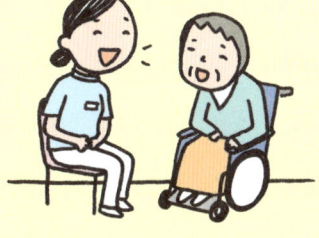

# 出現自律神經失調的「路易氏體失智症」（DLB）

路易氏體失智症（Dementia with Lewy bodies，簡稱DLB）的成因為路易氏體症*，病症為一種α-突觸核蛋白的物質（蛋白質）形成異常的構成物「路易氏體」，遍布在大腦皮質而引發各種症狀。如果路易氏體主要分布在腦幹，則會引發帕金森氏症。

路易氏體失智症最大的特徵是會出現自律神經失調的全身性症狀。除了姿勢性低血壓、餐後低血壓、臥位高血壓、便秘、神經性膀胱、多汗等，還很容易受到環境的影響。當懷疑有路易氏體失智症時，有直立式或俯臥式測量血壓的方法。另外，很多人會感覺很憂鬱，因此常被誤診為憂鬱症。

＊精神科醫師小阪憲司於一九七六年發表了一份關於大腦皮質也出現大量路易氏體的失智症研究報告。一九八〇年提倡命名為路易氏體症。

## 4大核心症狀

核心症狀有以下4項，
若出現其中2項就可能罹患路易氏體失智症。

### 帕金森氏症的症狀

又稱為帕金森症候群，症狀有動作遲緩、肌肉變硬的肢體僵直、靜態性顫抖（四肢顫抖或嘴唇震顫等）。症狀嚴重時常出現姿勢保持反射障礙。

### 幻覺

幻覺包括視幻覺、幻聽、嗅幻覺、味幻覺和觸幻覺等。路易氏體症初期最常發生的是視幻覺（實際上不存在的東西栩栩如生出現在眼前）。

### 多變的認知功能障礙

認知功能會以分為單位，也會以小時、週數、月為單位，產生變化。變化的起因有很多，也很難與譫妄區別。

### 快速動眼期睡眠行為障礙

指人在進入睡眠的快速動眼期（睡覺時身體處於睡眠狀態，但是大腦近乎清醒的狀態）時，身體會產生動作。因為與夢境一起行動，時而大喊、時而起身，手腳會激烈動作。

參考資料／路易氏體失智症（DLB）的臨床診斷基準和臨床症狀生物標記（2017年改訂版）

## 路易氏體失智症的影像檢查

### SPECT檢查

又稱為單光子電腦斷層掃描，用來觀察腦內血流狀況。在靜脈注射會釋放微量放射線的藥劑，待3小時後拍攝頭部影像。

在路易氏體失智症中可以看到掌管視覺認知的枕葉部位血流量較少。

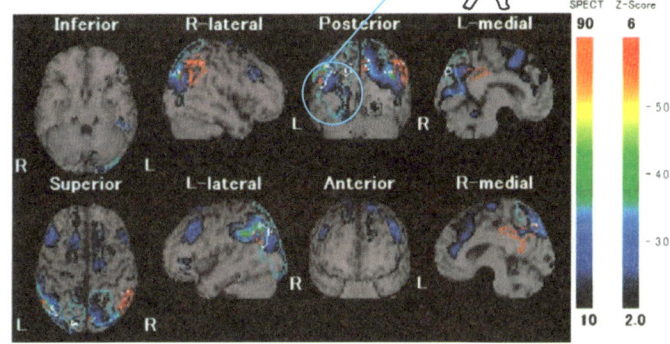

影像顯示枕葉的血流量較少。

### 多巴胺轉運體掃描（DaTSCAN）

多巴胺轉運體（DAT）是從腦內黑質往紋狀體的神經路徑（多巴胺神經）。這項檢查是拍攝多巴胺轉運體，以評估多巴胺神經退化與脫落程度。在靜脈注射會釋放微量放射線的藥劑，待3小時後拍攝頭部影像。

在路易氏體失智症中可發現神經末梢的多巴胺轉運體密度較低。

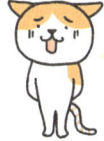

往兩側紋狀體的沉澱少。

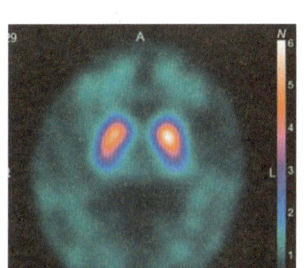 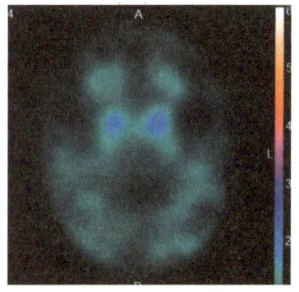

健康者的腦　　　路易氏體型失智症患者的腦

### MIBG心肌閃爍掃描

這個檢測方法可以拍出回流心肌的血流量和心肌的機能。在靜脈注射會釋放微量放射線的藥劑，待15〜30分鐘後（前期影像）和3〜4小時後（後期影像）拍攝頭部影像。

在路易氏體中可知藥劑會沉澱在支配心臟的交感神經。

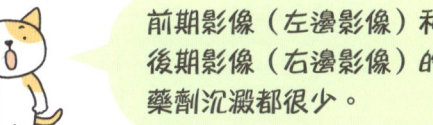

前期影像（左邊影像）和後期影像（右邊影像）的藥劑沉澱都很少。

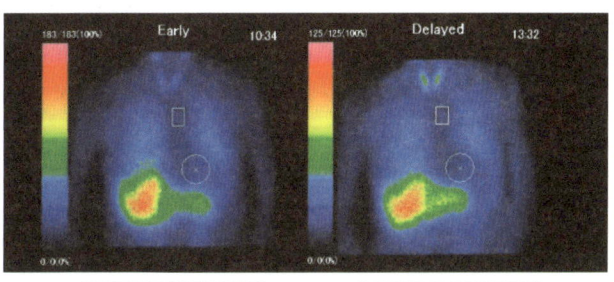

前期影像　　　後期影像

# 從腦血管病變開始的「血管性失智症」（VaD）

## 因腦病變部位的差異會出現不同症狀

血管性失智症（vascular dementia，簡稱VaD）的成因為腦血管病變，與遺傳無關。產生血管病變的部位的神經細胞受損，使腦功能衰退。引起腦血管病變的原因包括心源性腦栓塞、腦出血、腦梗塞、多發性小洞性梗塞等。

其特徵為症狀會隨病變的部位而有所不同。症狀包括步態異常、構音異常（口齒不清等）和吞嚥障礙等。症狀的變化劇烈，面對同一件事，有時做得到有時卻做不到。另外，對很多事情會變得不感興趣，患者大多對此有自覺，也常出現憂鬱的傾向。

**MRI檢查** 血管性失智症的影像檢查

（磁振造影影像‧水平斷面）

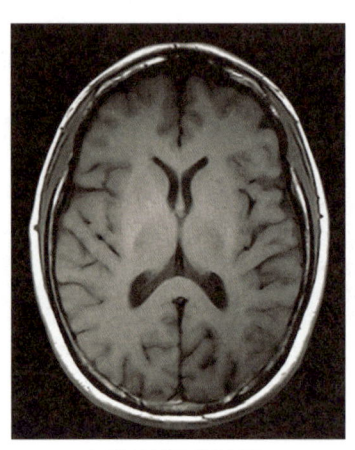

健康者的腦

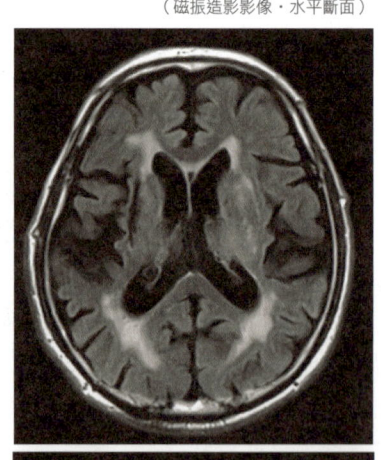

血管性失智症患者的腦

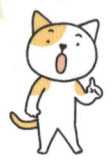

可看出大腦深部白質的缺血性變化和小梗塞（小洞性梗塞）。

22

# 日常行為發生困難的「額顳葉型失智症」（FTD）

## 屬於早發型失智症
## 以行為問題與語言障礙為主

額顳葉型失智症（frontotemporal dementia，簡稱FTD）好發於較年輕的人身上。成因為「額顳葉退化症」，是額葉和顳葉異常病變的一種，在臨床上有不同亞型：語意型失智症（症狀為變得無法了解語意）、進行性非流暢型失語症（症狀為口語表達困難、語意不清）、行為變異型額顳葉失智症（症狀為情緒和行為出現改變）、額顳葉型失智症合併運動神經元疾病。

其患者有下面2種常見症狀。

● 去抑制行為　有無法依照社會規則行動，完全依照情緒和心情行動的傾向。

● 固著行為　重複相同行為。

其他還有專注力低下、情緒和情感變化、缺乏病識感、容易受刺激而亢奮、飲食行為異常等等。

### MRI檢查　額顳葉型失智症的影像檢查

（磁振造影影像・水平斷面）

尾狀核

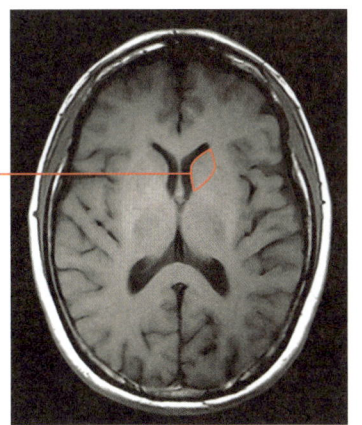

健康者的腦

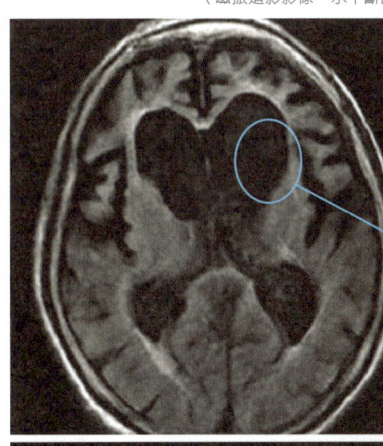

尾狀核變得平坦。

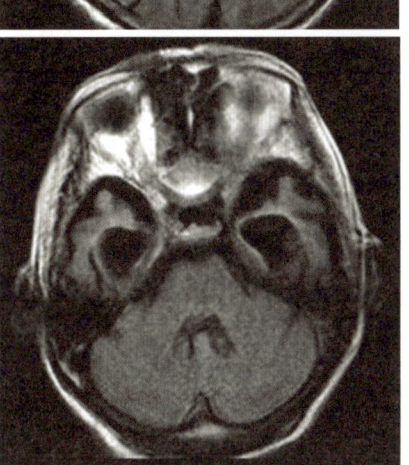

額顳葉型失智症患者的腦

額葉和顳葉極度萎縮，側腦室的前角明顯擴大。

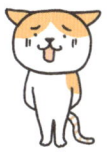

# 「核心症狀」因失智症的原因而不同

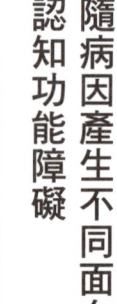

「核心症狀」是與失智症直接原因（腦神經細胞異常）連動產生的症狀。

其中，認知功能障礙為核心症狀的中心。一個人顯露的核心症狀種類和程度，會隨著失智症的直接原因（腦神經細胞異常的部位）和這個人所處的環境等因素而有不同。

隨病因產生不同面向的認知功能障礙

## 主要 核心症狀

- 記憶障礙
- 定向感障礙
- 執行功能障礙
- 失用
- 失認
- 失語

## 不同失智症類型的核心症狀特徵

### 血管性失智症
血管病變引發部分神經細胞受損，腦功能低下。
↓
症狀因血管病變部位而有所不同，會引發意欲低下和自發性低下。

### 阿茲海默型失智症
神經細胞受到破壞，整個腦萎縮。內有記憶中樞「海馬迴」的顳葉內部明顯萎縮。
↓
從初期就有明顯的記憶障礙。

### 額顳葉型失智症
額葉和顳葉異常的退化疾病。
↓
從初期就有明顯的理解力、判斷力降低，以及失語的症狀。還會出現去抑制行為、固著行為等。

### 路易氏體失智症
路易氏體遍布在腦內大腦皮質。
↓
初期記憶障礙並不明顯。症狀的特徵有多變的認知障礙、帕金森氏症、清楚而具體的視幻覺反覆發生、快速動眼期睡眠行為障礙。

# 「精神行為症狀」主要由壓力所引起

**因環境改變或需求不滿足感受到困難就會出現**

除了核心症狀，失智症患者還會出現「精神行為症狀」（簡稱BPSD，指失智症的行為和心理症狀）。其症狀表現也是因人而異。

當患者因為環境變化、身體不適、照護不足等感到壓力時，就會產生精神行為症狀。換言之，這是由於失智症患者遭遇「困難」而引起。和因腦神經細胞異常引起的核心症狀（認知障礙）不同，精神行為症狀是可以透過方法去減輕甚至消除。只要思考失智症患者面臨了什麼樣的困難，再去解決掉這些困難即可。

Part 1　失智症的基礎知識

## 出現精神行為症狀的過程

產生認知功能障礙
（罹患失智症）

↓

出現記憶障礙等　**核心症狀**

環境變化
身體不適
照護不足
→
不安
不開心
焦躁
被害妄想
混亂
其他
→ 壓力

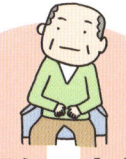
又忘記了！

引發 → **精神行為症狀**
失智症患者出現行為和心理的反應

（失智症的行為和心理症狀）
幻覺、白天嗜睡、晚上失眠、妄想、猜疑、錯認、
情感淡漠、喪失意志、自發性低下、去抑制行為、固著行為、
飲食行為異常、情緒障礙（抑鬱、不安、焦躁等）、
行為障礙（不穩定、拒絕、謾罵、暴力、徘徊、過動等）

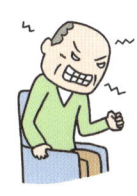

25

# 並不會忘記所有的事

## 仍會殘留伴隨強烈情緒的記憶

記憶障礙為核心症狀之一，與掌管記憶的「海馬迴」萎縮有關。

一般來說，人的大腦要將訊息轉成記憶，其運作需要經過3個階段——「編碼」、「儲存」、「檢索」。因年紀漸長而導致的健忘，並不會讓人完全無法想起某一件事，只是記憶變得模糊；然而，若是由失智症引起的遺忘，則是完全無法記住某一件事，是處於一種全然忘卻的狀態。

對於失智症患者而言，無法留下最近的記憶，反而比較能回想起過去記住、保持的記憶（稱為「情節記憶」）。騎自行車、烹調手法等「程序記憶」也比較容易保留。另外，伴隨大喜、大悲、痛苦、可怕等強烈情緒的經驗，也大多能留存在記憶中。

### 記憶3階段

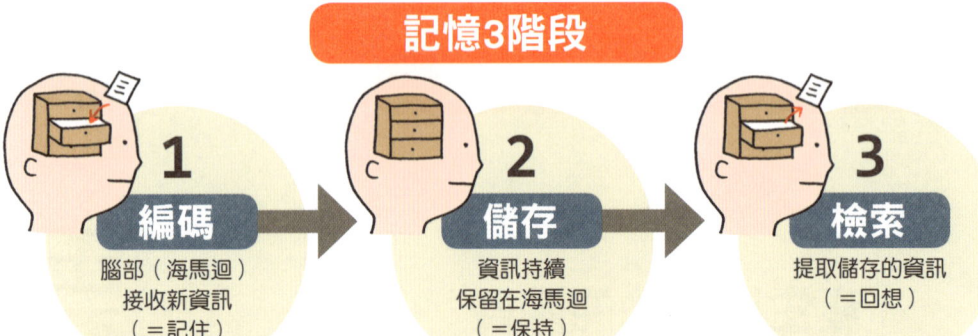

**1 編碼** 腦部（海馬迴）接收新資訊（＝記住）

**2 儲存** 資訊持續保留在海馬迴（＝保持）

**3 檢索** 提取儲存的資訊（＝回想）

### 「老化健忘」與「失智症遺忘」的差別

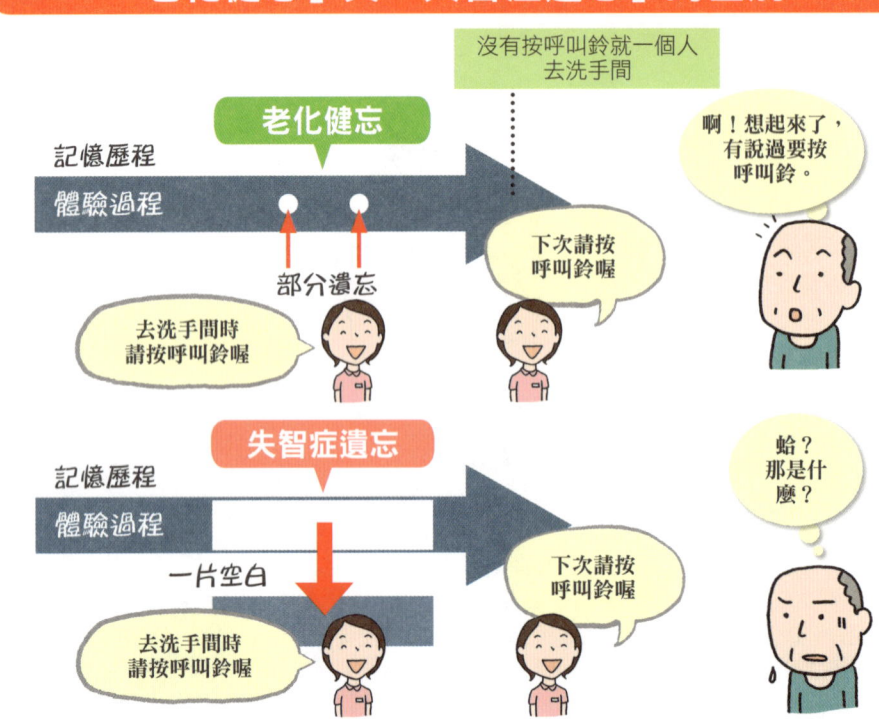

26

## 記憶的種類

記憶依照分類方法的不同，而有不同的稱呼。

### 依時間要素來分類

**短期記憶**
數秒到數十秒左右的記憶

**長期記憶**
近期記憶……數分鐘到數天左右的記憶
遠期記憶……數個月到數年以上的記憶

**前瞻性記憶**
對未來某一刻要執行的事情的記憶

### 依資訊種類來分類

**語意記憶**
食物或動物等經年累月學習記得的事物

**情節記憶**
兒時回憶等個人經歷的特定事件

**程序記憶**
騎自行車、烹調手法等

## 加強記憶的照護範例 care

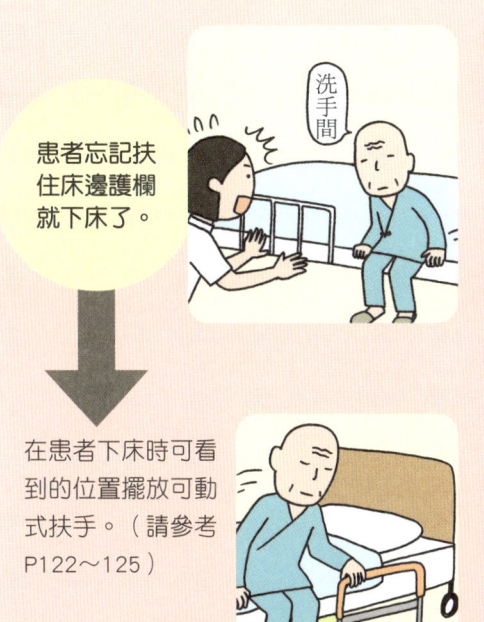

患者忘記扶住床邊護欄就下床了。

在患者下床時可看到的位置擺放可動式扶手。（請參考P122～125）

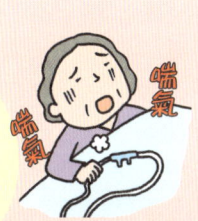
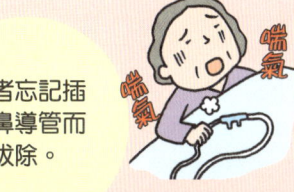

患者忘記插著鼻導管而拔除。

1. 因肺炎住院。
2. 從鼻子供應氧氣。
3. 還有打點滴。
4. 正在接受治療。

在留言板寫著這次住院有插鼻導管等訊息，並且把留言板放在患者眼睛看得到的地方。每次護理師巡房時，都要反覆閱讀這塊留言板讓患者了解現況。（請參考P98～101）

# 從日常談話中輔助「定向感」

## 透過寒暄技巧提升定向感

「定向感」是指正確辨識時間、地點、周圍的人和狀況的認知功能。如果人的這項功能發生異常，將會無法掌握「何時」、「何地」、「何人」。以阿茲海默型失智症為例，若定向感退化，會漸漸無法確認時間、地點、人物。

請各位想像一下這樣的狀況──「現在大約幾點？」、「自己在哪裡？」、「和誰在一起？」、「他和自己有什麼關係？」如果你無法回答這些問題，是不是會覺得很不安、無法冷靜，著急地想確認這些事情？即便確認後，又會因為記憶障礙無法記住，過了一段時間又開始想問「現在幾點？」。

為了多少安撫失智症患者這樣惶惶不安的心情，照顧者應該要積極地在日常中，採用能提升定向感的照護方法。

## care 輔助「定向感」的照護範例

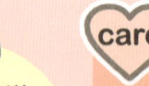

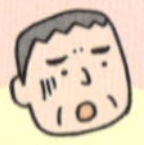

患者不知道現在的時間，以為午餐是晚餐。

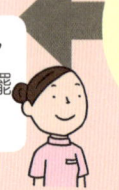

✗ 「這是午餐喔！因為還是白天。」這種說法會讓人深感挫敗。

○ 護理師配膳時不要說「這是午餐」，而要說「午餐來了」，並且在房間擺放慣用的時鐘。

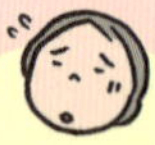

---

夏天時，患者談到「要開始準備過年了吧」。

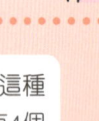

✗ 「離正月還有4個月呢！」如果以這種說法回覆，因本人無法理解「還有4個月」是什麼意思，可能會感到很混亂。

○ 護理師在巡房問候時，可以自然地聊起有關夏季的話題，例如：「外面好熱啊，蟬鳴聲不斷。」並且在房間放置慣用的月曆。

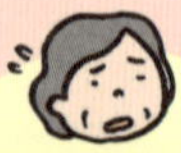

---

每次巡房時，患者都問「你是誰？」

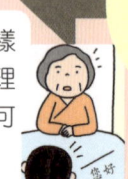

✗ 「我是護理師○○，請記得喔！」這種說法會讓人覺得受到責備。

○ 護理師每次巡房時都像初次見面一樣打招呼，「打擾了！您好，我是護理師○○。」即便沒有特別的事，也可以多去走動、聊天。

# 如果有人陪同可以做很多事

## 發現行動的困難處 思考協助的方法

執行功能是指依照事先計畫依序完成目標的功能。這項功能若異常，人會無法理解為了行動所需的順序和計畫。

例如，換衣服換到一半卻停止動作、本來會使用ATM提款卻變得不知如何操作等等，需要執行一些步驟才能完成的事務，遂變成了一道道難題。另外，有時也會發生無法讓東西井然有序，甚至難以與人交談的情況。

但是，換衣服換到一半手停止動作時，如果有人在一旁提醒下一個動作，仍可以自行完成穿衣，這樣的例子有很多。所以說，即使執行功能發生異常，也不代表變得無法做所有的事。可以做哪些事？做哪些事有困難？請收集患者的這些資訊並給予必要的協助。

Part 1 失智症的基礎知識

## care 輔助「執行功能」的照護範例

患者想下床，但不知道怎麼下來。

✗ 護理師立刻將患者的手握住護欄，支撐身體起身。

○ 「請先將這隻手握住這個護欄」，護理師一邊說明的同時用手引導。之後如果對方又停止動作，再視當下情況具體地提醒下一個動作。

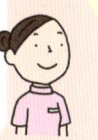

患者不會整理床的周圍，一下子又亂了。

✗ 護理師說著：「要幫您整理囉！」就自行開始整理。

○ 對患者說：「我不知道東西該放哪裡比較好，還是我們一起整理呢？」什麼物品該放在什麼地方，聽取患者的指示後一起整理。

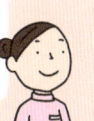

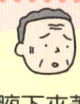
患者腋下夾著溫度計，測量結束發出嗶嗶聲時還是無動於衷。

✗ 護理師不說任何一句話就從腋下拿出溫度計。

○ 護理師先說「○○先生／女士，溫度計響囉！可以從腋下拿出溫度計給我嗎？」接著說明之後的動作。

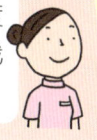

# 失用、失認、失語時「協助」很重要

## 瞭解患者現階段做得到的事與做不到的事

「失用」是指身體機能沒有異常（譬如肌力下降或顫抖），卻無法做到符合目的的行動。例如無法穿好衣服、不會使用湯匙等用具或家電用品等（意念型失用症），日常動作發生困難。

「失認」是指可透過其他感覺辨識，卻無法透過某些感覺正確辨識目標的障礙。舉例來說，可能發生看到牙刷（視覺）卻不知道有何用處，但手一拿起（觸覺）就知道是刷牙用的。還可能發生不知道物品和物品、自己和物品之間的位置關係（視空間認知障礙）。

「失語」是指聽覺器官和發聲器官沒有異常，卻出現難以理解或表達言語的狀況，大致可分成以下5種。

## 失語的5種類型

### 布洛卡失語症／表達型失語症
這是因為大腦布洛卡區異常產生的失語。患者可聽懂、理解對方的話，卻無法完整表達自己的意思。大部分的人伴隨右半邊麻痺的症狀。

### 威尼克失語症／接收型失語症
這是因為大腦威尼克區異常產生的失語。患者難以理解對方的話。口說流利卻常說錯（語法錯亂）。

### 命名型失語症
患者可聽懂、理解對方的話，但無法馬上說出事物的名稱，大多用迂迴的方式表達。例如說不出「手錶」，但會說「用來看時間的」。保有閱讀理解能力，書寫能力則有個人差異。

### 全面性失語症
「聽、說、讀、寫」所有的語言功能嚴重異常。讀寫能力有重度障礙。大部分的人伴隨右半邊麻痺的症狀。有人可以理解日常對話或針對自己狀態的提問。

### 傳導型失語症
患者可聽懂、理解對方的話，但常犯字面型語誤（部分字詞有誤），因為發覺說錯而一說再說，影響說話的流利程度。

即使說話流利，也可能無法理解對方的話（威尼克失語症）。

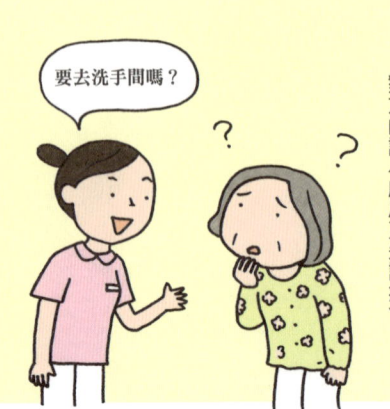

要去洗手間嗎？

參考／日本國立大腦心血管研究中心・大腦心血管疾病資訊服務
http://www.ncvc.go.jp/cvdinfo/pamphlet/brain/pamph15.html

雖說統稱為失用、失認、失語，但出現的困擾仍因人而異。大家必須要直接詢問患者本人、觀察其行為，尋找具體適合的協助方法。

## care 輔助「失用」的照護範例

患者拿著湯匙卻靜止不動。

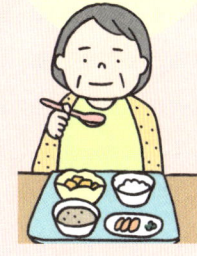

✗ 護理師覺得患者已經無法自行進食，所以提供全面性協助。

○ 護理師協助將食物放在湯匙上後，觀察患者的動作，確認在哪個階段手停止動作。並向家人確認平常用餐狀況，思考要提供哪些必要的協助。（請參考P134～137）

## care 輔助「失認」的照護範例

患者觸摸尿片中的大便。

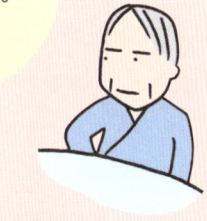

✗ 護理師提醒患者「不要觸摸」，並且幫患者戴起連指手套。

○ 推估患者可能不知道碰到的是大便，向本人詢問為什麼要碰觸，觀察其狀態，並向家人詢問平常的行為等，以了解原因。（請參考P146～149）

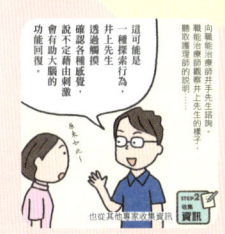

## care 輔助「失語」的照護範例

患者無法說話。

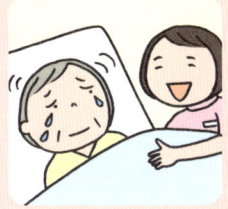

✗ 護理師認為患者無法言語，所以也不能理解他人說的話，因此不和患者本人交談，而向家人詢問所需資訊。

○ 雖然患者看起來好像無法言語，但護理師還是先試著和本人交談。接著仔細觀察這個人的狀態。發現患者可能用眨眼、點頭和嘴巴動作等回答，或小聲回應，所以請不要忽視。（請參考P174～175）

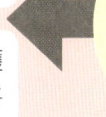
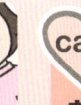

# 精神行為症狀可能因停藥而消失

## 先思考藥物以外的照護方法

依目前的醫學發展來說，還未出現「治療」失智症的藥物，一般認為的抗失智症藥物，也只是為了「延緩」失智症進展而使用的藥物。

失智症藥物也會有副作用，有時服用後會感到身體不適，這些感覺不適引發的行為，可能會被視為失智症的精神行為症狀，所以必須要多加留意。

另外，高齡者幾乎都有其他疾病用藥，因此會產生多重用藥＊的問題，甚至有報告指出，若高齡者同時服用6種以上藥物，很有可能提升不良反應（意識障礙、低血糖、肝功能障礙、電解質異常、頭暈、跌倒等）的發生率。

失智症患者對藥物敏感，容易因副作用引起不良反應，因此住院時一定要確認左頁的「患者用藥的5項資訊」。

＊處方藥物過多，超過所需種類，而引發一些不良反應或狀態。

## 抗失智症藥物的種類

乙醯膽鹼酯酶是會分解乙醯膽鹼（神經傳導物質）的酵素（分解酵素），膽鹼酯酶抑制劑會抑制乙醯膽鹼酯酶的作用，避免乙醯膽鹼減少，促使資訊傳遞順利。

★若罹患阿茲海默型失智症，則乙醯膽鹼會減少。

### 乙醯膽鹼酯酶抑制劑

● 學名／Donepezil
愛憶欣

治療輕度、中度阿茲海默型失智症的藥物。

副作用
食慾不振、噁心、嘔吐、腹瀉、心搏徐緩等

● 學名／Galantamine
利憶靈

對阿茲海默型失智症有效，有各種劑型。

副作用
食慾不振、噁心、嘔吐、腹瀉、心搏徐緩等

● 學名／Rivastigmine
憶思能

除了口服，也有貼片劑型患者拒絕內服或有吞嚥障礙時都可使用，也方便眼睛確認，可以減輕腸胃負擔。

副作用
皮膚症狀、噁心、嘔吐、心搏徐緩等

這種藥會抑制因NMDA受體的活躍使過多鈣離子流入神經細胞，調整神經傳導物質的同時保護神經細胞。

★若罹患阿茲海默型失智症，NMDA受體會變得活躍。

### NMDA受體拮抗劑

● 學名／Memantine
美憶

與乙醯膽鹼酯酶抑制劑合併用藥也有效用，報告指出有助減緩妄想和興奮等症狀。

副作用
暈眩、便秘、頭痛、想睡等

32

## 住院後立刻確認！患者用藥的5項資訊

### 1 是否有使用6種以上藥物

基本上避免併用多種藥物，處方要簡單。若使用了6種以上藥物，建議和醫師諮詢減少用藥。但是如果馬上停止用藥可能對患者身體有害，所以請慎重小心。

### 2 症狀改善後是否仍持續用藥

舉例來說，目前患者已經沒有搔癢的症狀，卻仍持續服用抗過敏藥。這時候請檢視目前的處方藥是為了這個人的哪一種症狀而開立，確認當初是依什麼樣的症狀投予多少藥量，而現在症狀有什麼樣的變化。如果發現有不合現狀的處方，須和醫師諮詢是否停止用藥。

### 3 用藥是否符合身高體重

若有白天打瞌睡、意識恍惚的情況，很多時候都是因為這個人昨晚服用的安眠藥還殘留在體內。高齡者的肝功能和腎功能低下，所以建議用藥量為年輕成人的1/2到1/4。為了避免過量服用，必須和醫師確認用藥量是否符合這個人的身高體重、肝功能與腎功能的狀態。

### 4 是否有出現副作用或其他危險性

呈現焦躁、心神不寧、興奮等狀態時，有可能是受到藥物副作用的影響。首先仔細觀察這個人，同時確認是否使用了容易產生譫妄的藥物，或對高齡者來說容易產生副作用的藥物。如果有懷疑的藥物請找醫師諮詢。

### 5 若為路易氏體失智症要更加注意

請記得在失智症類型中，路易氏體失智症患者對於藥物容易有過敏反應。因為患者特別容易發生會影響全身的自律神經失調問題，所以醫師常針對這方面的異常投予藥物治療。若有使用藥物治療，必須經常觀察患者的身體變化。並建議同時搭配非藥物治療。

---

**要注意藥物枷鎖！**

「藥物枷鎖」是指利用藥物（鎮靜劑、抗精神病藥物、安眠藥等）限制患者行動，屬於身體約束的一種，與「實體枷鎖」（利用物理上的束縛限制身體行動）、「言論枷鎖」（利用言語或態度限制行動）合稱三大枷鎖。

（請參考P220）

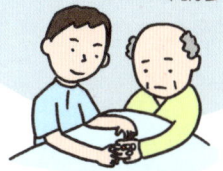

column

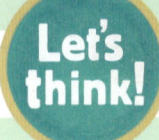

# 慎用精神藥物

湘南いなほ 醫院院長　內門大丈

失智症患者出現睡不著、沒精神等精神不濟的狀態時，基本上會以非藥物治療方法為優先。即便如此，醫師有時仍需要對曾住院的人給予精神藥物的處方，或是對住院中的人給予新的處方。為了因應這樣的時刻，請先了解精神藥物的風險。突然停止精神藥物的使用會出現「禁斷症狀」，所以不要馬上停用，必須與醫師諮詢再小心行事。

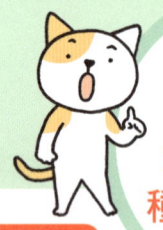

請務必謹慎使用！
**精神藥物的種類和副作用**

（安眠藥、抗焦慮藥請參考P167）

## 抗精神病藥物

**代表性藥名**
- 典型抗精神病藥
  Haloperidol、Chlorpromazine、Levomepromazine
- 非典型抗精神病藥
  Risperidone、Olanzapine、Aripiprazole、Quetiapine、Perospirone

**副作用與建議用法**
- 抗精神病藥物的副作用有想睡、頭暈、過度鎮靜、步態異常、吞嚥障礙、構音異常、動作遲緩、顫抖、姿勢性低血壓、食慾不振等。
- 儘量避免使用典型抗精神病藥，極度避免使用非典型抗精神病藥。帕金森氏症禁止使用Butyrophenone類藥物（例如Haloperidol），糖尿病禁止使用Olanzapine、Quetiapine。
- 根據美國FDA（食品藥品監督管理局）2005年與2008年統計，使用抗精神疾病藥的失智症高齡者，死亡率增加1.6～1.7倍。

## 抗憂鬱藥物

**代表性藥名**
- 三環抗憂鬱劑
  Amitriptyline、Clomipramine、Imipramine
- 選擇性血清素再吸收抑制劑（SSRI）
  Paroxetine、Sertraline、Fluvoxamine、Escitalopram

**副作用與建議用法**
- 抗憂鬱藥物的副作用有癲癇發作、青光眼惡化、心血管疾病惡化。
- 儘量避免使用三環抗憂鬱劑，並且謹慎使用SSRI。
- SSRI常發生的副作用有嘔吐、腹瀉等消化器官的症狀，還有跌倒的風險，以及消化器官出血與腦出血的風險升高。與非類固醇類消炎止痛藥或抗血小板藥物併用時必須留意。
- SSRI之外的其他藥物，須留意的副作用為攝護腺肥大症的惡化。

參考資料／厚生勞動省《家庭醫師針對精神行為症狀的精神藥物使用指南》；
日本老年醫學會「日本醫療研究開發機構研究費與高齡者藥物治療安全性相關研究」研究班《高齡者安全藥物療法指南2015》

# Part 2

## 發掘失智者需求！
## 3步驟實踐
## 以人為本的照護

失智症照護的基本就是「以人為本」的照護\*。本章將介紹以此信念下的照護原則，以及有助實踐的「3步驟」做法。

\*日本神經學會《失智症疾病診療指南2017》

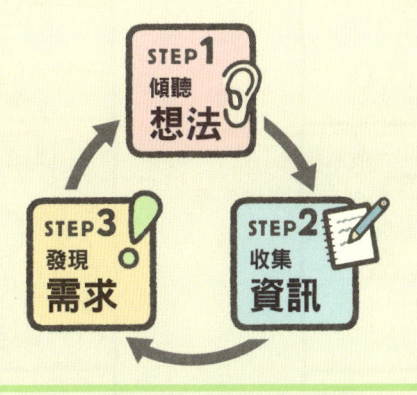

STEP1 傾聽想法

STEP2 收集資訊

STEP3 發現需求

# 重視個人價值的對待方式

以人為本的照護是指「以人為中心的照護」，英文稱為：Person-Centered Care。具體來說就是「在照護上，不論年齡和健康狀態，認同、尊重所有人都具有價值，順應每個人的個性採取相應的措施，重視失智者的視角，強調人際關係的重要」。此觀點是由老年心理學家Tom Kitwood（英國布拉福大學教授）研究發展出來的。這也是整個推廣運動的總稱，它不同於完全針對個體的「個人中心治療」取向，在照護措施的推動上重視更廣泛的人本，強調人性尊嚴與個人價值。

## ✗ 貶低失智者價值的行為
對待失智者如同物品一般。

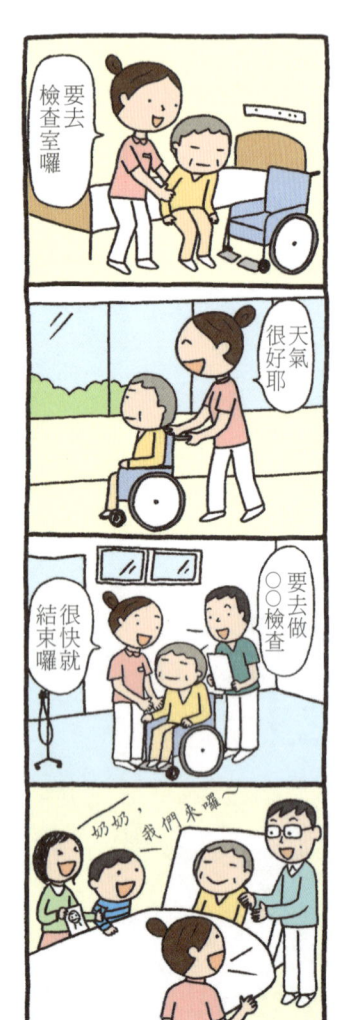

## ○ 提升失智者價值的行為
與失智者同行，共同度過的做法。

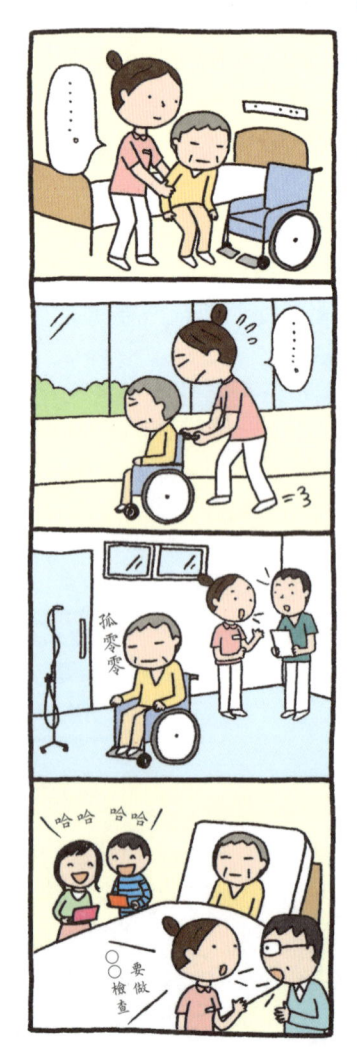

36

# 以失智者的視角衡量其狀態

在實踐以人為本的照護方面，最重要的就是「人格」，也就是一個人被周圍的人待之以人，並獲得尊重。藉由實踐保有人格的照護方式，可以促進失智者往好的狀態發展。這就是以人為本照護的目標。

因此照護失智者時，請大家先確認失智者現在是否「狀態佳」。

這裡想請大家注意的是，照顧者覺得狀態不佳不代表失智者「狀態佳」。例如，「在床上發呆，但是沒有自己下床發生骨折的危險，所以狀態佳」，這樣的想法是錯的。衡量的方法應該是「在床上發呆，但不是這個人平常的樣子，所以狀態不佳」。

## 失智者狀態佳

與失智症共存的人的心理需求（P39）獲得滿足

**狀態佳的信號**

- 對自己有自信，可完整表達自我主張。
- 身體放鬆。
- 可幽默回應或表達。
- 對他人的需求感覺敏銳。
- 有創意的自我表現。
- 表現開心、快樂。
- 想給予協助（對他人有貢獻）。
- 由自己開始推動與他人的交流。
- 表現出愛意與好意。
- 顯露自尊心。
- 各種情緒表現。

## 失智者狀態不佳

與失智症共存的人的心理需求（P39）未獲得滿足

**狀態不佳的信號**

- 絕望時不搭理任何人。
- 陷入深沉悲傷時，不理會任何人。
- 有滿腔怒火。
- 不安。
- 恐懼。
- 感覺無聊。
- 身體感到疼痛、難受、不舒服。
- 浮躁。
- 身體緊繃。
- 無力。
- 封閉。
- 文化疏離。
- 難以抵抗力氣較大的人。

參考資料／《DCM（失智症照顧測繪）理念與實踐 第8版 日文版第4版》

# 著眼於失智者本人的5要素

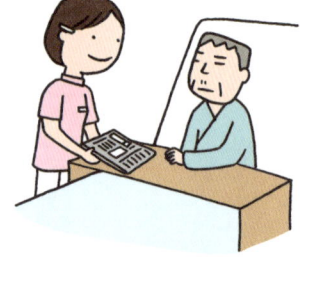

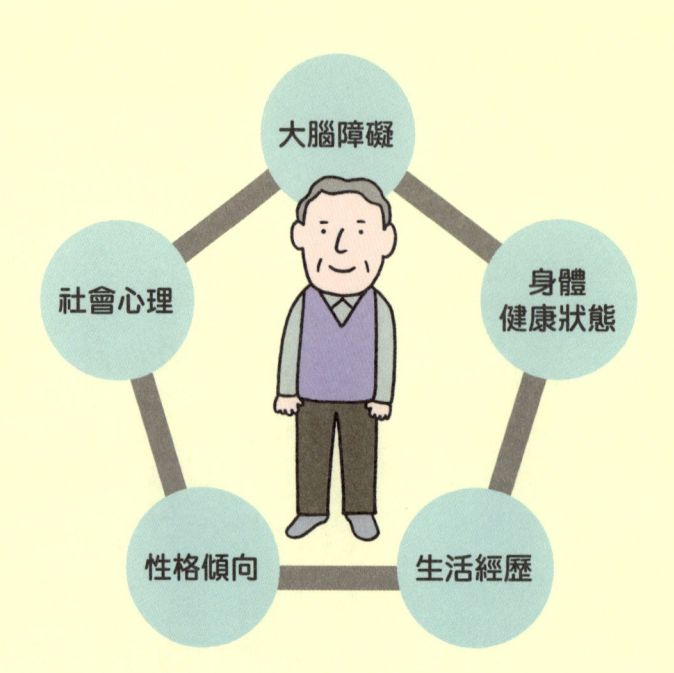

評量失智者的狀態（佳或不佳）時，重要的是將視野轉向當事人。即便大家認為這是理所當然的事，實際上還有很多沒做好的地方。

做評量時要採用「以人為本的失智症照護模式」。這是由Tom Kitwood教授提出，會影響失智者的行動、感覺、思考方式的5大要素，包括「大腦障礙」、「性格傾向」、「身體健康狀態」、「社會心理」、「生活經歷」。在「重視保有人格」的照護上，這是不可欠缺的評量標準。

## 以人為本的失智症照護模式

Tom Kitwood教授認為，失智者表現的幾種症狀是起因於旁人錯誤的理解和照護，而且此因素的可能性還大於大腦構造的障礙，並且開始了相關研究。此外，他認為除了大腦障礙，失智者的行動和心情還會受到身體健康狀態、生活經歷、性格傾向、社會心理這幾項彼此有複雜關聯的要素所影響。他將這5項要素稱為「以人為本的失智症照護模式」，以此作為理解失智者的線索。

- 大腦障礙
- 身體健康狀態
- 生活經歷
- 性格傾向
- 社會心理

參考資料／《DCM（失智症照顧測繪）理念與實踐 第8版 日文版第4版》

# 以滿足5項心理需求為重點

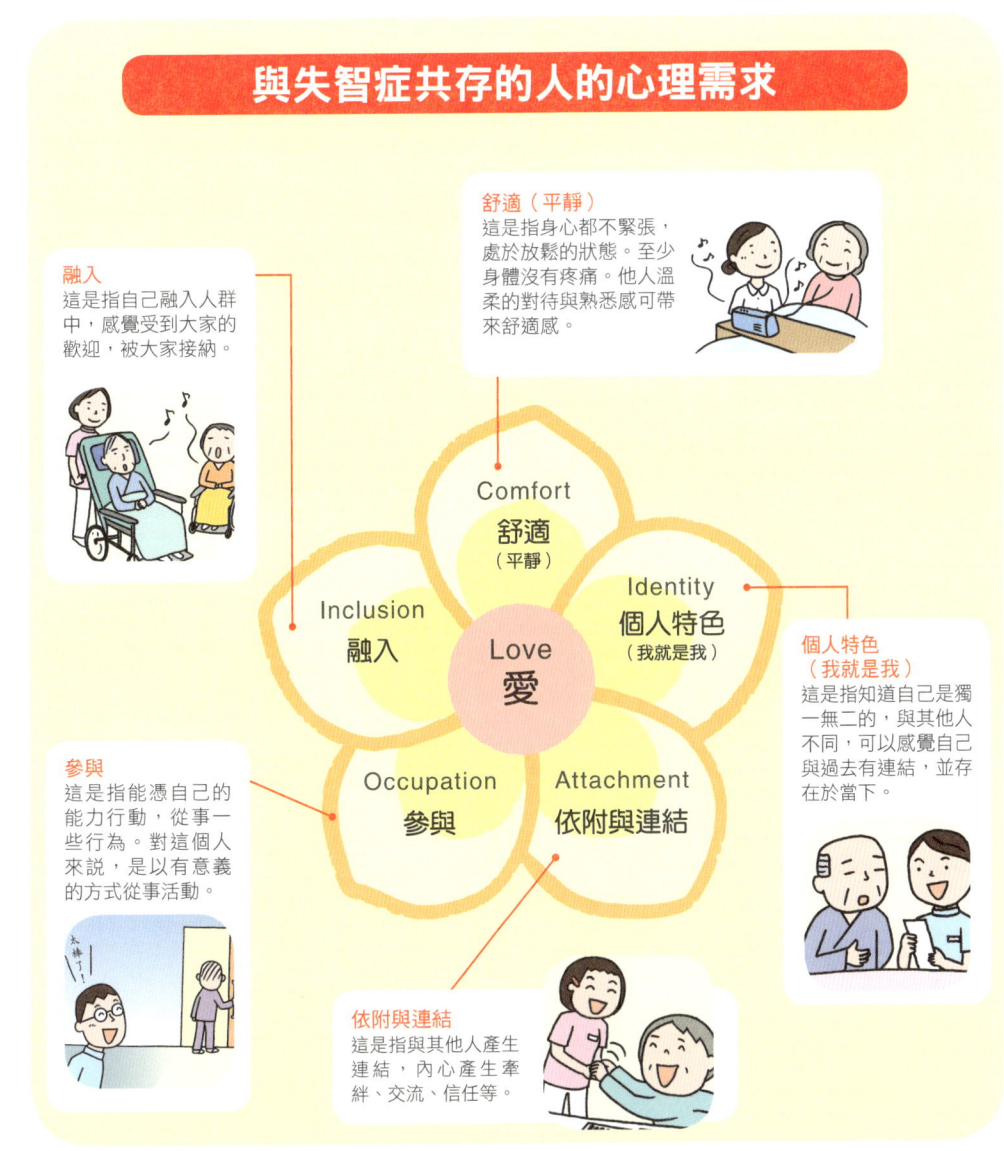

另外還有一點，為了評量失智者的狀態，希望大家事先理解Tom Kitwood教授思考的「與失智症共存的人的心理需求」。他認為失智者就跟一般人一樣有「愛」的需求，並且以此為中心再加上5項心理需求——舒適、融入、參與、依附與連結、個人特色。事實上，所有的人都會有這些需求，但是因為失智者難以自己滿足自己的需求，所以會更加明顯。

當這些心理需求獲得滿足時，失智者的表現狀態佳（請參考P37）。請從當事人當下表現出的模樣，確認這5項心理需求是否獲得滿足。尤其在醫院時，當事人會因為住院充滿不安，請確認是否滿足其「舒適」的需求。

## 與失智症共存的人的心理需求

**舒適（平靜）**
這是指身心都不緊張，處於放鬆的狀態。至少身體沒有疼痛。他人溫柔的對待與熟悉感可帶來舒適感。

**融入**
這是指自己融入人群中，感覺受到大家的歡迎，被大家接納。

**參與**
這是指能憑自己的能力行動，從事一些行為。對這個人來說，是以有意義的方式從事活動。

**依附與連結**
這是指與其他人產生連結，內心產生牽絆、交流、信任等。

**個人特色（我就是我）**
這是指知道自己是獨一無二的，與其他人不同，可以感覺自己與過去有連結，並存在於當下。

- Comfort 舒適（平靜）
- Inclusion 融入
- Identity 個人特色（我就是我）
- Occupation 參與
- Attachment 依附與連結
- Love 愛

# 容易實踐又有效的3步驟

以人為本的照護目標是「使當事人維持狀態佳的樣子」，因此必須實施「因人而異、滿足需求的照護計畫」。

在照護現場如果感到困惑，不知道該如何推動時，就利用「3步驟」。這是非常簡單又具實踐可行性的解決方法，利用「傾聽想法」→「收集資訊」→「發現需求」，可以知道這個人的心理需求是否獲得滿足，便能找出這個人現在需要的照護方法並且加以實踐。

發現失智者狀態不佳的信號時，請反覆執行這「3步驟」，就可以慢慢接近以人為本的照護目標。

## 實踐以人為本的照護時，最有效的「3步驟」

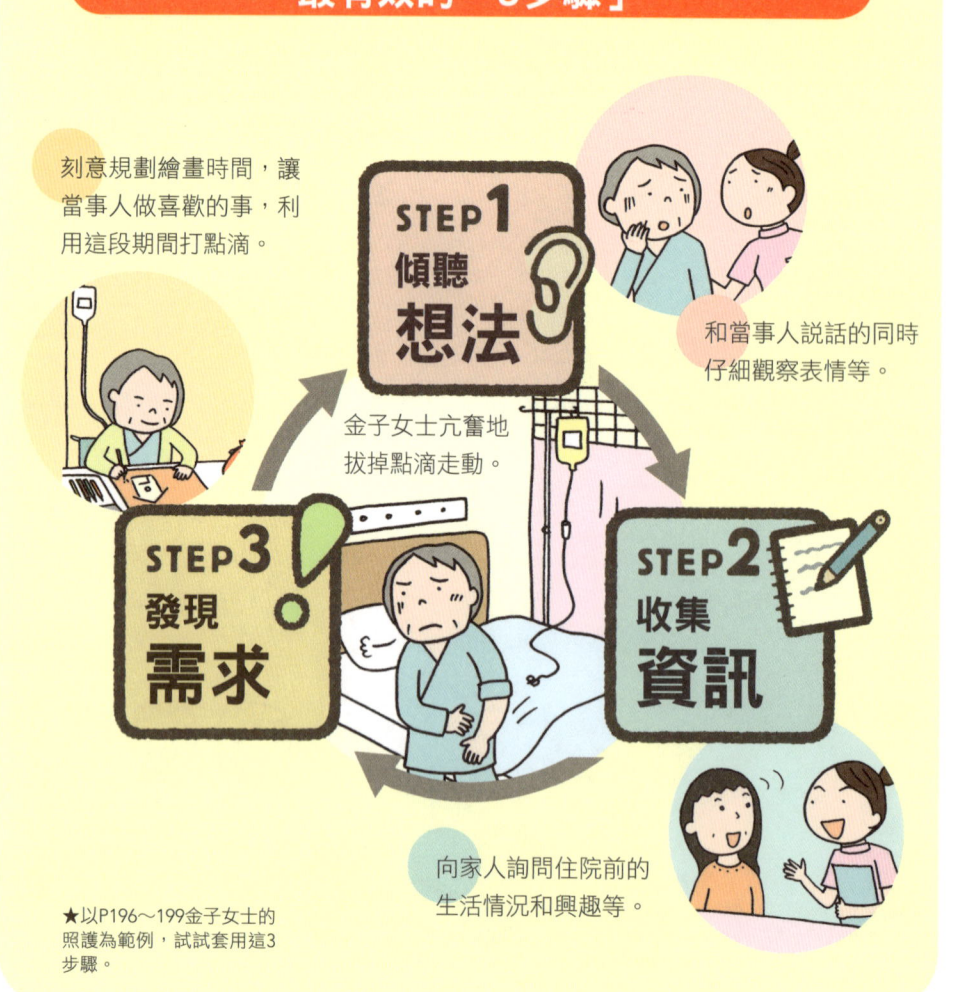

**STEP 1 傾聽想法**
和當事人說話的同時仔細觀察表情等。

刻意規劃繪畫時間，讓當事人做喜歡的事，利用這段期間打點滴。

金子女士亢奮地拔掉點滴走動。

**STEP 2 收集資訊**
向家人詢問住院前的生活情況和興趣等。

**STEP 3 發現需求**

★以P196～199金子女士的照護為範例，試試套用這3步驟。

40

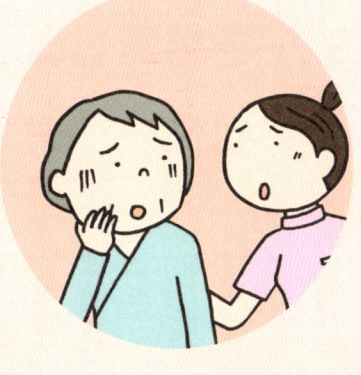

# STEP1 傾聽想法

## 正視失智者的想法

為了明白失智症患者此時此刻在想什麼，最首要的第一件事就是和本人談話，我將這步驟稱呼為「傾聽想法」。如果可以做到這一點，接下來就可以順利為這個人提供適合的照護。不過，在實際的照護現場中，溝通有礙的案例很多，其中甚至有人因為太困難而放棄了。

因此為了達到「傾聽想法」，我向大家介紹執行時的6大重點。將這6點銘記在心並且實踐，在與失智者溝通上就會更加輕鬆。

**重點 1**

# 拋開成見

## 不要說「因為失智⋯⋯」

「因為失智所以什麼都不會」、「因為失智所以不覺得痛」等等,大家看待失智的人是不是都有這些刻板印象?事實上,失智症患者和癌症患者或糖尿病患者一樣,都只是生病了,這個人並沒有改變。

即便罹患失智症,人一樣擁有豐富的情感,也會感到痛苦。或許有人變得不擅於說話,但不是所有的人都會這樣,其表現出的症狀會隨著當事人的病症和進展程度而異。對罹患癌症的人來說,做得到的事和感覺困難的事也會因為癌症種類和進展程度而有所不同,同樣的道理,失智症就像如此。為了提供適當的照護,關鍵在於我們必須關心這個人之所以罹患失智症的原因、這個人現在做得到的事和感覺困難的事。

---

**○**

| | |
|---|---|
| 做得到的事還有很多。 | ◁ |
| 讓當事人持續做「做得到的事」,能加快恢復身心健康。 | ◁ |
| 只是身處無法說話的環境,其實可以說話。即便說話不流利,仍可以表達意思。 | ◁ |
| 大部分的人仍然保有過去的回憶和程序記憶(例如做菜時的烹調順序、騎自行車等)。即便是最近的事也記得殘留的印象,保有感覺。 | ◁ |

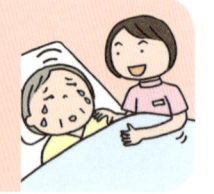

**✕**

- 什麼都不會。
- 幫他做比較好。
- 不會說話。
- 全都忘光光了。

## 重點 2　詢問想法

### 所有討論要以本人為「核心」

和失智症患者相關的任何事，都要先和本人討論。「他失智了他不懂」、「無法決定」……大家要避免因為這些錯誤的成見，不和本人交談，而只和家人等討論。

如果和患者討論時發生本人無法順利回覆的狀況，很有可能是因為我們說話的方法和表達的方法不適合他。我們首先應該思考「該怎麼做才能將意思傳達給這個人」，想想看對這個人來說，是否有其他更好懂的語言或非語言的方法，仔細琢磨並且努力傳達。大家也可以向語言治療師諮詢。即使本人還是難以回覆時，也要請他共同加入談話，而不是將其摒除在外。

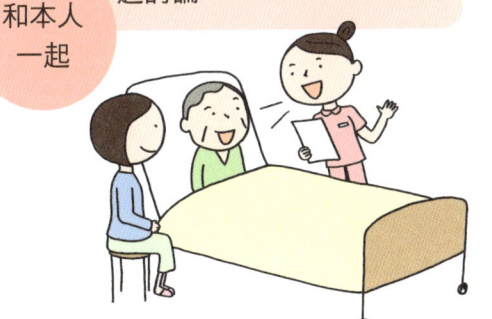

---

**○ 和本人一起**
要決定與患者相關的今後事項時，一定要和本人一起討論。

**✗ 將本人摒除在外**
要決定與患者相關的今後事項，卻不向本人傳達，只和家人討論。

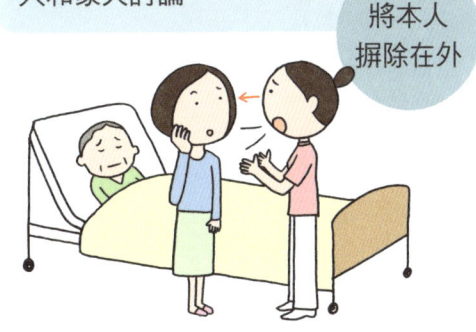

---

### 試試和本人交談！

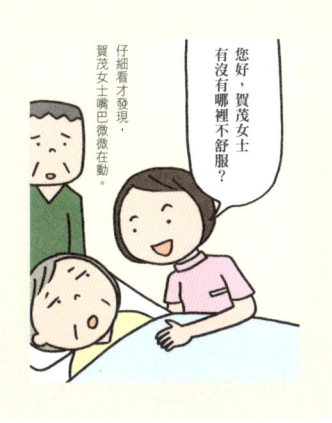

您好，賀茂女士，有沒有哪裡不舒服？

仔細看才發現，賀茂女士嘴巴微微在動。

作為照顧者，即便失智者的家人表示，或病歷記錄等文件上註記了「這個人不會說話」，也先不要照單全收，而是一邊看著本人的眼睛，一邊試著交談。其中有些人只是無法說話但可以理解，而有些人則是因為被剝奪回答的機會而放棄表達。請先試著實際交談看看，並且詢問本人「您了解嗎？只是無法表達，對吧！」若對方感受到你的真心，也許還會淚流滿面地回應。（請參考P174）

重點 **3**

# 避免驚嚇

## 保持「貼心、微笑、慢慢來」

對護理人員而言，醫院是習以為常的職場環境，但對患者來說卻是「不同以往的場所」。而且罹患失智症的人，不論來過幾次門診，他們可能都覺得「這是第一次來的地方」，即便住院3天了仍可能有「醒來卻不知身在何處」的感受。

當他們處於這樣不安的情緒時，如果病床簾子突然被打開，有個人進來說「要量體溫囉」，或在走廊上散步時突然被怒斥「不可以在這裡亂走」，他們會變得害怕、想生氣、想哭、想回家，這些都是很自然的反應。

不只是失智者，若要讓任何住院的人感受到舒適與平靜，護理師或家人都必須在溝通的細膩度上多費心，避免驚嚇了患者。

---

**○**

**從正面**　正面交談，當事人可清楚看到對方的臉，所以感到放心，也能清楚聽到聲音。

**慢慢來**　稍微拉開簾子說聲「打擾了」，再慢慢靠近。當事人可以猜到是誰靠近，感到放心。

**沒戴口罩**　與當事人面對面，看著眼睛，微笑著說話。因為可以看到對方的表情，就能猜測對方的心情，看到笑臉也比較不會害怕。

**×**

**從後面**　有人突然從後面搭話，當事人不知道搭話者從何處來，感到驚慌。

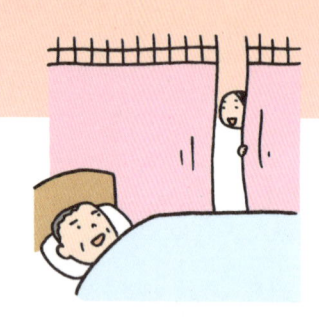

**匆匆忙忙**　「唰一聲」打開簾子，突然靠近。

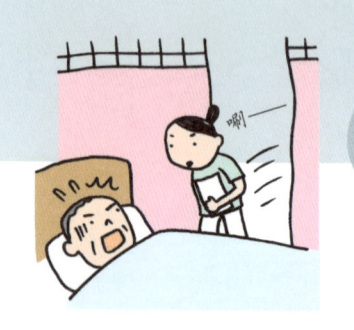

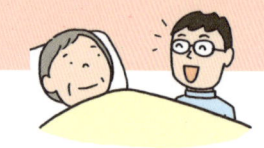

**戴口罩**　戴著大大的口罩突然靠近。從當事人的角度來看，只看得到眼睛，不知道對方有沒有在笑，不由地感到恐懼。

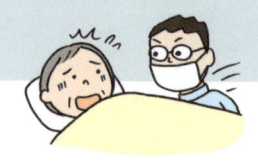

44

# 重點 4 重視寒暄和自在對話

## 1 分鐘也好，儘量多相處

為了避免失智症患者感到不安，照顧者可以輕鬆做到又極有效的就是任何人都會的「寒暄」。見面時，笑著向患者說「○○先生您好，我是負責照顧您的△△」。對於還未適應醫院的患者而言，知道是誰來找自己會感到更為安心。即使是曾經見過的人，失智者也很有可能認為是初次見面的人，所以每次探視時都應該要主動報上姓名打招呼。

第一次見面時的感受尤其重要。建議大家在寒暄後，先輕鬆自在地和這個人交談一陣子。不需要收集資訊，重點在於讓彼此有親近感，開心談話就好。重要的是讓患者覺得「這個人願意聽我說話」。

---

**○ 看著眼睛**

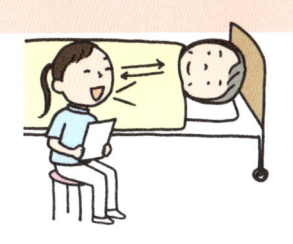

看著當事人的眼睛，笑著說「○○女士您好，我是負責照顧您的△△」。即便有傳達事項，也先營造出「我是來聊天」的談話氛圍。

**✗ 不看眼睛**

說話時不看當事人的臉，以工作為優先，只說出要傳達的事。當事人不知道是在和自己說話，也不知道和自己說話的人是誰，因此心中滿是問號，分外不安。

**○ 安靜的場所**

如果覺得病床太吵，可轉移到安靜的房間交談。談話時儘量選擇安靜、無壓力的環境。

**✗ 吵雜的場所**

罹患失智症的人，在聲音紛雜的場所中，較難專注於與他交談的人的聲音，所以很難聽懂對方說的話。

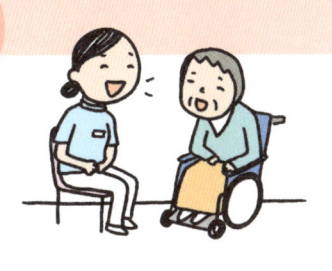

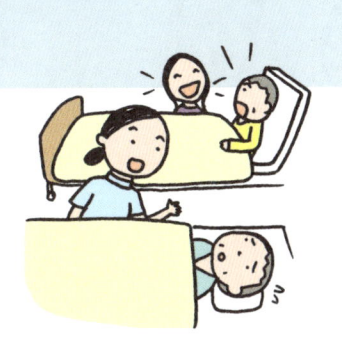

重點 **5** 使用當事人可以理解的表達方式

## 多嘗試不同的詞彙和方法

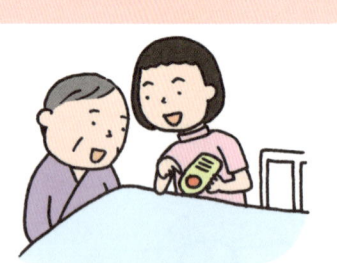

有位護理師一邊讓失智症患者看著呼叫鈴，一邊告知「請按橘色按鈕」，不過患者卻顯得完全無法理解這句話的意思。經過仔細調查，原來這個人不懂「橘色」這個詞，並且稱這個顏色為「橙黃色」。因此當護理師改口說「請按橙黃色按鈕」，患者終於懂得按呼叫鈴了。

像這樣，一個詞彙是否能夠被理解會因人而異。如果和這個人說話時，覺得對方無法理解，請試著找出這個人可以聽得懂的詞彙和方法。尤其和失智者談話的時候，以「短句、語速不要太快、溫和的語調」為宜，就能讓對方容易理解。

**○ 常用的詞彙**：以這個人常用的詞彙「橙黃色」來說明呼叫鈴的顏色。

**✗ 不懂的詞彙**：告知呼叫鈴的顏色為「橘色」，這個人面露難色。

**說話慢又溫柔**：語速慢、語調溫柔，聲音不過大或過小，容易讓對方聽懂。

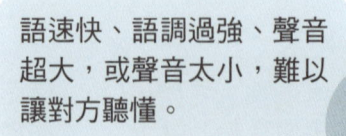

**說話快又大聲**：語速快、語調過強、聲音超大，或聲音太小，難以讓對方聽懂。

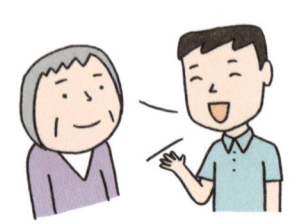

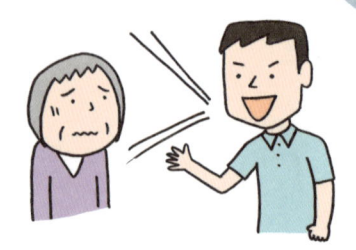

# 給失智者的訊息要悉心傳達

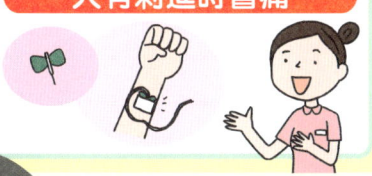

**Part 2** STEP 1 傾聽想法

## 用圖像傳達

用文字告知的時候，如果同時加上繪圖或照片會更好理解。例如洗手間的看板只要畫上一個馬桶的圖，光看就懂了。（請參考P103）

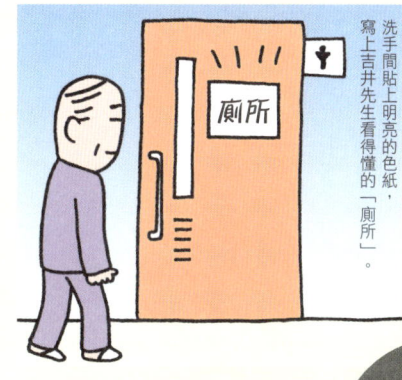

## 用文字傳達

在紙張（留言板）寫上當事人看得懂的字，傳達訊息。這個時候要實際請本人看用中文、英文或羅馬拼音等寫上的字，一定要確認他是否看得懂。（請參考P141）

圖中：打點滴就是將針刺進血管，輸入藥劑。會使用特殊針頭。**只有刺進時會痛**

圖中：洗手間貼上明亮的色紙，寫上吉井先生看得懂的「廁所」。

## 用觸摸傳達

與患者說話和聽話時，想著「我有認真聽你說話」、「請放心」，一邊看著對方的眼睛，一邊握住對方的手或拍拍肩膀、背後。但是如果對方不喜歡，要立刻停止動作。

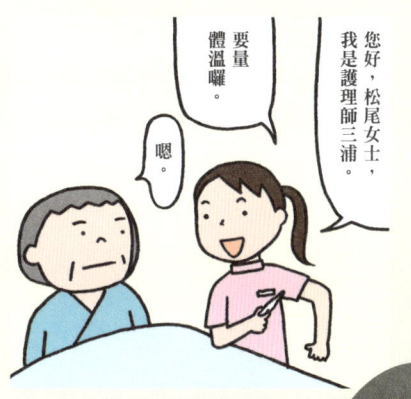

圖中對話：您好，松尾女士，我是護理師菅原。您今天的心情還好嗎？

## 用肢體語言傳達

以身體或手部動作來傳達。例如一邊說「要量體溫」，一邊比劃出在腋下夾住溫度計的動作，讓患者同時透過耳朵和眼睛兩處來接收資訊，這樣會更容易理解。

圖中對話：您好，松尾女士，我是護理師三浦。要量體溫囉。嗯。

47

## 重點 6 靜候回應

### 一定要等30秒到1分鐘

很多罹患失智症的人，在與他人交談時，需要花較長的時間整理自己的思緒。如果大家不能理解這一點，擅自認為「這個人不會有回應」，就會發生不等待逕自說下去的情況。這樣一來，不但剝奪了當事人說話的機會，也無法取得他的信任。

正確的做法應該是，當大家把話說完時，要一直等到這個人有所回應。必須觀察這個人的表情、尤其是嘴巴，並且等待30秒到1分鐘。到了大家覺得「等夠久了！」的時候，還要再等30秒，這點很重要。

縱使患者本人無法開口用言語表達意思，但仍會點頭、眨眼、展開笑顏、面露哀傷或用手發出信號等等，我們要相信會出現專屬於這個人表達意思的方法，並耐著性子等待下去吧。

---

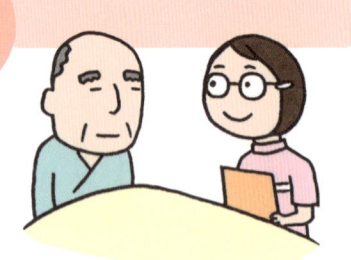

**○ 說完等待**
把話簡短說完後等待對方回覆。一邊觀察這個人的嘴巴動作，一邊靜靜等候。

**✕ 一直說話**
覺得和這個人說話也不會得到回應，所以在不知道對方有沒有接受到訊息的情況下，仍自顧自的說完想傳達的事項。

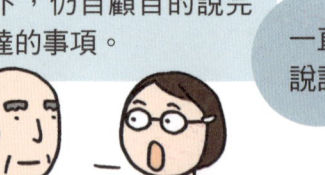

**○ 觀察表情**
即使知道對方不會說話，傳達完訊息後仍靜靜觀察眼睛、嘴巴、表情，確認本人是否有意見想表達。

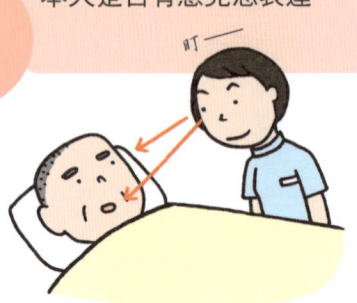

**✕ 不看表情**
因為覺得對方是不會說話的人，單方面說著想傳達的事項，不在意對方的表情反應。

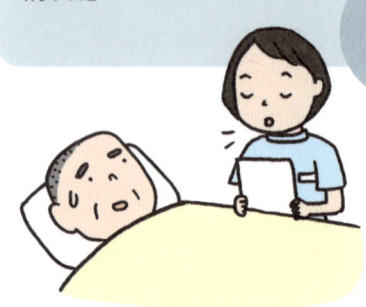

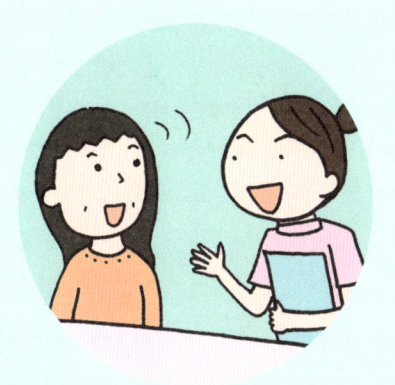

# STEP2 收集資訊

## 從各方收集
## 理解失智者所需的資訊

不只是為了填寫住院患者的資料,而要抱持想了解這個人的念頭,收集這個人的相關資訊。

執行以人為本的照護時,在「收集資訊」這個步驟上,須針對了解失智者線索的「以人為本模式」(5要素)=「大腦障礙」、「身體健康狀態」、「生活經歷」、「性格傾向」、「社會心理」來進行。

因為這個人是罹患了某種疾病住院,所以需要充分收集這個人「身體健康狀態」的資訊,另外,因為環境突然改變,了解這個人的「生活經歷」和「社會心理」也非常重要。接下來將介紹收集這些資訊時,需要確認的細節有哪些。

# 資訊 1 身體健康狀態

## 有沒有無法傳達的痛苦？

失智症患者雖然身體會感覺到疼痛，卻經常搞不知道疼痛的原因。「不明白原因，但是身體很不舒服……」，這樣的感覺會加重精神壓力，或造成類似下述的情況。

- 因為不容易覺得口渴（年紀大的改變）、不知道哪裡有水可以喝等的理由，造成脫水症狀。

- 肚子不舒服，但不知道起因是便秘，因為想躲避不安感，結果產生「不可以待在這裡」的想法而來回走動。

因此，在確認患者的痼疾（疾病）的同時，還要確認這個人現在有沒有任何身體上的疼痛或不舒服的地方。

## 確認！ ✓ 尤其需要針對以下7點仔細評量

### ☐ 是否攝取足夠的營養

當人肚子餓時，自然會感到不舒服。營養不均衡的時候，身體活動也會感到疲倦。

### ☐ 是否有發生脫水症狀

高齡者不易自覺有脫水的狀況。必須觀察、評估皮膚乾燥情形、口腔內是否乾燥、是否微微發熱等等。

### ☐ 排泄是否正常

若有腹瀉或便秘等腸道問題，也會有不舒服的感覺。

### ☐ 睡眠是否規律

若有失眠或日夜顛倒等情況，身心都會感到不適，且情緒不易掌控。

### ☐ 運動機能是否有障礙

有時發生麻痺等情況卻沒有自覺。這個時候因為身體不能隨意動作，會感到焦躁。

### ☐ 是否有受到藥物影響

若白天表現出昏昏欲睡的樣子，有可能是前一天服用的安眠藥藥效還在。請確認是否受到藥物的副作用影響。

### ☐ 是否有疼痛感

有些人感覺痛，卻難以分辨哪裡痛，感覺不舒服，卻不理解是某處疼痛引發的不舒服。所以需要仔細觀察患者的臉部表情和身體動作，才能發現他是否有說不出的不適感。

大家要理解「患者本人無法完整訴說自己的疼痛和不適」，請仔細觀察和評估這個人的表情和身體動作。

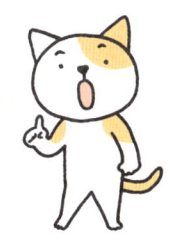

**確認！**

## ✓ 檢視全身健康狀態！

為了避免忽略了患者的疼痛等不適，
以下這些事項希望大家一開始就做好確認。
以及，發現這個人身體不舒服時，
請大家也先從這些事項逐一檢查。

### ☐ 嘴巴・喉嚨

- 嘴唇是否乾燥
- 是否有口內炎
- 是否有黴菌（念珠菌症）
- 假牙有沒有問題
- 吃東西或喝東西時會不會嗆到
- 味覺是否異常
  其他

### ☐ 肚子

- 是否腹瀉
- 是否便祕
  其他

### ☐ 皮膚

- 是否有撞傷或抓傷、是否乾燥、疼痛或搔癢的感覺
  其他

### ☐ 排泄

- 排尿或排便的次數多還是少
- 排尿或排便時是否感到疼痛
- 平常是否可自行排泄
- 平常是否有穿尿片
- 排尿是否乾淨（是否有殘尿）
  其他

### ☐ 眼睛

- 視力狀況如何
- 平常是否有戴眼鏡
- 眼鏡配戴是否適合（度數或使用的方便性）
- 是否有白內障或青光眼等眼睛疾病
  其他

### ☐ 耳・鼻

- 是否塞滿耳垢
- 助聽器是否壞掉，還有電嗎
- 能聽清楚嗎
- 可以分辨氣味嗎
  其他

### ☐ 運動機能

- 走路姿態是否有異常，或平衡功能的障礙
- 走路或坐著（包括坐輪椅）時是否會產生疼痛
- 平常是否有使用拐杖、助行器或輪椅
- 使用的拐杖、助行器或輪椅是否適合（使用的方便性）
  這個人
  其他

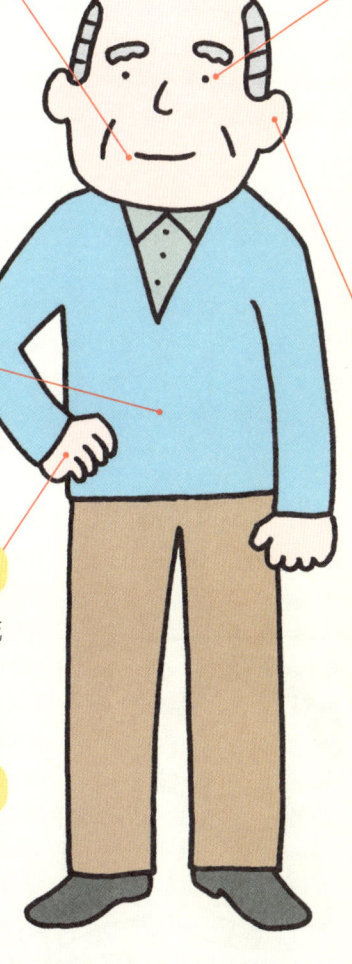

## 資訊 2 社會心理（人際關係和周圍環境）

**人的態度和寒冷環境會讓患者感到不舒服**

社會心理主要是指人際關係和環境（物理條件）。要調查失智症患者的社會心理狀態時，首先，確認這個人的人際關係情形。

如果是在醫院裡，對於剛住院的人來說，醫院裡的醫師、護理師等都是第一次見面的人，另外，考量到失智的人即使和對方見過面，下次再見時也經常以為是初次見面的情況，所以對他們而言，剛住院時其實是處於幾乎無人可依賴的狀態。

除此之外，還可事先調查這個人生活上最親近的人是誰？他們之間的關係如何？還有一點，要確認這個人目前所處的環境是否友善。

### 確認！ 容易產生壓力的人際關係和周圍環境（舉例）

- □ 與醫院人員的關係不太好。
- □ 與生活上最親近的人（家人等）之間，關係不佳。
- □ 與親友的關係不佳。
- □ 分配餐食的餐車聲音很吵。
- □ 電視聲音和人的聲音很吵。
- □ 燈光刺眼或閃爍。
- □ 洗手間狹窄、臭氣熏天、骯髒，只用簾子遮住（不顧個人隱私）。
- □ 房間很冷或很熱。
- □ 棉被太軟，枕頭太高。
- □ 輪椅不好坐。
- □ 椅子不好坐。
- □ 餐盤是塑膠材質的，覺得冷冰冰沒有溫暖。
- □ 其他

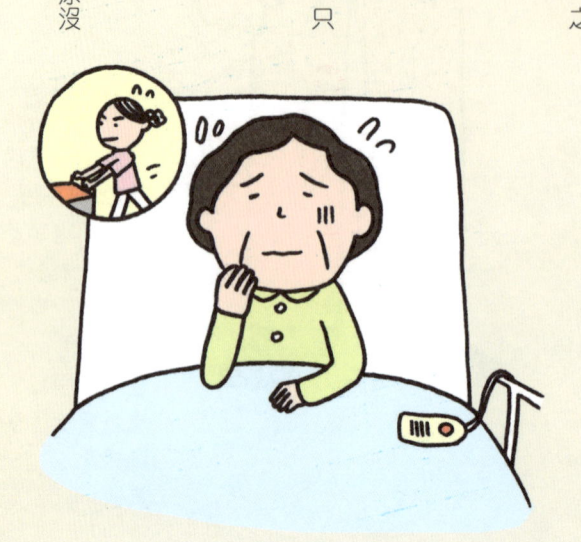

# 資訊 3 生活經歷

## 讓新生活接近過去的日常習慣

罹患失智症之後，不記得最近發生的事，身體卻記得一直以來的生活習慣。因此，一旦開始在醫院或照護中心等新環境裡生活，由於洗手間的位置和用餐時間改變，或是水龍頭的形狀不同等等，這些都會讓患者覺得生活起來很辛苦。考量到上述因素，我們必須了解患者住院之前的生活習慣和生活環境，盡可能多留意維持過往的生活習慣和喜好，方便他適應新環境的生活。

另外也要盡量多了解這個人的背景和喜好。例如他從事過的工作有哪些、平日的興趣和擅長的事物等等。

### 確認！

#### ✓ 平常的生活習慣和生活環境（舉例）

- ☐ 起床和就寢時間。
- ☐ 用餐時間和場所。
- ☐ 洗手間類型（馬桶是蹲式或坐式、免治馬桶等）。
- ☐ 睡覺的位置位於房子的哪個方位（在2樓，與洗手間的位置關係等）。
- ☐ 其他

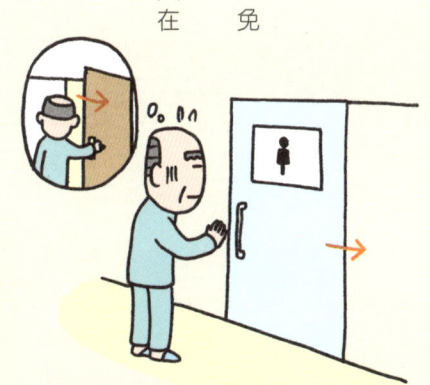

☐ **也要確認洗手間的門是否改變！**
住到醫院的仁先生總是來不及上洗手間，原來，家中的門是向外拉開的，醫院的門則是向旁邊滑開的，所以不知道開門的方法而感到困擾。

#### ✓ 過往背景和喜好（舉例）

- ☐ 家庭成員。
- ☐ 至今的職業。
- ☐ 一直以來生活的主要區域。
- ☐ 喜歡的事物、擅長的事物。
- ☐ 討厭的事、不擅長的事。
- ☐ 開心的經驗、自豪的經驗。
- ☐ 過去曾有過的辛苦（關於這一項要慎重考慮是否要直接詢問本人）。
- ☐ 與宗教有關的習慣和想法。
- ☐ 其他

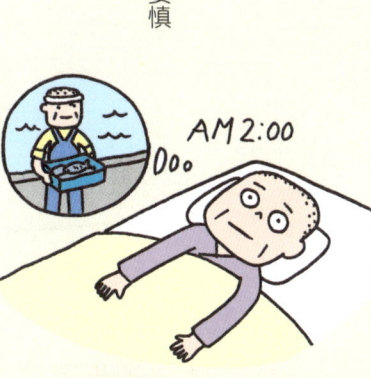

☐ **也要確認職業！**
太郎先生總是半夜起床，經過詢問得知他是一名漁夫，過去總習慣半夜2點起床準備工作，所以並不是「失眠半夜睡不著」。

# 資訊 4 性格傾向

## 營造適合性格的舒適生活

罹患失智症後，患者本人會主觀感受到不安、不適、焦躁、混亂、被害妄想、自發性低下、情緒不穩等等症狀（自覺症狀），這些會讓本人感到無所適從（請參考P173）。比方說，可能會發生面對同一件事情時，以前可用笑臉包容，現在卻感到焦躁不耐的情況。

但，這並不是個性改變了。

如果周圍的人都能去理解失智者的自覺症狀，這個人應該就可以保持過往平靜的心情（不過如果是額顳葉型失智症患者，有可能因為腦部病變而性格改變）。因此，多了解本人的性格非常重要，可詢問一起生活過的家人等等。

### 確認！屬於哪一種類型

| | | |
|---|---|---|
| ☐ 社交型，喜歡與人交談 | ⇔ | ☐ 喜歡一個人 |
| ☐ 好管閒事 | ⇔ | ☐ 內向孤僻 |
| ☐ 不希望受人照顧 | ⇔ | ☐ 想要有人依靠 |
| ☐ 急驚風 | ⇔ | ☐ 慢郎中 |
| ☐ 很敏感（神經質） | ⇔ | ☐ 大喇喇（神經大條） |
| ☐ 好奇心強烈 | ⇔ | ☐ 待人處事慎重（保守） |
| ☐ 體貼他人 | ⇔ | ☐ 不會想太多 |
| ☐ 死心眼 | ⇔ | ☐ 對事情蠻不在乎 |

### 留心生活小事

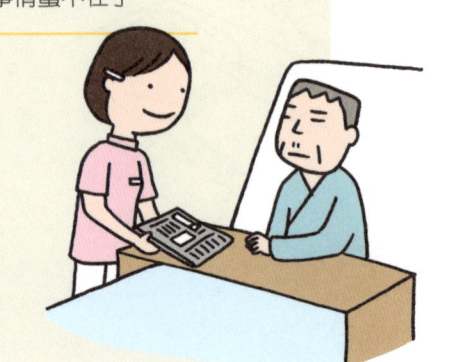

菅野先生的個性一板一眼。若拿到別人看過、亂折的報紙，就會因為太過在意而生氣。發現這點之後，今後給他折整齊的新報紙，就不再生氣了。

54

資訊 5

# 大腦障礙

## 了解本人會有的症狀

失智症者表現的症狀，會因為罹患的失智症種類而有所不同，「困擾」也會不同。因此，我們要認識這個人罹患的失智症種類和核心症狀。例如，路易氏體失智症因為自律神經失調，如果突然變冷，身體會感到不適，可以透過留意溫度變化，來預防症狀的發生。

當我們聽到家人表示「雖然沒有診斷出是失智症，但是最近變得非常健忘」，是不是會認為「可能是失智症」。然而，單憑這句話就下結論的話，實在過於輕率，但是如果不予理會也很可能錯過隱藏的病症。因此，如果有感覺到什麼異樣，請多詢問本人或身邊的人並且與醫師討論。

### 確認！ 失智症的種類、「做得到」和「做不到」的事

☐ 這個人罹患的失智症種類和核心症狀。

☐ 因大腦障礙現在有的困擾，確認「做得到的事」和「做不到的事」。

☐ 因應這個人的困擾給與所需的支援。

### 也要確認紀錄

因為住院，生活環境改變，失智症患者有時連至今會的事都變得不會做。因此，現在看起來不俐落的樣子，是因為大腦障礙還是環境造成的，區分出其中的差別相當重要。在了解這個人的失智症症狀的同時，還需要從家人、接觸過的照護人員或過往的報告書等資料中，了解之前的生活習慣。如果是因為環境變化引起的暫時性困擾，必須費心將之前的生活習慣融入現在所處的醫院裡，調整成患者可自行處理的環境。

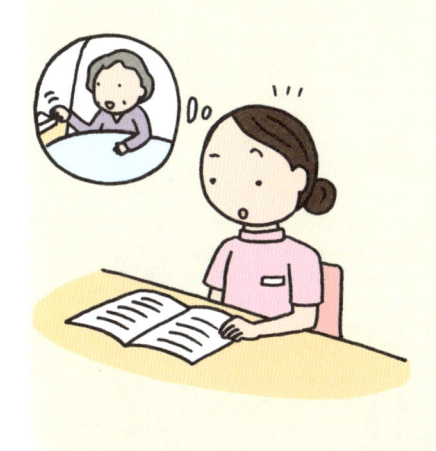

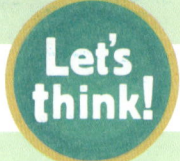

# Let's think! 為什麼不能只用單一失智症量表評估？

湘南いなほ 醫院院長　內門大丈

「修訂版長谷川式失智症量表」（HDS-R）是日本經常用來檢測失智症的方法之一，由精神科醫師長谷川和夫開發，用意是從一般高齡者中篩選出可能患有失智症的人。測量是由9項提問的回答結果得出分數，滿分30分。大致標準為20分以下有認知功能退化、影響日常生活的可能。這項量表受到廣泛的運用，經過檢測後，能大致掌握高齡者是否有以記憶為主的認知功能障礙。但是，這些數字紀錄代表的資訊是「這個人曾接受過失智症的檢測」，但實際上是否可以只憑這個數值評斷有失智症呢？

舉例來說，原本認知功能極佳的人，檢測數值很高，還是有可能會在經過臨床症狀或影像檢測後，診斷出罹患失智症。相反的，也有人評量未滿20分，但最後經過進一步檢測，卻被診斷為沒有失智症。其中也有檢測結果為10分，但僅是輕度失智的人。例如，額顳葉型失智症中有一種為「語意型失智症」，他們的核心症狀是對物品名稱和單字理解有障礙，所以有可能因為不理解詞彙意思，無法回答提問，沒能取得分數（但是在現實生活中，他們可以了解狀況，所以不太會造成生活不便）。由於這種情況很容易被誤認為是重度失智症，所以這個時候的重點在於，配合影像診斷等方式來了解這個人生了什麼病。

尤其因疾病突然惡化而住院的病患之中，很多人常在住院不久還併發「譫妄」，所以建議等患者意識穩定時，再做一次認知功能的評估，才會準確。

想要明白一個人的失智程度，不只是透過修訂版長谷川式失智症量表和MMSE（簡易智能檢查量表）得到數值，大家還要試著和本人交談，並且仔細觀察他的行為，什麼做得到？什麼做不到？這些評估都非常重要。

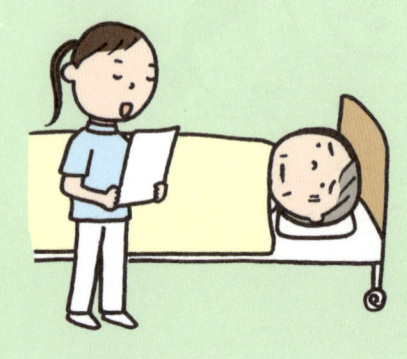

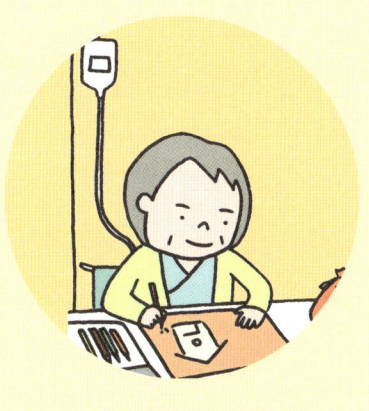

## STEP3 發現需求

### 發現未滿足的心理需求 思索最好的照護計畫

以步驟1「傾聽想法」和步驟2「收集資訊」的已知事項為基礎，充分發揮想像力，思考現今這個人的需求。這時需要的指南正是「與失智症共存的人的心理需求」。

從這5項心理需求去檢視，可以發現這個人未獲得滿足的部分，接著將發現的心理需求對照「以人為本模式」，思索出符合這個人目前狀態的照護計畫。接著就是去實行這項照護計畫，每天確認成效的同時，再回到步驟1「傾聽想法」，然後反覆實踐「3步驟」。藉由這樣持續性地修正，就能做出最符合這個人現狀的照護方法。

# 從談話與資訊中看出需求

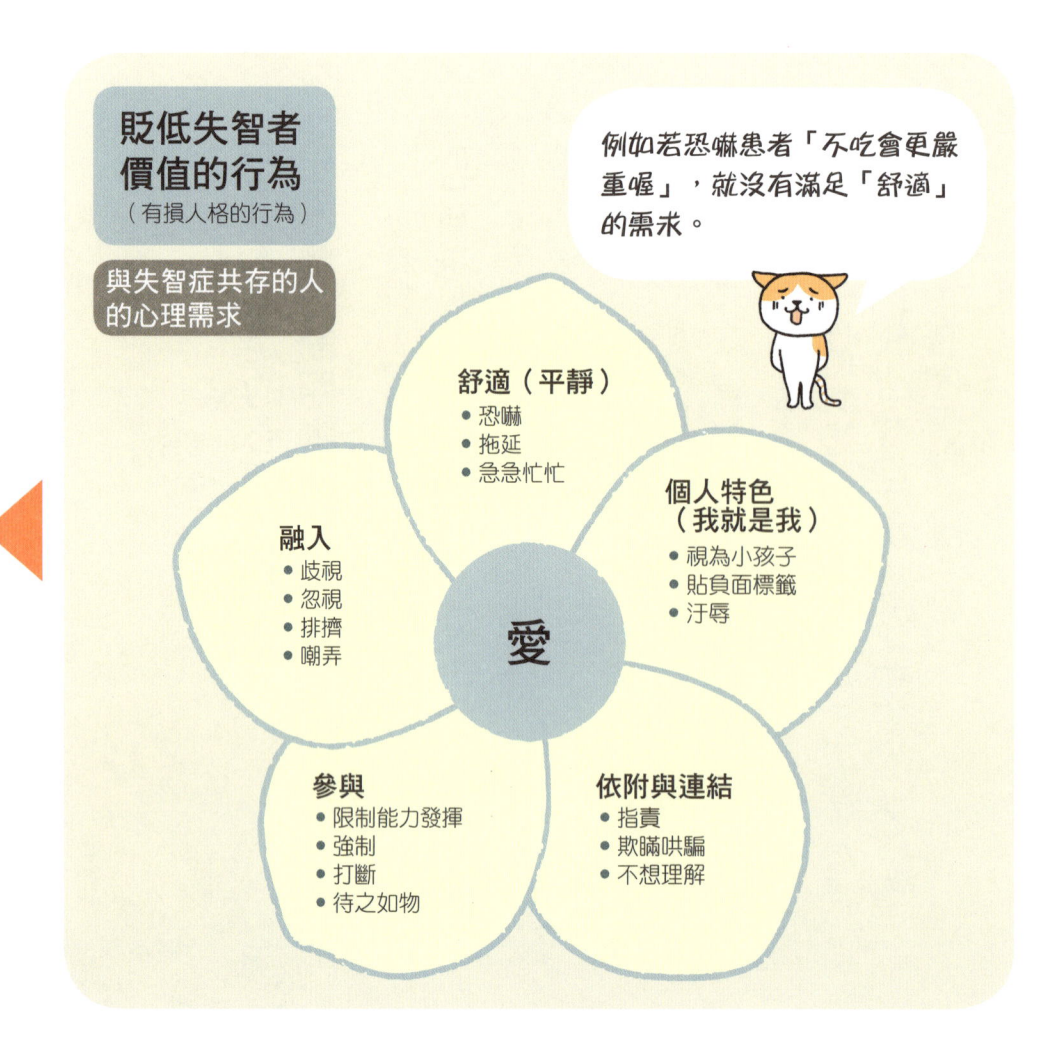

## 擬定因人而異的滿足需求計畫

收集了失智症患者的各方面資訊後，為了理解這個人的現狀（為什麼有這樣的情緒、行為、反應等等），首先應該試著思考「換做是我呢？」。

也就是說，如果現在處於相同情況的人是自己，會有什麼樣的想法？請大家試著想像一下。接著將這個想法套用在「與失智症共存的人的心理需求」。

- 我覺得舒適嗎？
- 我保有個人特色嗎？
- 我有感受到依附和連結嗎？
- 我可以參與行動嗎？
- 我和周圍的人相處融洽嗎？

只要有任何一項不符合，就可以視為這個人「狀態不佳」。

**貶低失智者價值的行為**
（有損人格的行為）

與失智症共存的人的心理需求

例如若恐嚇患者「不吃會更嚴重喔」，就沒有滿足「舒適」的需求。

**舒適（平靜）**
- 恐嚇
- 拖延
- 急急忙忙

**個人特色（我就是我）**
- 視為小孩子
- 貼負面標籤
- 汙辱

**融入**
- 歧視
- 忽視
- 排擠
- 嘲弄

**愛**

**參與**
- 限制能力發揮
- 強制
- 打斷
- 待之如物

**依附與連結**
- 指責
- 欺瞞哄騙
- 不想理解

再來針對未滿足的部分，想想我們可以為他做到的事。對照這個人的「以人為本模式」（5要素，參考P38），去擬定滿足他的心理需求的照護計畫。

從下一頁開始，會以醫院護理師與患者的互動做舉例，右邊頁面會介紹「貶低失智者價值的行為」，左邊頁面會介紹「提升失智者價值的行為」，藉此讓各位相互對照。基本上，若你有右邊頁面的行為，請以左邊頁面的行為取代之。不過，這是大概的對照行為，在實際情況中需要更靈活搭配來思考，藉此可以發現更適合的照護方法。

Tom Kitwood教授表示，滿足了失智者的5項心理需求，他們就可以保持好的狀態。讓我們一起找出這個人需要的照護計畫，以滿足他們所有的心理需求吧。

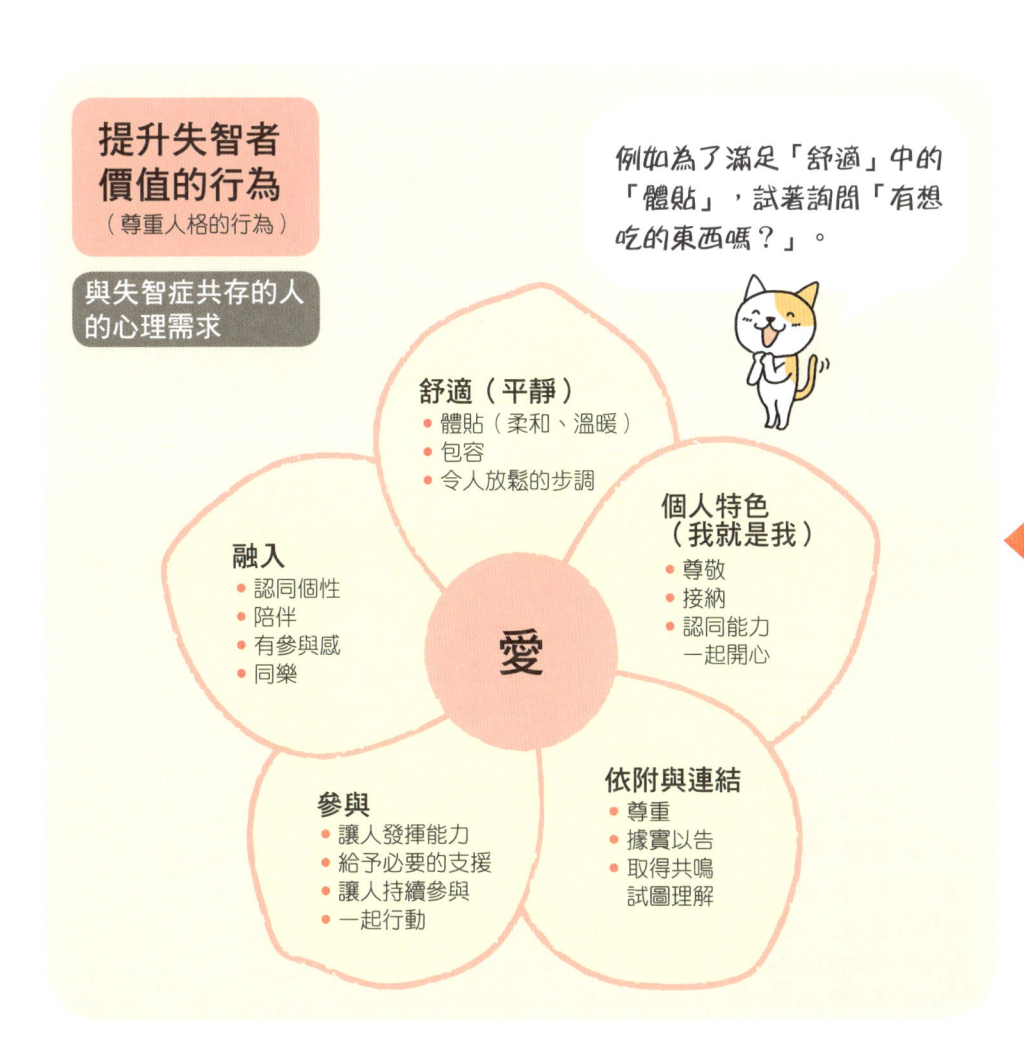

## 提升失智者價值的行為
（尊重人格的行為）

**與失智症共存的人的心理需求**

例如為了滿足「舒適」中的「體貼」，試著詢問「有想吃的東西嗎？」。

**舒適（平靜）**
- 體貼（柔和、溫暖）
- 包容
- 令人放鬆的步調

**個人特色（我就是我）**
- 尊敬
- 接納
- 認同能力
- 一起開心

**融入**
- 認同個性
- 陪伴
- 有參與感
- 同樂

**愛**

**參與**
- 讓人發揮能力
- 給予必要的支援
- 讓人持續參與
- 一起行動

**依附與連結**
- 尊重
- 據實以告
- 取得共鳴
- 試圖理解

參考資料／《DCM（失智症照顧測繪）理念與實踐 第8版 日文版第4版》

## 恐嚇

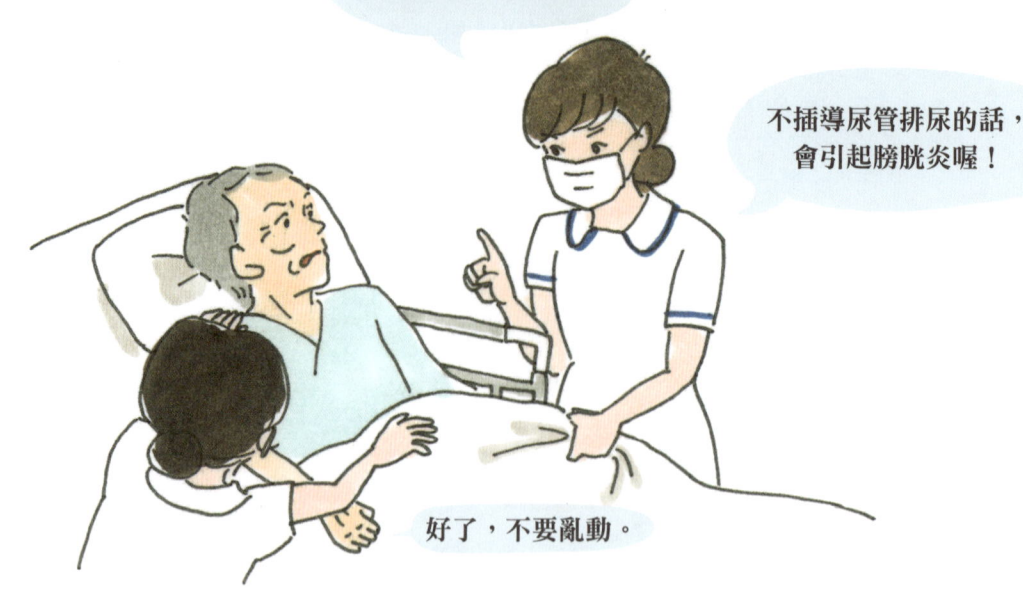

舒適（平靜）

照顧時，使用威脅、恐嚇的強硬手段，逼人順從。

> 因為你尿不出來，所以要插入導尿管。
>
> 不插導尿管排尿的話，會引起膀胱炎喔！
>
> 好了，不要亂動。

**CASE 1**
對尿滯留（膀胱囤積尿液無法順利排出的狀態）的人，護理師以威脅的口吻說明「因為你尿不出來，所以要插入導尿管。不插導尿管排尿的話，會引起膀胱炎喔！」同時開始將導尿管插至膀胱。這個人感到驚恐害怕而亂動，因此另一名護理師壓住他的手說「不要亂動」，而護理師繼續插入導尿管。

**CASE 2**
護理師看到有人一邊喊著疼痛一邊拔除點滴時，大聲威脅說：「不行！拔掉醫師會生氣喔！」之後強行移開這個人手中緊握的點滴管線。

**CASE 3**
護理師對不愛吃藥、訴說不安的人威脅說：「不乖乖吃藥的人不可以回家！」並一邊強迫患者吃藥。

**CASE 4**
護理師對不喜歡擦澡的人說：「不擦澡的話，身體就會更加惡化！」同時掀起棉被，開始擦澡。

**CASE 5**
護理師對不吃飯的人，以威脅的語氣說：「不吃飯不可以回家喔！」

### 還要避免這些言行！

- 護理師地說：「不可以拔掉！」（P106）
- 護理師對失眠的人威脅說道：「不睡覺病情會更加惡化！」（P164）
- 護理師對看起來快要跌倒的人大喊：「危險！」（P210）

60

# CASE 1

> 因為您無法排尿，所以要插入導尿管，可以嗎？

> 插入導尿管可以讓尿液排出，您會比較舒服喔！

> 我就在旁邊。

> 如果有什麼為難的地方，請告訴我。

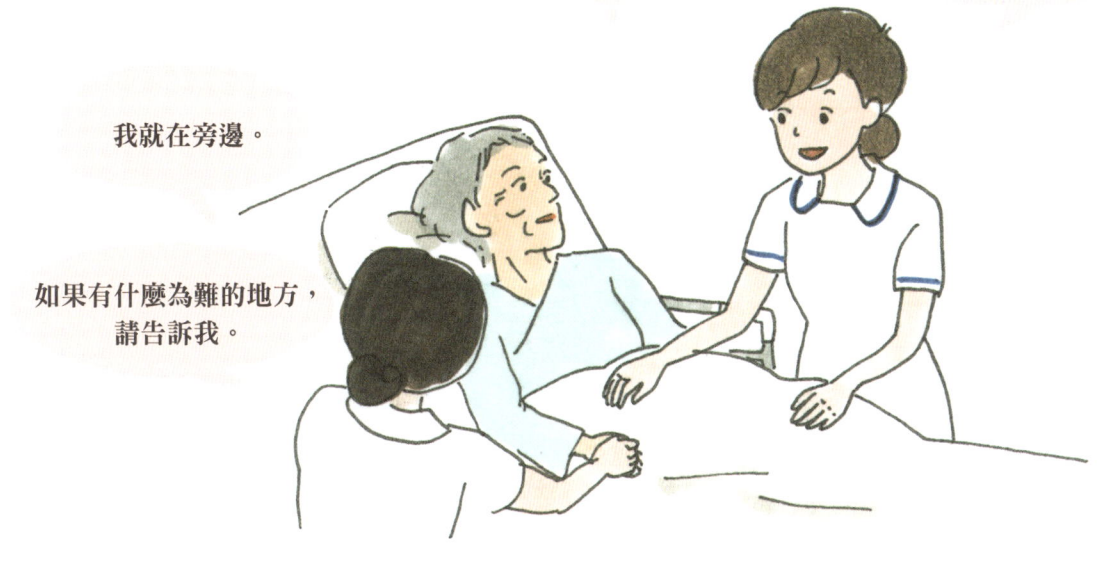

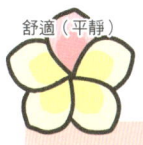

## 舒適（平靜）

## 體貼（柔和、溫暖）

對害怕、拒絕照顧服務的人，以真心實意的態度對待。

### CASE 1

對尿滯留（膀胱囤積尿液無法順利排出的狀態）的人，護理師看著他的視線溫柔說明：「因為您無法排尿，所以要插入導尿管，可以嗎？」因為這個人表現出害怕的樣子，所以要反覆細心的說明，直到他能夠理解接受。

### CASE 2

護理師看到有人一邊喊著疼痛一邊拔除點滴時，平靜地靠近，輕輕握起這個人點滴管線的手，接著用溫柔的表情看著患者的目光問：「是不是很不舒服？」並了解拔掉點滴的原因。這個人因為不知道點滴是什麼，覺得不舒服而拔掉，所以護理師悉心說明：「為了減緩您肚子的疼痛，現在必須要打點滴。」再想辦法讓這個人不要在意點滴的管線，重新打好點滴。

### CASE 3

對不愛吃藥、訴說不安的人，護理師一邊輕輕握住他的手，一邊溫柔地說明為什麼需要吃藥。「您現在因為肺部狀況不好所以很不舒服！為了讓肺部好起來才必須吃藥。」

### CASE 4

對不喜歡擦澡的人，護理師握著他的手一邊簡單解釋：「要不要讓身體清爽些？我們準備了溫毛巾，要不要幫您擦澡一下？」取得他的同意後才開始擦澡。

### CASE 5

對不吃飯的人，護理師先接受對方沒有食慾的事實，接著向本人詢問：「現在不想吃飯嗎？」、「是不是有心事所以吃不下呢？」以真誠的態度面對，持續聽對方說話，直到他的心情平靜。

Part 2 STEP 3 發現需求

61

CASE
1

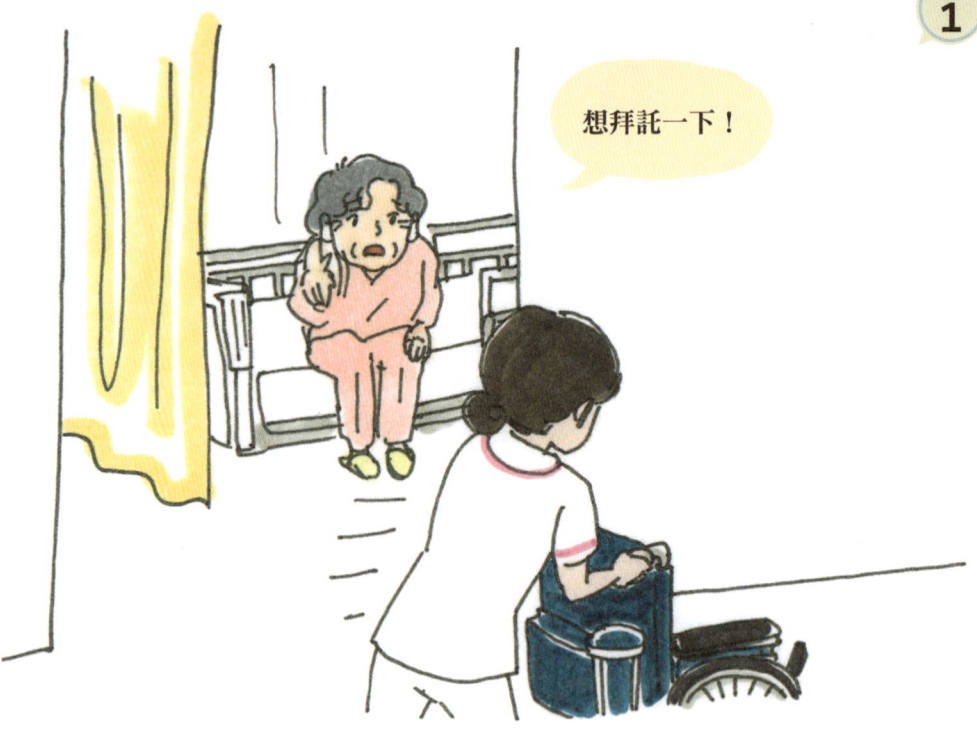

想拜託一下！

# 拖延　舒適（平靜）

當這個人哭泣或表現出其他不滿的情緒時，假裝不知道而拖延處理。

CASE
1
護理師現在要去病房帶人接受檢查，正行經走廊時，聽到有患者呼喚：「想拜託一下！」護理師看到對方一臉哀傷、難受、招手的樣子，卻因為要處理急事，毫無回應地離開了。

CASE
2
護理師對沒隔多久就頻頻表示有尿意的人回應：「剛剛不是才去過洗手間嗎？」一說完就不予理會地離開。

CASE
3
患者想吃飯而伸手請求，但護理師有優先事項要處理，所以一直將這個人的餐食放在餐車上。

CASE
4
護理師聽到病房傳出「喂――」的喊叫聲，卻認為這很平常，置之不理地經過。

CASE
5
患者躺在床上不斷哭訴想回家。因為護理師已曾多次靠近關心，這個人仍不停歇，所以護理師開始視若無睹。

還要避免這些言行！

● 患者無法順利吃飯，拿著湯匙一臉有話想說的樣子，四處張望，但是護理師忙於配膳而延後回應。（P136）

● 之前因為患者不喜歡換尿片，所以護理師放棄幫忙替換。過了一陣子，這個人主動招手呼喚，但是護理師正忙著處理別人的事，所以假裝沒聽到而延後回應。（P154）

● 患者躺在床上喃喃自語「睡不著」，但是護理師要協助其他人去洗手間，所以假裝沒聽到而延後處理。（P164）

62

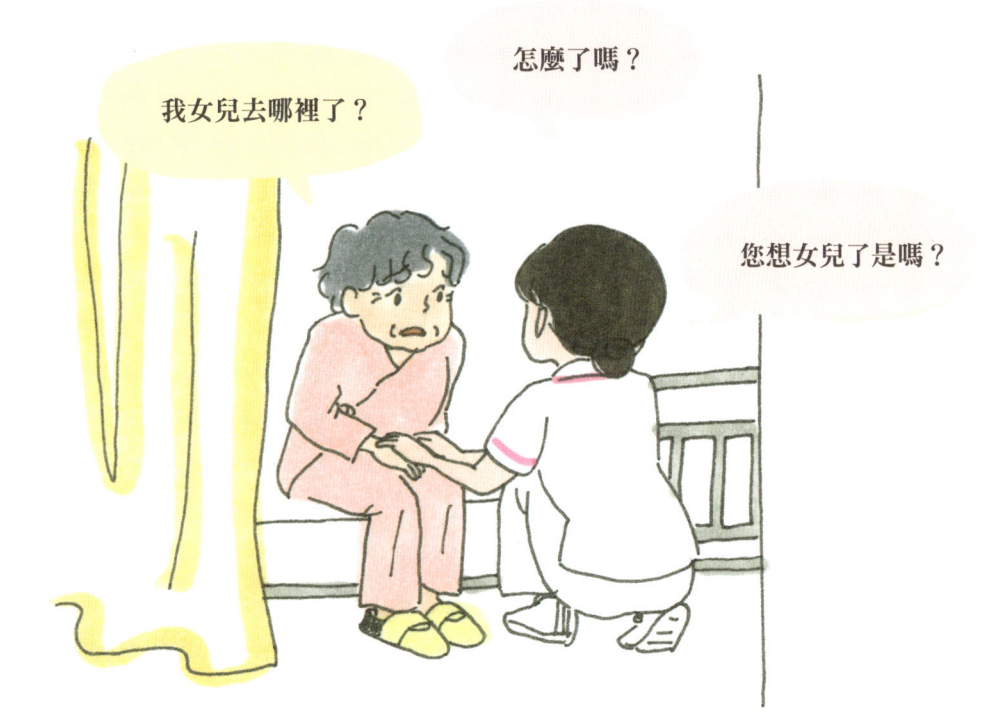

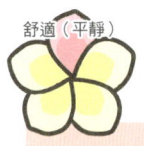

Part 2 STEP 3 發現需求

CASE 1

> 我女兒去哪裡了?
>
> 怎麼了嗎?
>
> 您想女兒了是嗎?

## 舒適（平靜） 包容

當這個人表現出哀傷、不滿等負面情緒時，在照顧上要以安心、舒適和安全感為優先。

### CASE 1

護理師現在要去病房帶人接受檢查，正行經走廊時，聽到有患者呼喚：「想拜託一下！」護理師看到對方一臉哀傷、難受、招手的樣子，詢問：「○○女士，怎麼了嗎？」對方回覆：「我女兒去哪裡了？」護理師握著對方的手回應：「您想女兒了是嗎？」

### CASE 2

對沒隔多久頻頻表示有尿意的人，護理師接受對方的要求，仔細聆聽對方的訴求，讓對方得以安心，同時了解頻頻表示有尿意的原因。除了表示受到記憶衰退的影響，也要考慮膀胱炎等其他的可能性。

### CASE 3

有人想吃飯而伸手請求時，護理師回應對方的目光並靠近，溫柔握住對方的手，傾聽伸手的原因。因為對方說「想吃飯」，立刻確認這個人的膳狀況。因為餐食正放在餐車上，取出後趕緊送過來。

### CASE 4

護理師聽到病房傳出「喂——」的喊叫聲，所以前去這個人的病房詢問：「○○先生您好，我是護理師△△，請問怎麼了嗎？」當對方問：「我在哪裡？」護理師要說明現在的狀況：「這裡是某某醫院，您因為肺生病住院了。」對方通常會因為混亂感到不安，護理師要仔細聆聽這個人說話，偶爾用手拍背，讓對方放心繼續說下去。

### CASE 5

患者躺在床上不斷哭訴想回家，護理師靠近關心了許多次，但這個人仍不停歇。因此請來其他人員協助，暫時待在一旁慢慢聆聽這個人說話，直到對方漸漸展開笑顏。

63

CASE 1

"嘿喲！"
"哇！！"
"好了，要從床上移動囉！預備！"
"手放在肚子上。"

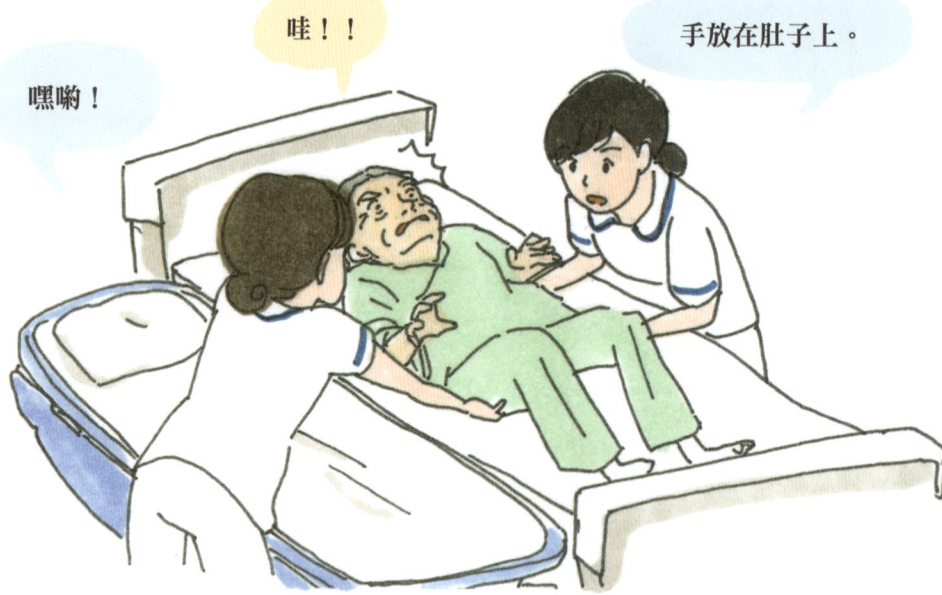

# 急急忙忙

舒適（平靜）

完全沒顧慮這個人現有的能力和障礙，一心只想盡速完成工作。

**CASE 1**
護理師協助患者從病床移到擔架時，單方面說：「板子放到背後囉！」「請不要亂動！」「請側躺！」「請先不要動！」「要滑過去囉！」，同時一個動作接著一個動作移動對方。

**CASE 2**
護理師對即將住院的患者做說明時，公式化地向本人說完在醫院的行程後，只說句「呼叫鈴在這裡，有事請按鈴」，就揚長而去。

**CASE 3**
護理師面對回應對話有困難的人，就快速說完想傳達的事項。而且面對這個人想試圖回應的情況時，表現出不耐煩的樣子，沒等對方做完回應就逕自離開。

**CASE 4**
要擦澡時，護理師說了一句：「○○先生，要幫你擦身體囉！」之後，未經本人同意就掀開棉被，依自己的步調單方面開始幫對方擦澡。

**CASE 5**
護理師對飯沒吃多少的人說：「才吃這樣而已！」然後不經對方同意開始協助進食。

還要避免這些言行！

● 護理師對飯後不想服藥的人說：「趕快吃藥！」接著將藥塞進對方口中。（P112）

● 因為患者會在馬桶以外的地方排泄，當他好像要去上洗手間時，護理師不加以說明就抓起對方的手說：「快去洗手間！」然後匆匆忙忙地帶走。（P142）

64

Part 2

STEP 3 發現需求

CASE 1

要滑動到右邊的擔架囉！
慢慢來沒關係。

好

有點危險，
請把手放在肚子上，
眼睛看著肚臍。

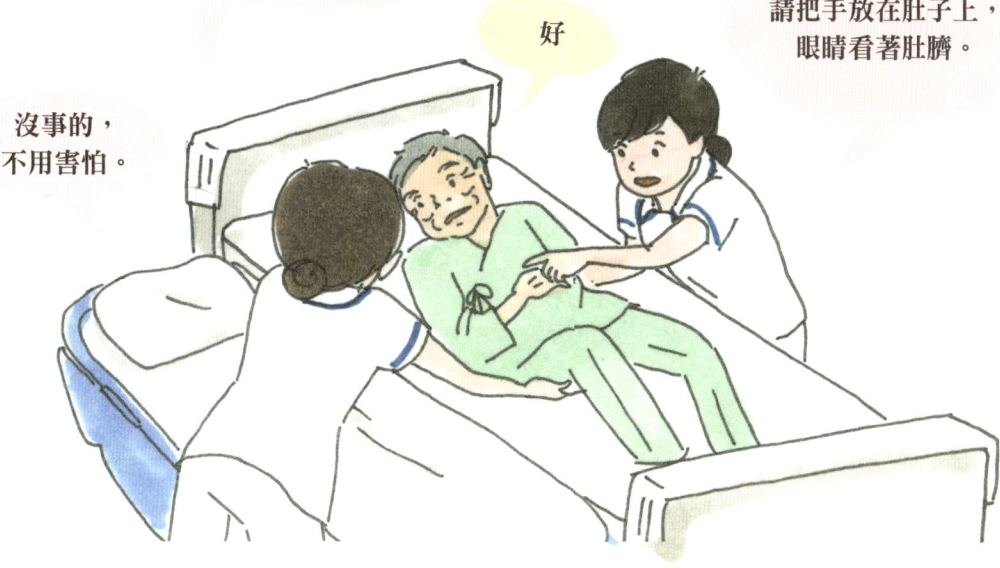

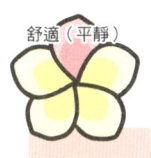

沒事的，
不用害怕。

## 舒適（平靜） 令人放鬆的步調

配合這個人的步調，給予適合的照顧。

**CASE 1**
護理師協助患者從病床移到擔架時，先告知這個人接下來要去的地方，再讓這個人看到擔架，並且說明「要移動到這裡」，取得對方的理解。之後說明後續的每一個動作，並且讓對方理解後再動作，一邊反覆這些順序一邊協助移動。移動好後，向對方說：「結束了」、「移動好了」、「謝謝配合」，表達感謝之意。

**CASE 2**
護理師對即將住院的患者做說明時，先確認本人是否能理解在醫院的行程，同時一一說明。之後確認這個人是否知道洗手間位置。另外，還要確認呼叫鈴位置是否恰當，對方是否理解呼叫鈴的位置和使用方法。

**CASE 3**
護理師面對回應對話有困難的人，以緩慢的語調告知想傳達的事項，之後靜靜等候對方回應。要面帶微笑，偶爾拍肩或握手，以平靜的心情觀察，等待對方回應。讀取對方嘴巴的動作，並複誦、確認對方的意思。

**CASE 4**
要擦澡時，護理師說：「○○先生，要不要讓身體清爽些？我們準備了溫毛巾，要不要擦澡呢？」簡單說明並且取得本人的同意後，輕鬆愉快的對話，以讓對方放鬆的步調開始擦澡。

**CASE 5**
護理師向飯沒吃多少的人詢問：「是不是覺得很疲倦？是不是吃不太下？」對方看起來有點困擾，再詢問：「如果可以的話，要不要讓我協助您呢？」在取得本人的同意後，配合對方的速度和能力，開始協助進食。

65

啊～
好可愛！

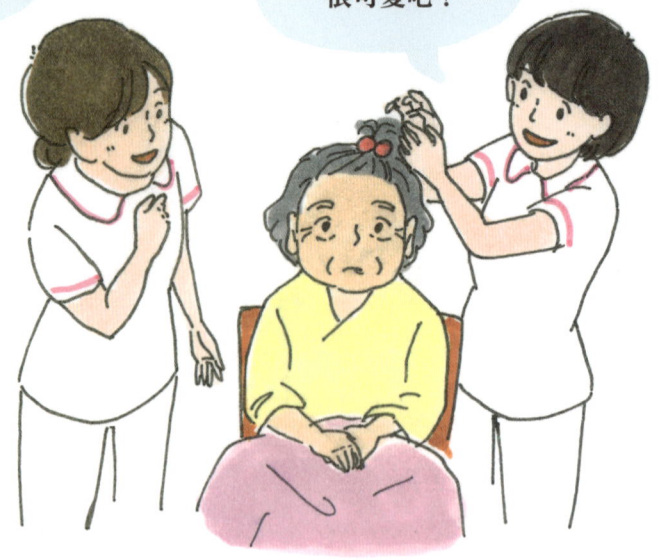

頭髮這樣綁很可愛吧？

CASE
1

# 視為小孩子

個人特色

把這個人當作小孩子對待。

CASE 1
沖澡後，護理師依個人喜好自行幫患者綁頭髮，還對其他的護理師說：「這樣綁很可愛吧！」

CASE 2
護理師對看報紙的患者說：「不會說話但是會看報紙，很厲害耶，了不起！」說話口氣就像在稱讚小孩子。

CASE 3
護理師對心神不寧的患者說：「尿尿了？還是便便了？」說話口吻像在對幼稚園小朋友說話一樣。

CASE 4
護理師看到患者開心與家人會面的樣子，以上對下的態度說：「很開心吧！和剛剛的樣子很不一樣喔！」

CASE 5
護理師看到患者觸摸點滴刺入部位的周圍，像罵小孩一樣喝斥：「欸，不可以碰！」

CASE 6
當患者能對「請側躺」等檢查時的指示快速做出反應時，護理師對此表示：「很好、很棒喔！」

還要避免這些言行！

●護理師對不吃藥的人說：「吃藥囉，啊——」（P112）
●面對不喜歡抽痰的人，護理師在抽痰之前說：「忍一下下喔！」結束後說：「很努力喔！要做就可以做到嘛！很厲害耶！」都用對小孩子說話的語氣。（P118）
●護理師在紙上寫下呼叫鈴的使用方法，並且拿給按呼叫鈴的患者看，像教小孩子一樣地說：「看，這裡有寫喔，要按橘色按鈕！」（P124）

66

CASE 1

> 頭髮想怎麼整理呢？像平常一樣分左邊好不好？
>
> 好的。再麻煩你。
>
> 很適合您呢！

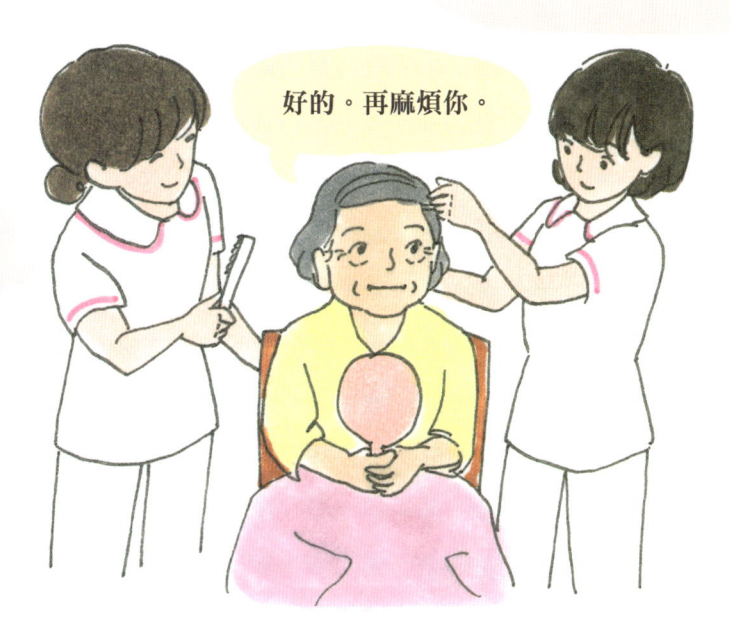

## 尊敬

**個人特色**

依照對方的經驗與年齡應對。

**CASE 1**
沖澡後，護理師向患者確認想如何整理髮型。整理好後說：「很漂亮呢！」「挺合適的！」考慮本人的心情，抱著尊敬的態度對待。

**CASE 2**
護理師對看報紙的患者說：「正在看報紙啊，有什麼特別的報導嗎？」以報導內容展開對話，並以敬佩的態度應對。藉此也可知道這個人可讀懂多少字等等，確認認知功能上的相關症狀。

**CASE 3**
護理師留心注意心神不寧的患者，以這個人才聽得到的音量確認「是不是想去洗手間？」因為這個人聽力不佳，等護理師指著洗手間的標誌後才點頭示意，這時候護理師要體諒本人的情緒，再小心詢問：「要去洗手間啊，要不要我協助您呢？」。

**CASE 4**
護理師看到患者開心與家人會面的樣子，抱持敬重的態度說：「太好了。看到您這麼開心，我也感到很高興。」向對方表達自己也有同樣的心情。

**CASE 5**
護理師看到患者觸摸點滴刺入部位的周圍，細心詢問碰觸的原因，「怎麼了嗎？」「不舒服嗎？」「會痛嗎？」「會癢嗎？」

**CASE 6**
當患者能對「請側躺」等檢查時的指示快速做出反應的時候，護理師回應時要抱持對人的尊重：「感謝您的配合」。

Part 2　STEP 3　發現需求

67

CASE
1

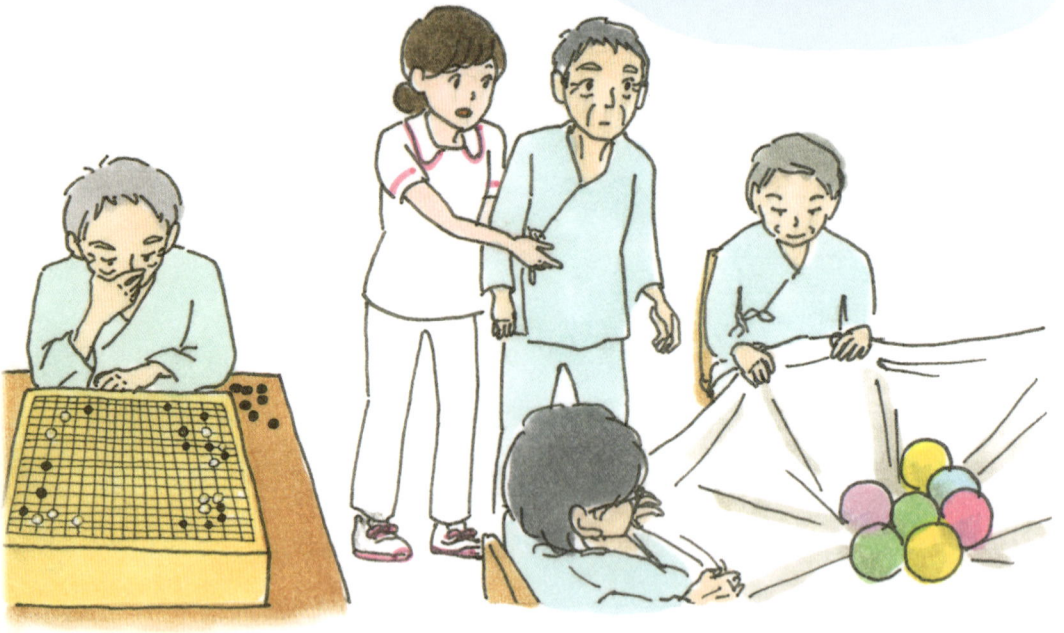

下棋有點難吧！
我們去加入那邊的玩球遊戲吧！

# 貼負面標籤

個人特色

以這個人的特徵來歸類（貼標籤），
並在言談舉止中顯露出對此類特徵的態度。

**CASE 1**
護理師對重度失智症患者說：「下棋有點難吧！我們去加入那邊的玩球遊戲吧！」不顧患者的反應，就帶去玩球的小組。

**CASE 2**
患者會大呼小叫、隨意碰觸其他人的物品，護理師不探究這些行為的原因，只認為是「因失智症造成的，所以別無他法」，而建議將他安排到單人房。

**CASE 3**
護理師在四人房中說話時，只對失智症患者不用敬語，對同病房的其他人都說敬語。

**CASE 4**
實習生來參觀時，護理師在介紹患者所在的位置時說：「這間病房住的都是重度失智症患者」。

**CASE 5**
用餐時間，護理師擅自決定幫患者穿上橘色圍裙。

**CASE 6**
護理師在談論到失智症患者的時候，以「癡呆的人」稱呼。

**CASE 7**
來探病的孫子談到祖母時說：「奶奶好健忘，明明是自己做的事，還很生氣地說是我做的，她說謊。」護理師笑著回覆：「對，是她說謊。」

還要避免這些言行！
● 護理師對想脫衣服的人貼上「這個人有脫衣癖」的標籤。（P180）
● 護理師對生氣的人貼上「這個人愛生氣」的標籤。（P186）

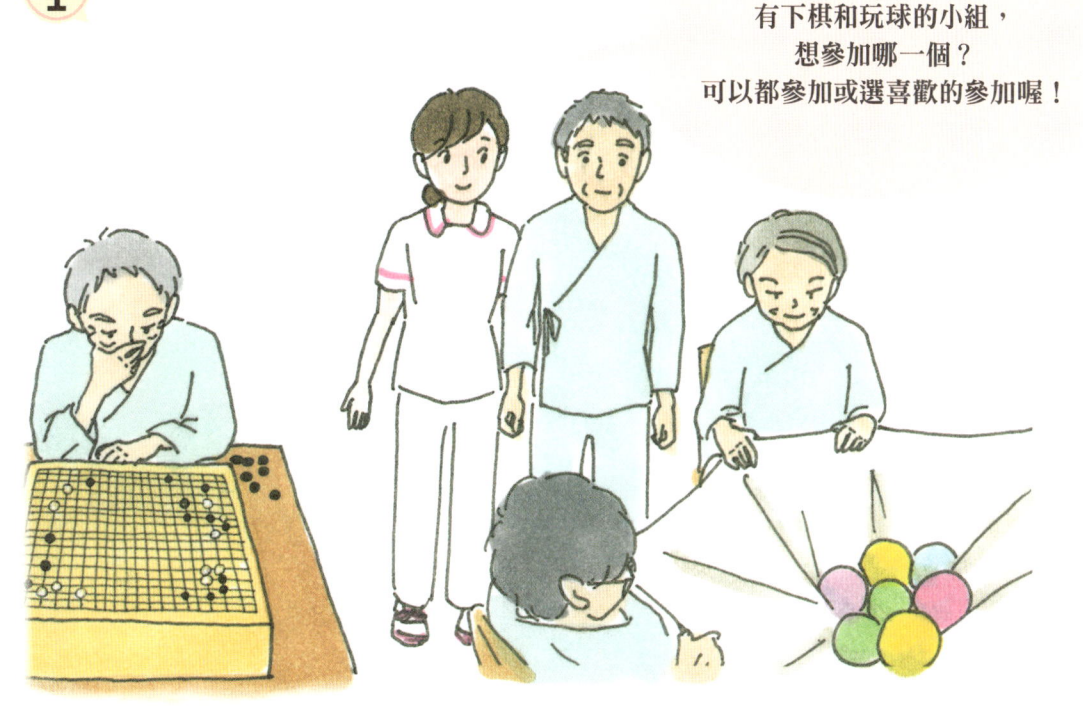

Part 2 STEP 3 發現需求

CASE 1

有下棋和玩球的小組，
想參加哪一個？
可以都參加或選喜歡的參加喔！

## 個人特色 接納

秉持的態度和對方的大腦障礙、行動力、行為無關，
認同對方身為一個人的價值。

**CASE 1** 護理師面對重度失智症患者，接納這個人本身的情況，在挑選遊戲時詢問：「有下棋和玩球的小組，想參加哪一個？」當這個人表示：「下棋好了！」護理師就帶他去下棋小組的地方。

**CASE 2** 患者會大呼小叫、隨意碰觸其他人的物品，護理師還是接納這個人，待之以人，然後主動去了解為什麼會有這些行為的原因。

**CASE 3** 護理師對同病房的人，不論是失智者或非失智者，說話都用敬語。尤其面對失智症患者時，要使用這個人可以理解的詞彙和動作，反覆推敲、持續溝通。

**CASE 4** 實習生來參觀時，如同對其他人一樣，向重度失智症患者打過招呼後，護理師向實習生介紹這個人。「我來介紹一下，○○女士很擅長編織喔！」

**CASE 5** 用餐時間，包括失智症患者，護理師讓所有的人自行挑選喜歡的圍裙。

**CASE 6** 護理師在談論到失智症患者時，稱呼他們為「這位是有患失智症的人」、「他是與失智症共存的人」。

**CASE 7** 聽到來探病的孫子談到祖母時說：「奶奶好健忘，明明是我做的，她說謊是自己做的事，還很生氣地說是我做的。」護理師回應：「這樣啊！但是，健忘其實很令人困擾，被當成是說謊也會讓人很難受喔。」

CASE 1

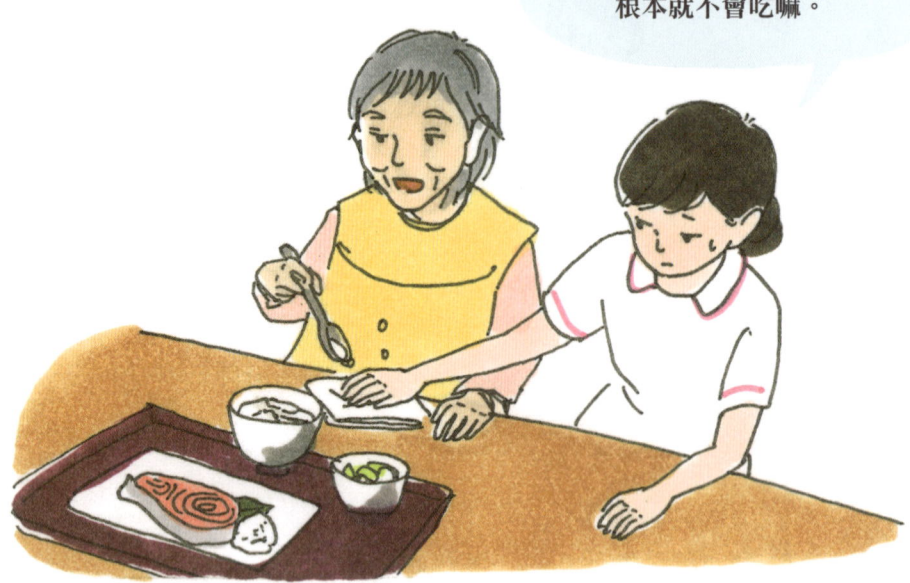

> 啊！吃東西掉成這樣……根本就不會吃嘛。

# 汙辱
個人特色

因為大腦有障礙、能力不足，所以覺得這個人無能、沒價值。

**CASE 1**
護理師對手會顫抖、吃飯時掉滿地的患者說：「啊！吃東西掉成這樣……根本就不會吃嘛。」

**CASE 2**
護理師對下床後呆站在輪椅前的患者說：「想坐輪椅也無法自己坐上去吧！照我們說的做就可以囉！」

**CASE 3**
護理師對忘記怎麼從病房走到洗手間、迷路的患者說：「又迷路」、「自己走不到就不要動」。

**CASE 4**
插有導尿管的患者開口說：「我想去尿尿。」護理師回應：「已經有裝導尿管，所以不用去洗手間喔！請直接尿就好了」。

還要避免這些言行！

● 護理師對拔掉點滴的人說：「因為有失智症，什麼都不懂就拔掉，真是沒辦法……」好像在說對方很無能。（P106）
● 護理師對不按呼叫鈴的人說：「就算和你說了要按呼叫鈴，你也聽不懂吧！」（P124）
● 護理師向對方說：「和你說要量體溫也聽不懂吧！」不說一聲就開始量體溫。（P175）
● 患者生氣發怒時，護理師還說：「我說什麼也沒用吧！」好像在說對方缺乏理解能力。（P186）

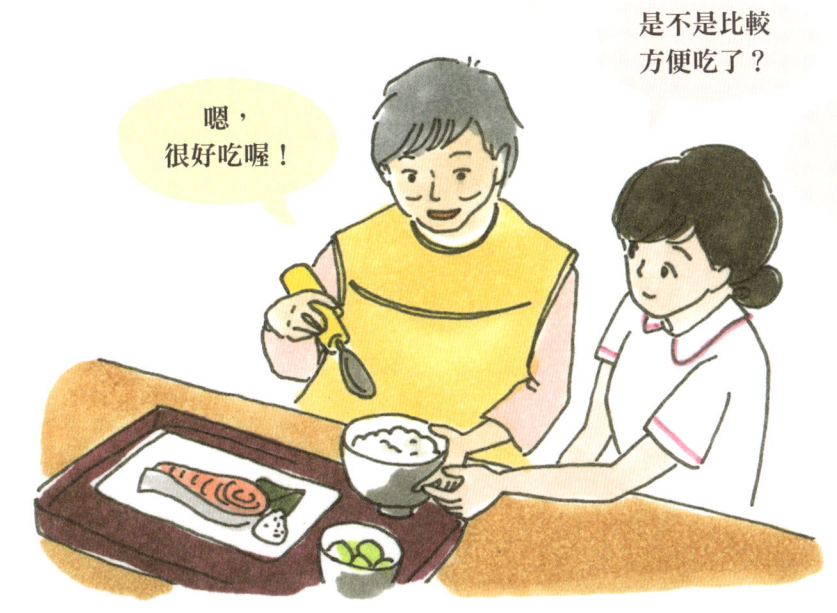

> 請用這個湯匙。
>
> 是不是比較方便吃了?
>
> 嗯,很好吃喔!
>
> 真是太好了!我也很開心。

## 個人特色 認同能力,一起開心

認同這個人做得到的事,並讓對方能實際感受自己的能力。
雙方都感受到快樂。

**CASE 1**

患者的手會顫抖、吃飯時掉滿地,護理師仔細觀察他吃飯的樣子詢問:「好吃嗎?」同時確認他吃得美不美味、是否能順利使用餐具(筷子、湯匙等)。再進一步留心替換成好使用的餐具,並且確認「是不是比較方便吃了?」本人開心回應:「嗯,很好吃喔!」再一起為他開心,說:「真是太好了!」。

**CASE 2**

護理師向下床後呆站在輪椅前的患者確認:「要坐輪椅嗎?」對方表示想坐,護理師慢慢用聲音和手引導:「屁股朝這邊」、「腳往那邊伸」,讓這個人靠自己一個人也能坐上輪椅。之後為他開心地說:「一個人也能坐上輪椅了」。

**CASE 3**

護理師為了忘記怎麼從病房走到洗手間、迷路的患者,從房間到洗手間的地板都貼上彩色膠帶,並向他說明「順著這條膠帶就可以走到洗手間」,如此一來,對方就可以一個人走到洗手間也不會迷路。再為他開心地說:「一個人也可以走到洗手間了」。

**CASE 4**

插有導尿管的患者開口說:「我想去尿尿。」護理師回應:「原來如此!這樣的話先到洗手間坐看看」,並且準備可攜式馬桶,讓他坐在上面。等這個人笑著回應:「啊!輕鬆多了。」再為他開心地說:「真是太好了」。

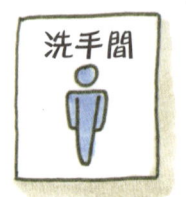

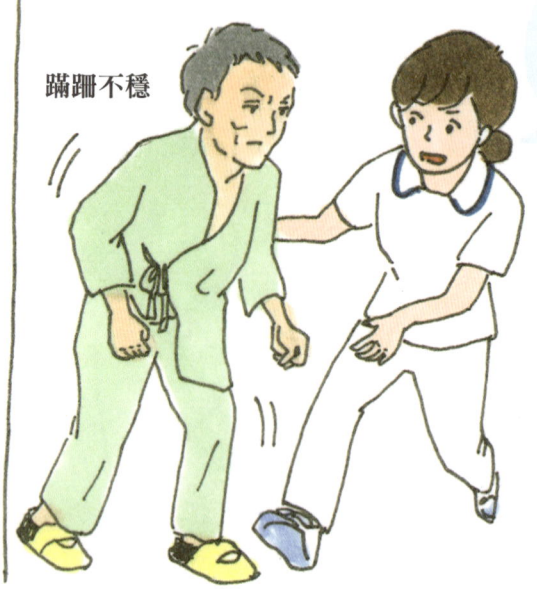

CASE 1

洗手間

蹣跚不穩

為什麼自己跑出來？
我說過好了
要叫我一聲啊！

# 指責

依附與連結

不理解這個人目前的能力和障礙，指責對方做不到的事。

CASE 1
事先已經和患者說：「我就在洗手間外面等，好了請叫我喔！」但是這個人一聲就跑出洗手間，護理師用強硬的語氣指責他說：「為什麼自己跑出來？我說過好了要叫我一聲啊！」

CASE 2
護理師對大聲喊叫的患者強烈斥責：「你這樣會打擾到其他人，不要大聲喊叫」。

CASE 3
護理師對不知如何使用洗手間的患者指責說：「啊！已經完全不行了！」一邊嘆氣一邊協助上洗手間。

CASE 4
護理師對沒有按呼叫鈴就想自行下床的患者斥責說：「明明講過很多次，要按呼叫鈴啊！」

還要避免這些言行！
● 護理師對拔掉點滴的人說：「啊！這樣不就又要再打一次」。（P106）
● 護理師對不按呼叫鈴的人生氣說：「為什麼不按呼叫鈴？」（P124）
● 患者會在馬桶以外的地方排泄，護理師對他兇道：「這裡不是洗手間！」（P142）

72

## CASE 1

洗手間

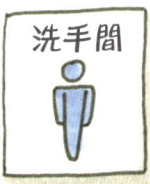

蹣跚不穩

還好嗎？

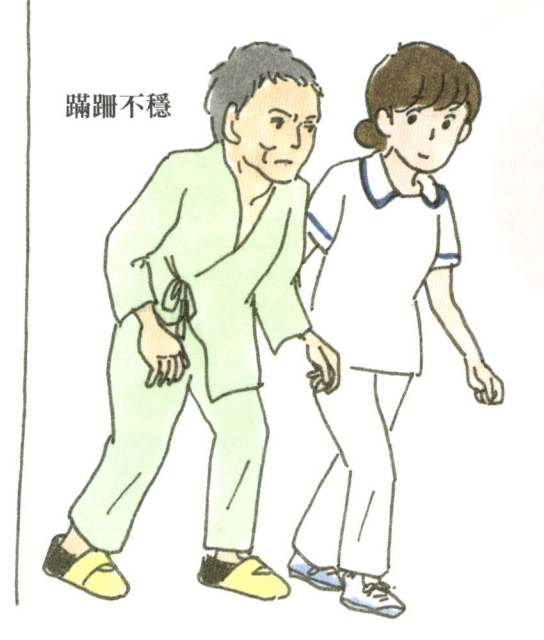

可以自己拉上褲子走出來呢。我們回房間稍微把衣服穿好吧。

# 尊重

依附與連結

協助時，對這個人做不到的事予以理解，維護對方的自尊。

### CASE 1

事先已經和患者說：「我就在洗手間外面等，好了請叫我喔！」但是這個人沒有叫一聲就跑出洗手間，護理師回應：「可以自己拉上褲子走出來呢。我們回房間稍微把衣服穿好吧。」對這個人想自行處理的行為表示理解。

### CASE 2

護理師對大聲喊叫的患者安撫：「有什麼地方感覺不舒服嗎？」了解為何大聲喊叫的原因。因為可能會影響到周圍的人，所以先一起離開現場，讓這個人先喝一杯茶，轉換心情，接著再和他談話，了解是不是身體哪裡不舒服或有擔心的事。

### CASE 3

對不知如何使用洗手間的患者，護理師理解這個人想自行處理的心情，依序一一說明必要的動作：「要扶著這裡」、「把褲子往下脫」、「坐上去」。等這個人好了再說：「好了吧」、「很好喔」。

### CASE 4

護理師對沒有按呼叫鈴就想自行下床的患者說：「讓我來幫您吧！」並且協助下床。並由此推估，雖然已告知使用呼叫鈴的方法，這個人仍舊不知如何使用，因此將呼叫鈴移至這個人可明顯看到的位置，也將寫上使用說明的留言板放在一旁，再反覆向他解說。

Part 2

STEP 3 發現需求

73

CASE 1

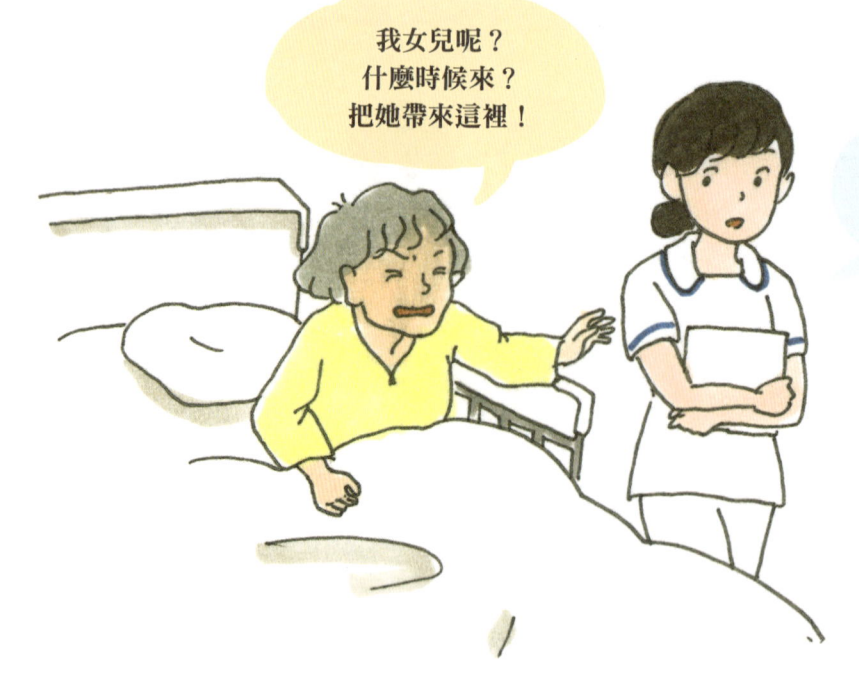

「我女兒呢？
什麼時候來？
把她帶來這裡！」

「我想就快來了。」

# 欺瞞哄騙

依附與連結

這個人拒絕被照顧時，用說謊或欺騙等方式強行實施。

**CASE 1**
患者問：「我女兒呢？什麼時候來？把她帶來這裡！」護理師說謊回應：「我想就快來了。」

**CASE 2**
針對不想吃藥的患者，用餐時，護理師將藥混入湯中，讓這個人在不知情的狀況下連藥喝下。

**CASE 3**
護理師對一直討厭吸痰的患者只說：「請把嘴巴微微張開。」趁嘴巴張開的同時，兩人合力壓住這個人的手和臉，將痰吸出。

**CASE 4**
護理師對表明不想要洗澡的患者說：「洗澡的話，連病都會很快就好了喔！」然後強行幫這個人洗澡。

還要避免這些言行！
● 護理師對不喜歡抽痰的人說：「一次就結束」，卻又抽了很多次。（P118）
● 護理師對嚷嚷著想回家的人說謊，並且帶回病房。（P204）

74

Part 2 STEP 3 發現需求

CASE 1

把我女兒找來！

我想回家。

我知道了。有什麼事想和家人說嗎？

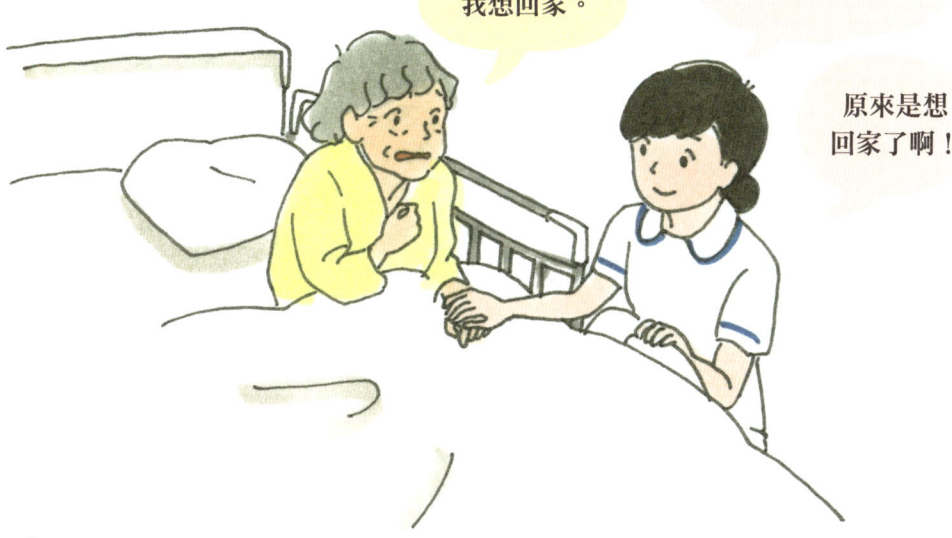

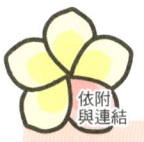

原來是想回家了啊！

## 據實以告

依附與連結

這個人拒絕被照顧時，誠實回應對方的需求。

CASE 1

患者說：「把我女兒找來！」護理師回應：「我知道了。」接著問：「有什麼事想和家人說嗎？」了解想找家人的原因。當對方說：「我想回家。」護理師回應：「原來是想回家了啊！」再向本人說明現在因為生病需要住院，明天家人還會來。即便如此，這個人還是會滿臉不安，因此邀請對方：「要不要一起喝杯茶？」一邊喝茶一邊談論一下令對方感到不安的事。

CASE 2

護理師向不想吃藥的患者詢問不想吃藥的原因。當對方問：「為什麼一定要吃藥？」護理師說明這是治療需要的藥，並且告知本人「醫生說這些都是為了好轉所需的藥，所以請您吃藥」。患者表示：「藥太苦不喜歡」，護理師則準備果凍將藥混入其中，請患者飯後服用。

CASE 3

護理師對一直討厭吸痰的患者說明：「您現在因為肺部狀態不佳住院。將喉嚨的積痰抽出，才能快快好起來。雖然很不舒服，但是為了趕快變好，是不是可以讓我們用管子將痰抽出來呢？」經過本人同意之後再開始抽痰。抽好後向對方表示：「忍耐很辛苦吧，謝謝。」

CASE 4

護理師和表明不想洗澡的患者慢慢交談，同時試著了解不想洗澡的原因。經過談話得知，這個人擔心「水滲入傷口會痛」。因此向他勸說：「我們用膠布貼上，不讓水進到傷口。如果還是擔心，上面用毛巾遮住。今天不泡澡，用淋浴稍微沖一下，好不好？」

75

CASE
1

很痛嗎？
哪裡痛？

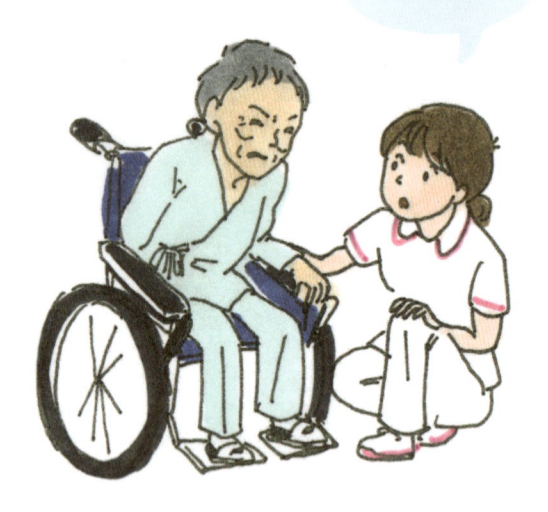

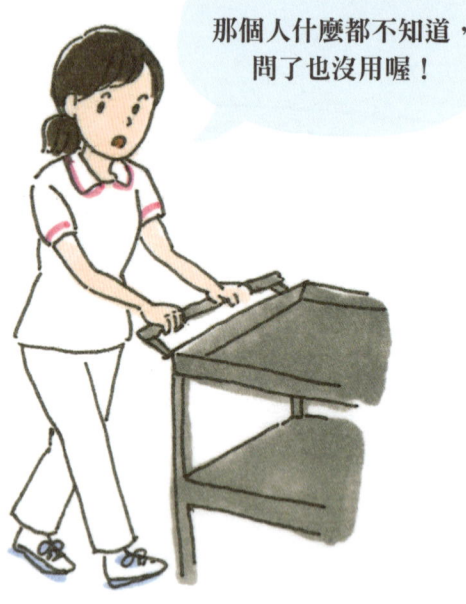

那個人什麼都不知道，問了也沒用喔！

# 不想理解

依附與連結

不想了解這個人感知到的真實和感受。

### CASE 1
護理師向表情痛苦的患者詢問：「很痛嗎？哪裡痛？」另一名護理師說：「那個人什麼都不知道，問了也沒用喔！」

### CASE 2
針對晚上睡不著的患者，護理師認定為「因為失智症不睡覺」而給予用藥。

### CASE 3
患者前幾天接受外科手術，看起來有點呆滯，護理師用自己的思維和其他人說：「看起來不痛的樣子，對吧？罹患失智症好像不太會有痛的感覺。」

### CASE 4
患者忘記已經吃過午餐了，還反覆要求：「還沒要吃飯嗎？」護理師回應：「午餐已經吃過囉，請忍耐到晚餐。」說完就離開了。

### CASE 5
有視幻覺的患者指著天花板說：「那裡有小朋友」，護理師只是敷衍地回應：「啊！是喔」。

還要避免這些言行！

● 護理師對一直按呼叫鈴的人滿臉不耐的回應：「又按？」（P130）
● 護理師自行猜測無法順利吃飯的人是沒有食慾。（P136）
● 護理師對睡不著的人立刻用藥。（P164）
● 對表示看得到不存在的人，護理師否定回應：「沒這回事」，並且全怪罪在失智症上，「因為有失智症，真沒辦法」。也不體貼本人難受的心情，只是口頭敷衍：「不要擔心」。（P170）

76

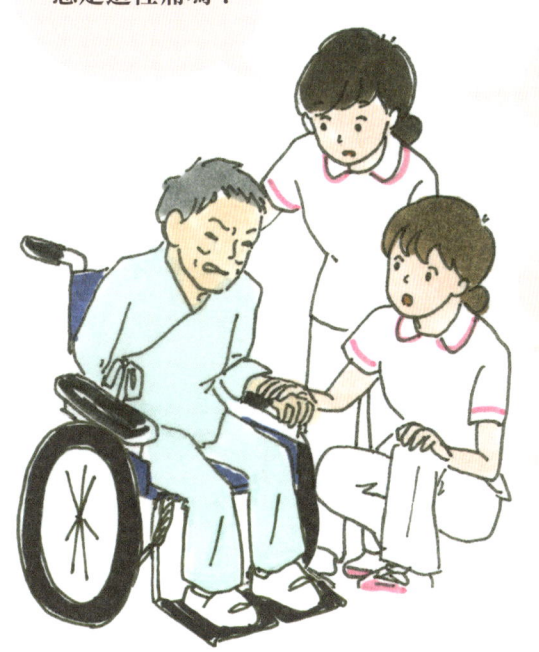

# 取得共鳴，試圖理解

理解這個人感知到的真實和感受，並予以協助。

**CASE 1**

護理師向表情痛苦的患者詢問：「很痛嗎？哪裡痛？」，另一名護理師回想：「這樣說來，昨天好像就有這樣的情形……」一邊觸碰看起來疼痛的部位，同時詢問：「您是這裡痛嗎？」一邊確認表情。

護理師向表情痛苦的患者詢問：「會不會覺得痛？可以讓我碰碰看嗎？」之後再觸碰身體，評估疼痛的狀況。

**CASE 2**

護理師向晚上睡不著的患者詢問：「無法入睡嗎？」並且了解失眠的原因。這個人表示：「我擔心病情。」護理師一邊拍肩或握手安撫：「因為擔心所以睡不著啊！」一邊跟他閒聊。之後，調查住院前的睡眠狀況，確認是不是有其他失眠的原因。

**CASE 3**

患者前幾天接受外科手術，看起來有點呆滯，護理師上前搭話：「有沒有不舒服的地方？會不會覺得痛？」一邊仔細觀察這個人的表情，一邊等待回應。雖然這個人無法說話，但可以從臉部看出稍微扭曲的表情。

**CASE 4**

患者忘記已經吃過晚餐了，還反覆要求：「還沒要吃飯嗎？」護理師猜測可能是因為他身邊還有人在用餐，所以覺得只有自己沒有晚餐吃而難過，上前說：「肚子餓了吧，我問問看準備餐點的人。」接著拿出果凍。

**CASE 5**

有視幻覺的患者指著天花板說：「那裡有小朋友」，護理師表現出有同感的回應：「那真的很可怕耶！」並且猜測可能那裡受光線影響產生陰影，而引發視幻覺，所以將病房一部分的燈遮起來，影子就消失了。

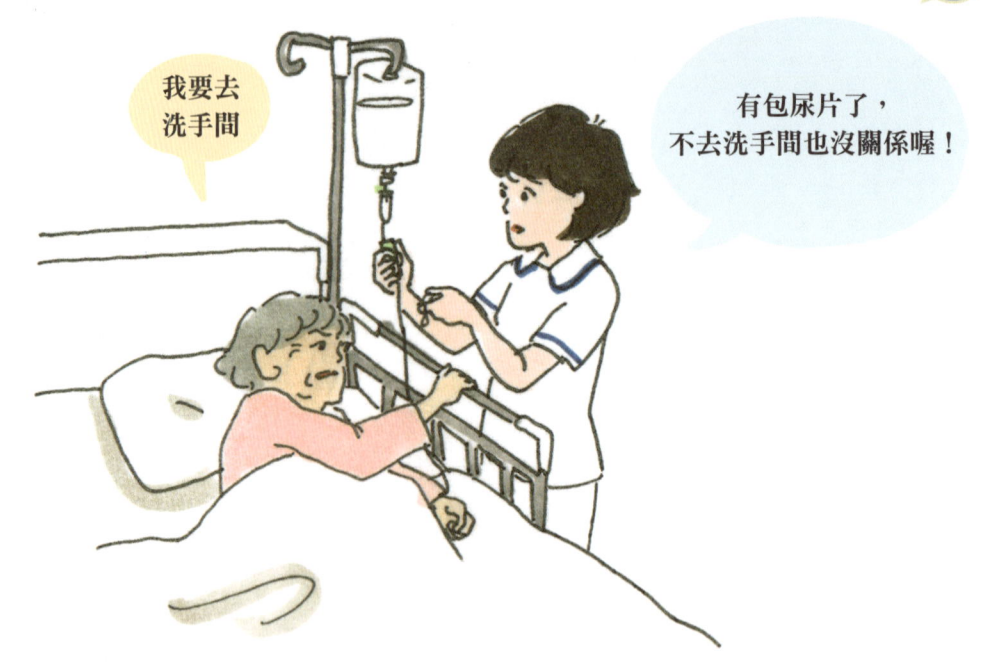

CASE 1

我要去洗手間

有包尿片了，不去洗手間也沒關係喔！

# 限制能力發揮

參與

完全沒有顧慮這個人擁有的能力，僅以單方面想法去照顧。

**CASE 1**
護理師對要求去洗手間的患者說：「有包尿片了，不去洗手間也沒關係喔！」對其要求不予理會。

**CASE 2**
護理師完全沒有確認手會顫抖的人住院後的喝水方法，就只有告知本人準備了鴨嘴壺，讓他用這個喝水。

**CASE 3**
患者的照護紀錄上被註記了「進食需完全協助」。剛經手負責的護理師也沒確認本人可以做到的程度，就逕自開始協助進食。

**CASE 4**
對來門診時說話不流利的患者，護理師中途打斷對方說明症狀，之後只向他的家人聽取症狀。

**CASE 5**
覺得患者好像無法自行在飯後清潔口腔，所以護理師只說了：「來，請張開嘴巴。」就依自己的步調協助清潔口腔。

### 還要避免這些言行！

● 患者為了去洗手間而一直按呼叫鈴，結果護理師幫他穿上尿片，並且拿走呼叫鈴。（P130）
● 當有攻擊反應的人走動時，護理師站在他的前方阻擋。（P192）
● 護理師覺得走來走去很危險，所以不讓患者任意走動。（P198）

78

CASE 1

> 我要去洗手間

> 想去洗手間啊，請讓我來幫您吧！

Part 2
STEP 3 發現需求

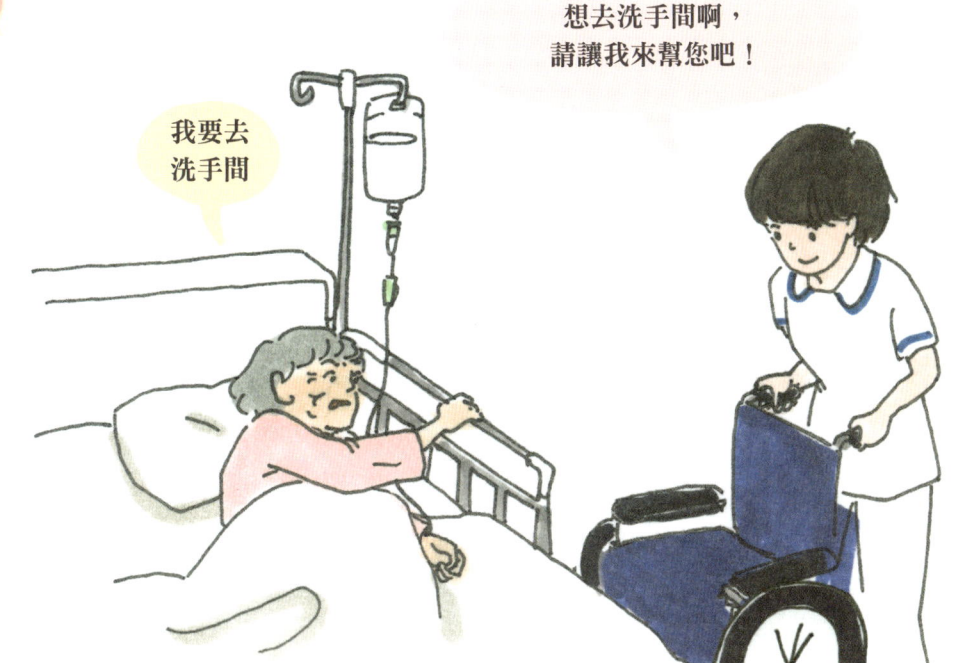

## 讓人發揮能力
參與

找出這個人做得到的事，並讓本人實際感受「可以靠自己做到」。

**CASE 1**
護理師對要求去洗手間的患者說：「想去洗手間啊，請讓我來幫您吧！我現在去把輪椅推過來。」準備好輪椅後一起去洗手間。在洗手間時，考慮到要讓本人感受到自己有能力，所以讓他自行處理可完成的部分，護理師再自然協助處理無法完成的部分。

**CASE 2**
護理師在手會顫抖的人住院後，向他確認：「可以拿茶杯或玻璃杯喝水嗎？」如果對方回答不出來，就向共同居住的家人等確認。接著請這個人拿平常使用的茶杯或玻璃杯。

**CASE 3**
患者的照護紀錄上被註記了「進食需完全協助」。但這個人住院後，護理師還是向本人確認「可以自己進食嗎？」如果這裡人點頭表示可以，便讓他拿著湯匙，從旁觀察進食的狀態。

**CASE 4**
護理師對來門診時說話不流利的患者詢問「是否可碰觸症狀部位」，請本人用點頭、搖頭等方式示意，儘量直接向本人詢問症狀。

**CASE 5**
飯後清潔口腔時，護理師請患者自己拿著牙刷，並對他說：「用餐完了，來清潔口腔吧！」然後觀察刷牙和漱口的樣子，只在必要的時候協助。

79

> CASE
> 1

來，復健的時間到了。

不去！現在不想去！

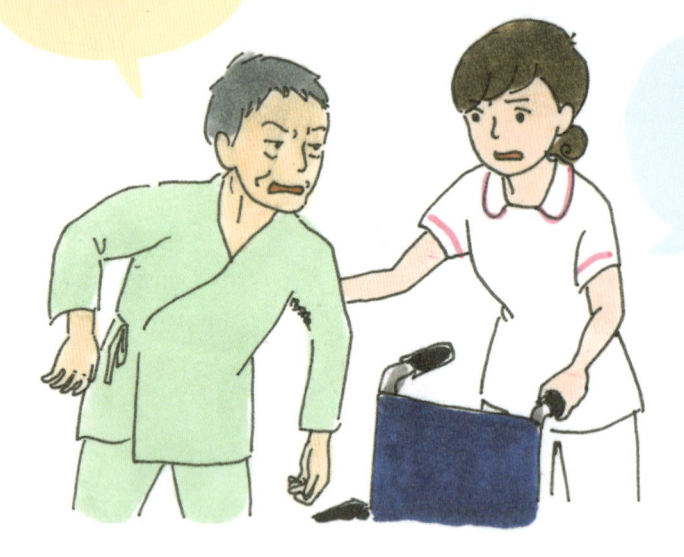

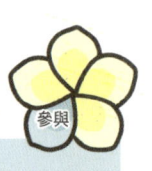

這是醫院的規定，不在既定時間去會造成困擾！

# 強制

參與

無視這個人的想法和意見，以單方面的想法強制照顧。

**CASE 1**
護理師對不想去復健的患者說：「這是醫院的規定，不在既定時間去會造成困擾！」並且強行帶往復健治療室。

**CASE 2**
護理師對不想洗澡的患者說：「你好幾天沒洗澡了」、「整個人很臭喔」，然後強行把人帶去洗澡。

**CASE 3**
護理師只在病樓規定的時間處理排泄事宜（例如引導患者去洗手間或換尿片）。

**CASE 4**
護理師說：「這是什麼藥？現在不吃不行？」患者猶豫服藥時，護理師說：「現在不吃不行！來，嘴巴張開！」急忙將內服藥灌入口中。

**CASE 5**
護理師對不想參加醫院日間照護活動的患者說：「大家都在等你喔！」然後強行帶去。

### 還要避免這些言行！

● 護理師強烈警告拔掉鼻導管的人：「又拔掉！絕對不可以拔掉！」（P100）
● 護理師強行壓住不喜歡抽痰的人抽痰，而且這個人若在抽痰時有動作，就會生氣斥責：「不要亂動！」（P118）
● 為了幫討厭換尿片的人做更換，好幾個人聯合將他壓住。（P154）
● 面對嚷著想回家的人，護理師馬上強行帶回病房。（P204）
● 針對有跌倒風險的人，護理師立刻施以身體約束。（P210）

80

Part 2 STEP 3 發現需求

CASE 1

復健時間到了。一起去復健室好嗎?

我不去!

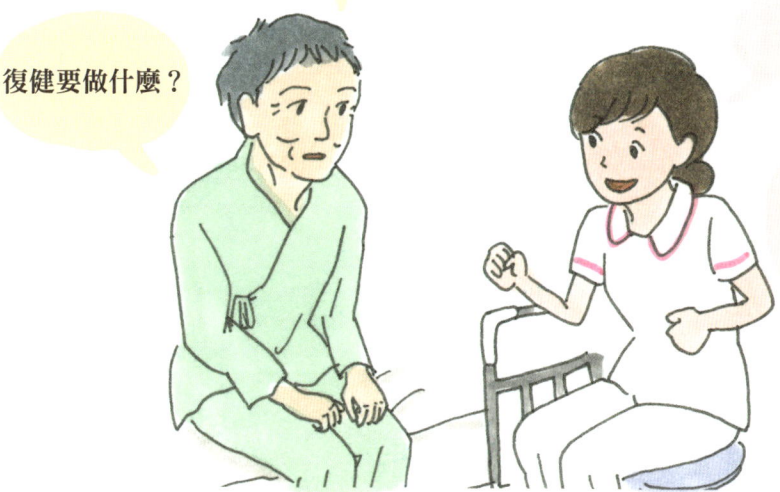

復健要做什麼?

您擔心什麼嗎?

讓手腳稍微活動一下,運動的時候我也會在旁邊。

## 給予必要的支援

照顧時能分辨事情的必要性,尊重這個人的主體性。

**CASE 1**

護理師對不想去復健的患者提出詢問:「您擔心什麼嗎?」了解不想去復健的原因後,得知這個人是因為不了解復健的具體內容而感到不安,因此向對方詳細說明:「為了能像之前一樣走路,運動很重要。」轉達了復健的必要性。然後為了讓患者安心,說:「運動的時候我也會在旁邊,如果覺得疼痛或不舒服請跟我說」。

**CASE 2**

護理師向不想洗澡的患者詢問:「不喜歡洗澡嗎?」、「平常是怎麼洗澡的呢?」進一步了解洗澡的習慣。因為患者僅說:「我不要洗澡。」所以再和家人詢問其洗澡習慣,才知道這個人一定要先上洗手間才洗澡。所以先和他一起去洗手間,從洗手間出來後馬上試著勸說去浴室。因為患者看起來還是有些猶豫,所以請他先看看過浴室後再詢問:「要不要洗澡?」再開始協助洗澡。

**CASE 3**

護理師要了解患者的排泄規律,等到「差不多該去洗手間」的時機,向本人詢問:「是不是該去洗手間了?」

**CASE 4**

「這是什麼藥?現在不喝不行嗎?」患者猶豫服藥時,護理師詳細說明:「因為您的肚子狀況不太好,這個藥可以讓肚子的症狀好轉。」經得本人的同意,再由他自行服用。

**CASE 5**

對於不想參加醫院日間照護活動的患者,護理師詢問不想去的原因,患者回答「一個人會害怕」。因此護理師接著問:「我也一起參加如何?」本人回覆:「這樣的話,就去看看好了!」

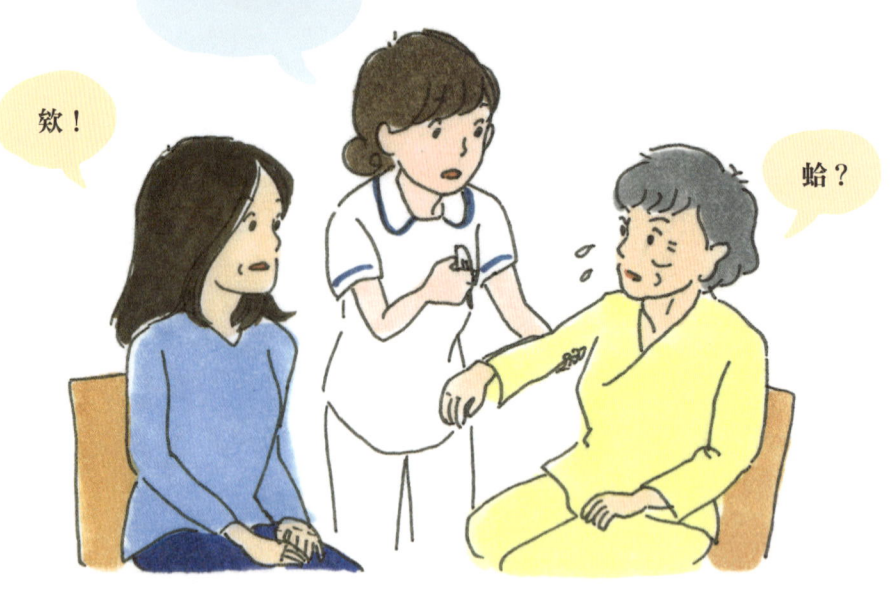

# 打斷

強行打斷這個人正在參與的活動。

**CASE 1**
護理師為了量體溫來到病房，患者本來和會面者相談甚歡，護理師卻強行插話說：「來，量體溫囉！」然後逕自開始量體溫。

**CASE 2**
護理師來到病房要帶患者去檢查室，看見對方正在看電視，就立刻關掉電視說：「要去檢查室囉」。

**CASE 3**
護理師對滿臉笑容開心唱著歌的患者說：「會打擾到其他人，請不要唱了」。

**CASE 4**
患者參與日間照護活動時與其他人一起歡唱，正唱得起勁時，護理師卻說：「復健時間到了！」就拉著這個人的手去復健室。

**CASE 5**
護理師擅自將患者隨身攜帶的布娃娃拿走，還說：「這個不乾淨，不要放在病房」。

**CASE 6**
護理師對好像在找東西而四處走動的患者說：「回病房吧！」制止他的行動。

## 還要避免這些言行！

●不能順利進食的人在用餐一段時間後，護理師說：「要收了！」就把餐點收走。（P136）
●護理師強行叫醒在睡覺的人，擅自換掉他的尿片。（P154）
●護理師對專注看報紙的人說：「好了，洗澡時間到囉！」接著說：「把報紙收起來了。」一說完就把報紙收走。

82

Part 2　STEP 3　發現需求

> 您好，我是護理師○○，這位是來和您會面的人嗎？

> 是我的姪女喔。

> 這樣啊，很好耶。要量體溫了，我等等再來找您喔！

> 謝謝。

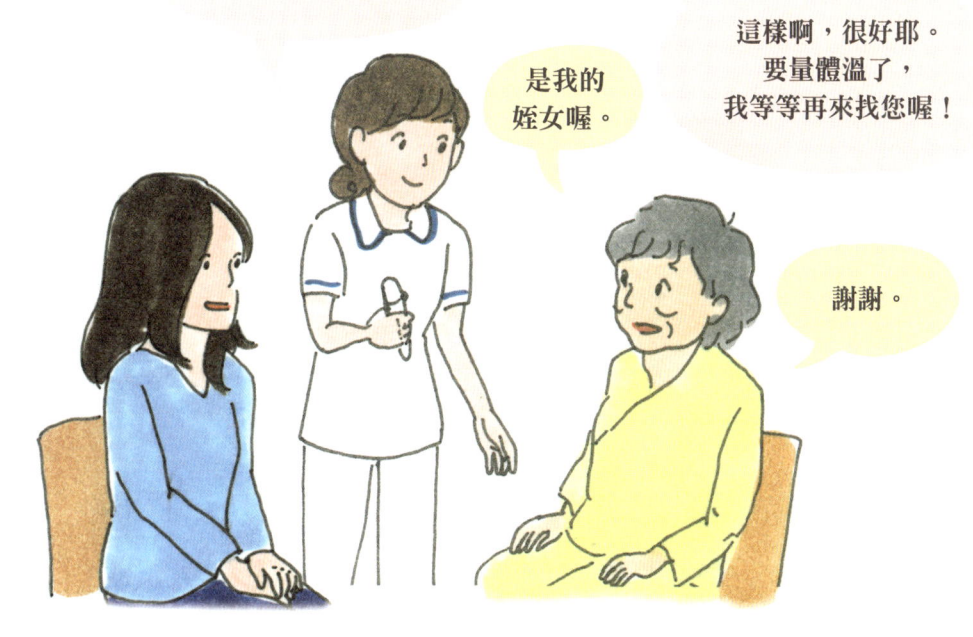

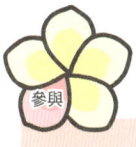

CASE 1

## 讓人持續參與

能分辨出應該讓這個人持續參與的活動。

**CASE 1**
護理師為了量體溫來到病房，患者正和會面者相談甚歡，因此護理師說：「這位是來和您會面的人嗎？」接著轉達：「要量體溫了，我等等再來找您喔！」等到患者和會面者的談話告一個段落，再來病房。

**CASE 2**
護理師對滿臉笑容開心唱歌的患者提議：「要不要去餐廳一起唱？」請這個人移動到可放聲高歌的場所，一起歡唱一段時間。

**CASE 3**
護理師來到病房要帶患者去檢查室，這個人正在看電視，護理師詢問：「可以和您說一下話嗎？」取得這個人的理解後，再說明要去檢查室。

**CASE 4**
患者參與日間照護活動時與其他人一起歡唱得很開心，雖然到了他的復健時間，護理師還是請工作人員調整時間，讓這個人可以繼續參加活動。

**CASE 5**
患者隨身攜帶的布娃娃變髒了，護理師在洗澡時間問：「如果可以，把布娃娃也帶來洗澡如何？把髒汙洗掉會更可愛喔！」提出把布娃娃清理乾淨的建議。

**CASE 6**
護理師向好像在找東西而走動的患者詢問：「在找什麼嗎？」對方沒有回覆，便和這個人一起走了一段時間。結果患者走到有張小桌子的角落停下，開始祈禱，之後就回到病房。這時候才知道原來他是為了祈禱而走動。

83

> 你有看昨天的連續劇嗎？

> 啊～有喔！來，尿片。

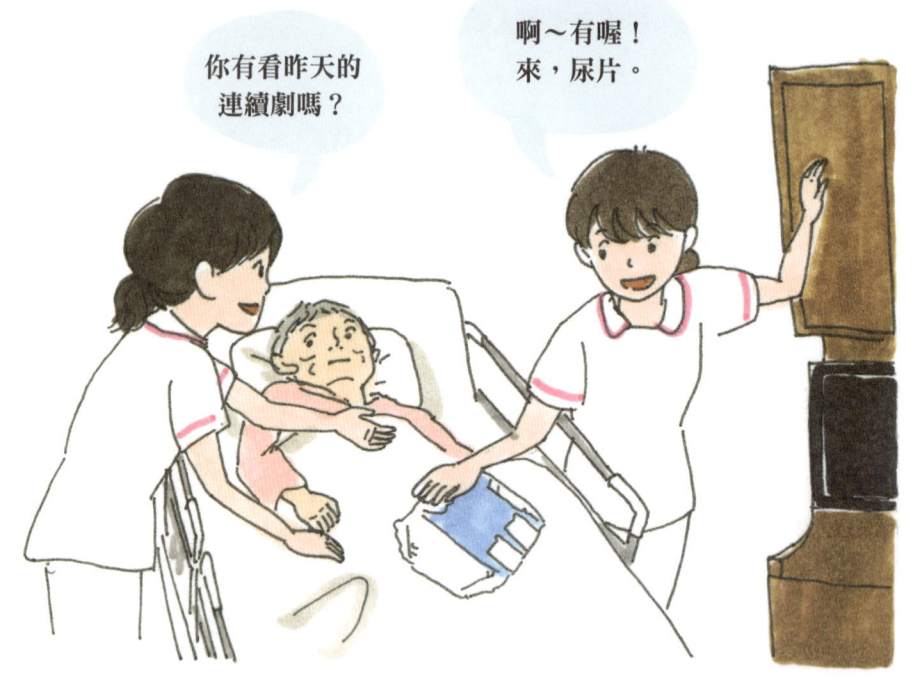

# 待之如物

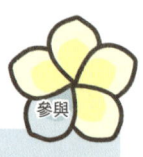

參與

對待這個人就像在對待物品一般，完全沒寒暄也沒說明。

**CASE 1** 護理師在為患者擦澡時，沒有和對方對話。護理師之間彼此動作的同時，談論與這個人無關的話題。

**CASE 2** 護理師早上沒有向患者問好，就逕自拉開簾子。

**CASE 3** 護理師為了確認患者在單間廁所裡的狀態，沒有打聲招呼就把門打開。

**CASE 4** 護理師一邊說「要量體溫囉」，一邊把溫度計塞在患者腋下，單方面逕自動作。

**CASE 5** 面對一再按呼叫鈴的患者，護理師讓他坐到輪椅上後，推至護理站就放著不管。

**CASE 6** 護理師為患者打點滴時沒有說明，一個人壓住身體，另一個人抓著手打針。患者本人不喜歡身體被繞住，護理師卻完全忽視，打完點滴就離去。

! 還要避免這些言行！

● 護理師面對討厭換尿片的人，覺得「不管說什麼這個人也不懂」，所以不說明也未經同意就默默更換。（P154）

84

Part 2 STEP 3 發現需求

> 要開始擦身體囉，請拿好毛巾。

> 之後也會幫您清理大小便喔！

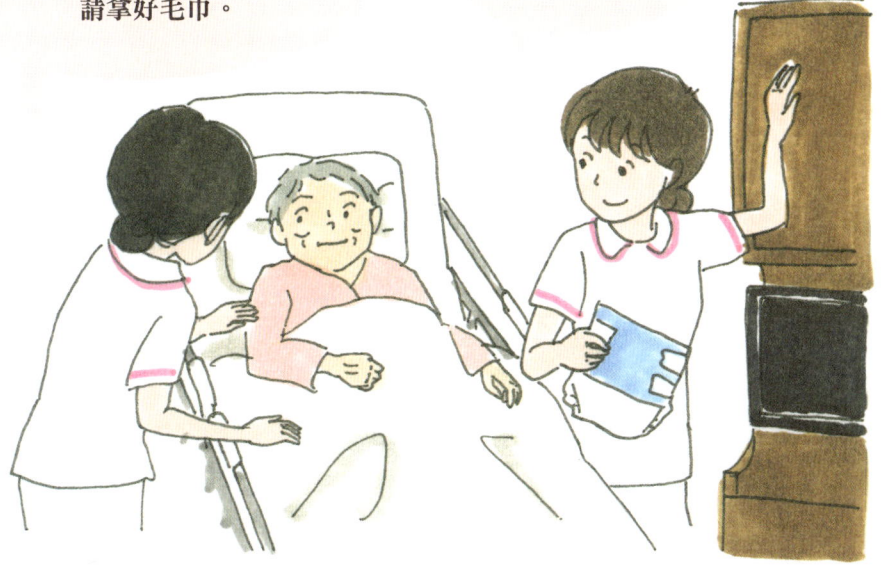

## 一起行動

對待這個人如同一般人，確認意見後再一起行動。

**CASE 1**
護理師要為患者擦澡時說：「要開始擦身體囉，請拿好毛巾。」先請本人擦拭自己可以擦拭的部分，擦不到的部分，也會先說明接下來會幫他擦哪裡再進行。

**CASE 2**
護理師早上進入病房後，向患者打招呼：「早安！」、「天氣很好耶，幫您把窗簾拉開好不好呢？」和本人確認意思後再拉開窗簾。

**CASE 3**
護理師為了確認患者在單間廁所裡的狀態，詢問：「您還好嗎？」並且等待回覆。若這個人沒有回應時，再詢問：「我要打開門囉，可以嗎？」

**CASE 4**
護理師詢問：「可以量體溫嗎？」等患者有反應、取得理解後，一邊請本人協助「可以請您把手舉起來嗎？」一邊量體溫。

**CASE 5**
護理師對一再按叫鈴的患者說：「現在10點了，要不要起來活動一下呢？您一個人我有點擔心，可以一起過來我們工作的地方嗎？」取得同意後將他移至輪椅上，一起來到護理站，然後停放在靠近自己的地方，和他一起折紙等做這個人喜歡的事。

**CASE 6**
護理師要為患者打點滴時，先打聲招呼：「現在要打點滴了」，說完後確認：「可以嗎？」取得對方的理解後再表示：「剛打下去會有一點痛，請忍耐一下」，說完再將針刺入。最後告知：「打點滴期間如果覺得痛，請按呼叫鈴」，並且表示感謝：「謝謝您的配合」，再離開病房。

85

吃午餐囉～

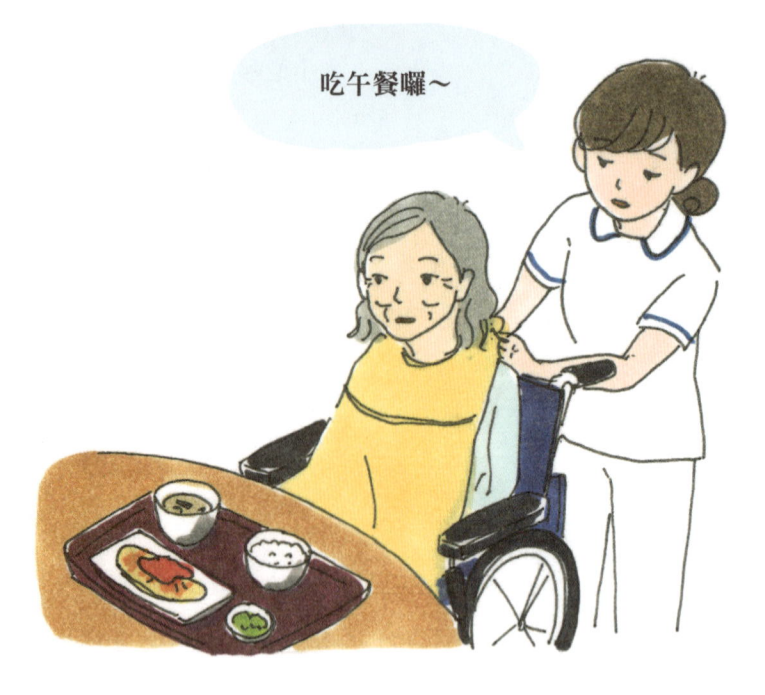

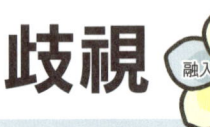

# 歧視  融入

不認為這個人有價值，將能力和障礙視為對方的全部而給予差別對待。

**CASE 1**
護理師認為患者用餐時要比較費心，所以沒和本人說明就帶到護理站，然後覺得用餐時一定會弄髒衣物，便擅自替他穿上圍裙。

**CASE 2**
護理師傳達檢查結果時，對著其他護理師說：「那個人『失智』了，檢查結果向家人說就好了」。

**CASE 3**
患者在選擇要穿的襪子時，護理師自行決定：「因為怕髒，穿深咖啡色好了」。

**CASE 4**
患者要剪頭髮時，護理師沒有詢問本人的意見，為了方便整理就決定剪成短髮。

**CASE 5**
護理師對有固著行為、會邊看報紙邊劃線的患者說：「雖然一直在做沒有意義的事，但是你這樣很安靜，可以省去我不少力氣」。

**CASE 6**
護理師認為偏向憂鬱的患者幾乎沒有反應，所以不邀請這個人去做復健或參加娛樂活動。

!  還要避免這些言行！

● 對於不能順利坐上洗手間的馬桶、老是失敗的人，護理師說：「坐馬桶已經有困難了，就只能包尿片了」。（P142）

● 對於用手碰觸自己大便的人，護理師見狀說：「馬上幫你換上連身服。」為了不讓這個人再去摸大便，換穿有阻隔作用的連身服。（P148）

86

## CASE 1

（插圖對話）
- 午餐……？
- 對齁……
- 午餐時間到了。
- 是的，已經到了吃午餐的時間。
- 可能會弄髒，要穿圍裙嗎？還是要鋪毛巾？

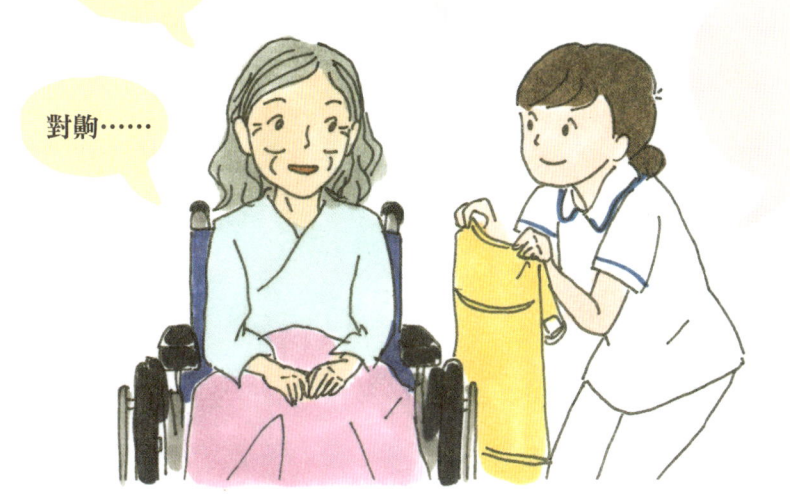

# 認同個性

**融入**

不以能力和障礙判斷，視之為人，給予尊重，認同這個人的個性和價值。

### CASE 1

用餐時護理師詢問患者：「好像比較能活動了，今天去餐廳吃好不好？」這個人回覆：「在這裡就好了。」所以還是如往常一樣在病房的桌上準備餐點。接著問：「可能會弄髒，要穿圍裙嗎？還是要鋪毛巾？」讓本人從中選擇。

### CASE 2

護理師傳達檢查結果時，先留意患者本人易懂的詞彙和速度，再告知現在要開始說明檢查結果，等到本人回覆或點頭後，再詢問：「要不要請家人一起聽呢？」並且取得同意後再行動。

### CASE 3

患者要選擇穿的襪子時，護理師詢問：「有深咖啡色和淺咖啡色，想選哪一雙？」讓本人實際看到兩種顏色的襪子，再讓他做決定。

### CASE 4

為患者剪頭髮時詢問本人的意見。對方如果無法完整表達，就拿範例照片（看得出是之前本人髮型的照片或模特兒髮型的照片）給他看，再請他做選擇。

### CASE 5

護理師向有固著行為、會邊看報紙邊劃線的患者詢問：「您喜歡看報紙啊！」、「還有××報紙，也拿來給您看吧！」協助這個人樂在其中。

### CASE 6

正因為是幾乎沒有反應、看似憂鬱的人，護理師更應該每天多找他交談，確認反應，時不時邀請他去做復健或參加娛樂活動。

您好，醫師說差不多可以出院了。對於返家後的照料有什麼擔心的地方嗎？

啊！這樣啊，他已經可以走路了嗎？

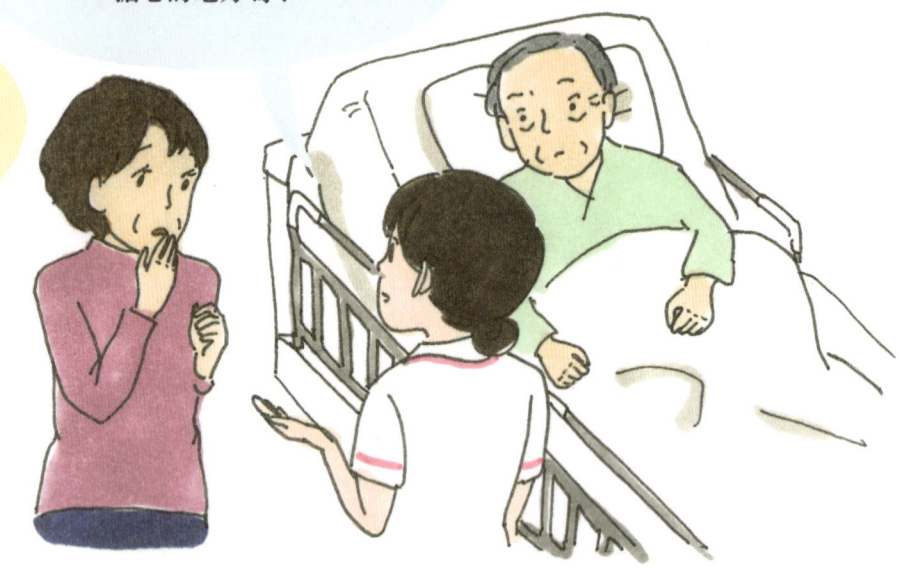

## 忽視　融入

本人明明就在現場，卻當作不存在一樣，繼續和他人對話和行動。

### 還要避免這些言行！

**CASE 1**
護理師在說明今後的照護方向時，不向患者本人說明狀況，只向家人說：「醫師說差不多可以出院了，不過還需要復健，對於返家後的照料有什麼擔心的地方嗎？」只依照家人的期望和狀況決定患者的照護方針，沒有向本人商量。

**CASE 2**
護理師詢問出院返家後的情況，但不問身旁的患者，而只問家人：「最近有沒有什麼困擾的狀況？」只聽家人的回覆：「他老是問相同的事，有點困擾」、「一直在找東西」。

●在不能順利進食的人面前，護理師兩人看著這個人剩餘的餐點，只和彼此談論：「為什麼吃剩呢？」、「昨天也差不多這樣」、「嗯……難道是吞嚥障礙嗎？」等等。（P136）

**CASE 3**
分配膳食時，明明患者本人就在面前，護理師卻一聲不響地放下餐點。

**CASE 4**
在復健室裡，護理師背對著坐在輪椅上的患者，和物理治療師談論今天復健的狀況。

●在四處走動的人面前，護理師之間談論著：「為什麼他要走來走去嗎」、「剛剛他還問『這裡是監獄嗎？』」、「他現在應該不知道自己在哪裡吧」等等。（P198）

●在本人也在的病房裡，護理師向醫師諮詢：「只能用藥了吧」。（P210）

**CASE 5**
做影像檢查時，護理師讓患者在走廊等待，而與檢測技術人員談論檢查步驟。

88

Part 2 STEP 3 發現需求

CASE 1

醫師說已經可以出院了。

爸，您覺得怎麼樣？

嗯

想回家嗎？

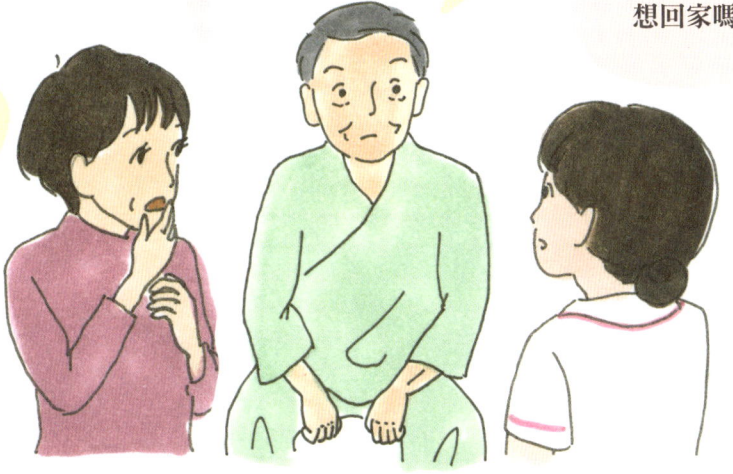

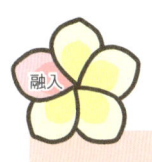

## 融入 陪伴

讓這個人覺得自己有加入對話和活動團體，並且多給予鼓勵。

**CASE 1**
護理師向患者本人說明今後的照護方向：「○○先生，醫生說您可以出院了，不過還需要復健，您可以定期來醫院復健嗎？」並且確認其意願：「您想早點回家，復健時再來醫院嗎？」本人回覆：「定期來醫院復健就好」。

**CASE 2**
護理師詢問出院返家後的情況，即使在有家人陪同的情況下，也先詢問本人：「最近有什麼事感到困擾嗎？」患者聽了回覆：「好像有點怪怪的，和之前比較，總覺得不太靈活……」聽到患者心情的家人向本人說：「沒這回事，哪有不行」。因此護理師回答：「如果做一些機能訓練，可能會變好，要不要和復健人員討論看看？」

**CASE 3**
分配膳食時，護理師向患者說：「久等了，吃飯囉！」患者卻沒有開始用餐，看起來有心事，所以護理師向本人拜託：「今天我也可以在這裡一起吃飯嗎？」待對方回覆：「好啊！」再把餐點拿來，坐在這個人旁邊的椅子上。

**CASE 4**
在復健室裡，護理師和物理治療師圍繞在坐輪椅的患者旁邊，3個人一起討論今天復健的狀況。

**CASE 5**
做影像檢查時，檢測技術人員來到走廊迎接患者，再一起進到X光檢查室，向本人詳細說明檢查的步驟，再提問：「有擔心的事嗎？」了解本人的心情。

89

CASE 1

「辛苦了。」

「啊，你也辛苦了。做了很多檢查，很累吧。」

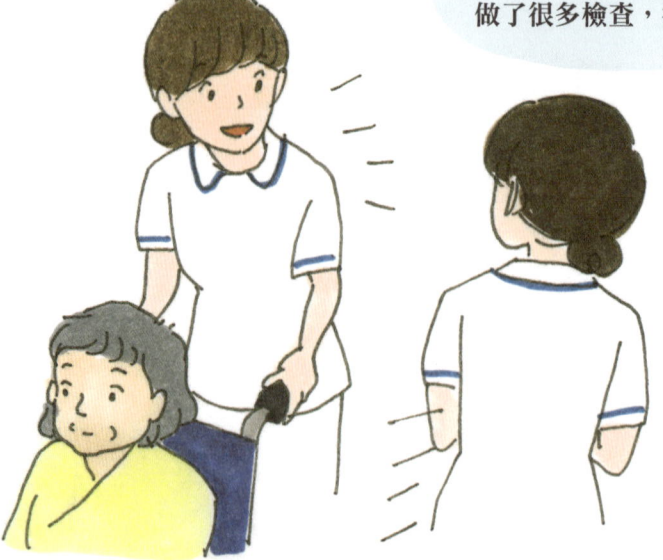

# 排擠 融入

將這個人遠遠帶離，排擠在外。

**CASE 1**
在走廊上時，遇同事推著輪椅移動剛住院的患者，只向同事打招呼，對同樣在場的患者卻視若無睹。

**CASE 2**
護理師在失智症患者的病房聽到同病房的人說：「護理師也很辛苦耶，面對這樣癡呆的人很累吧！」護理師回答：「對啊，同樣的事要重複說很多次，真的超累的。」

**CASE 3**
在日間照護娛樂活動中唱歌時，因為患者唱不好，所以護理師將他安排在離大家比較遠的位置。

**CASE 4**
護理師為了介紹新來的護理助理來到病房，一一向每個人打招呼，卻單獨略過失智症患者。

**CASE 5**
在檢查室等待叫號時，只有患者使用助行器站立著，所以護理師只和坐著的人講話。

**CASE 6**
患者認識的照顧經理來到病房時，只說了一句「好久不見」，接著就和護理師兩人繼續聊私人事情。

> 還要避免這些言行！
> ● 護理師將睡不著的人帶到護理站後卻置之不理。（P164）
> ● 經常生氣的人發脾氣的時候，護理師將他安置在遠離大家的地方，這個人冷靜後仍不予理會。（P186）

> 您好，
> 突然住院很不習慣吧。
> 有沒有哪裡不舒服呢？

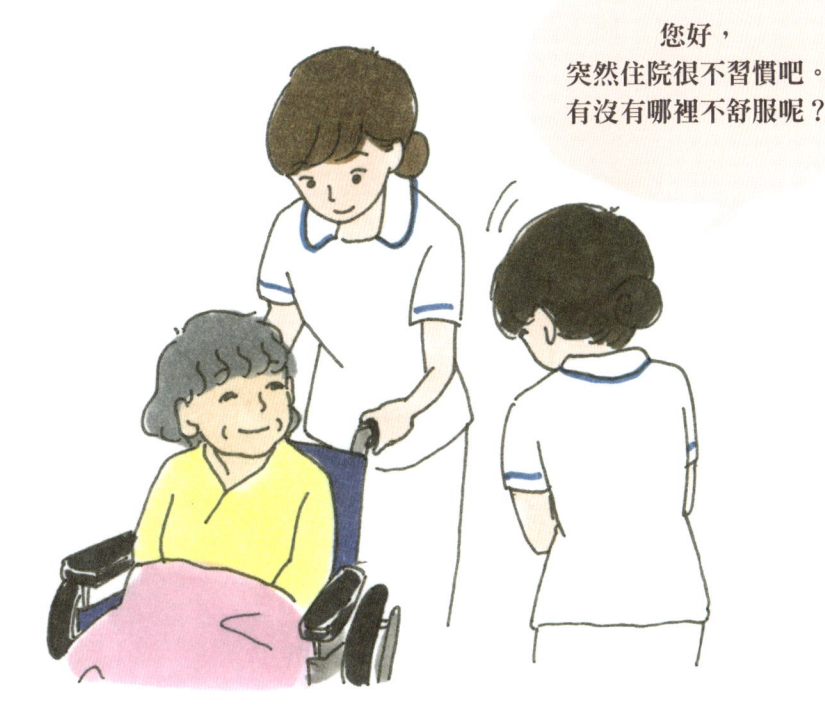

# 有參與感

不論能力和障礙，將這個人當作現場的一份子，讓他有被接納的感覺。

**CASE 1**
在走廊上時，遇到同事推著輪椅移動剛住院的患者，先向患者打招呼詢問狀況，之後才向同事打招呼。

**CASE 2**
護理師在失智症患者的病房聽到同病房的人說：「護理師也很辛苦耶，面對這樣癡呆的人很累吧！」護理師回覆：「不會啦，可以聽他說以前的故事，可能也是大家懷念的故事。」接著向患者說：「○○女士，可以再說說剛剛提到學生時代的故事嗎？大家要不要也一起聽聽？」讓患者開始和同病房的人說話，為他創造與其他人談天的機會。

**CASE 3**
在日間照護娛樂活動中唱歌時，因為患者唱不好，工作人員坐在一旁陪他一起唱。

**CASE 4**
護理師為了介紹新來的護理助理來到病房，一一向每個人打招呼。面對失智患者時，用這個人容易理解又短的詞彙慢慢打招呼、握手。

**CASE 5**
在檢查室等待叫號時，護理師把使用助行器站立的患者帶靠近坐著的人，大家一起愉快地聊天。

**CASE 6**
患者認識的照顧經理來到病房，說了一句「好久不見」後，護理師向患者說明自己和照顧經理是超過20年以上的好友，3人一起開心聊天。

91

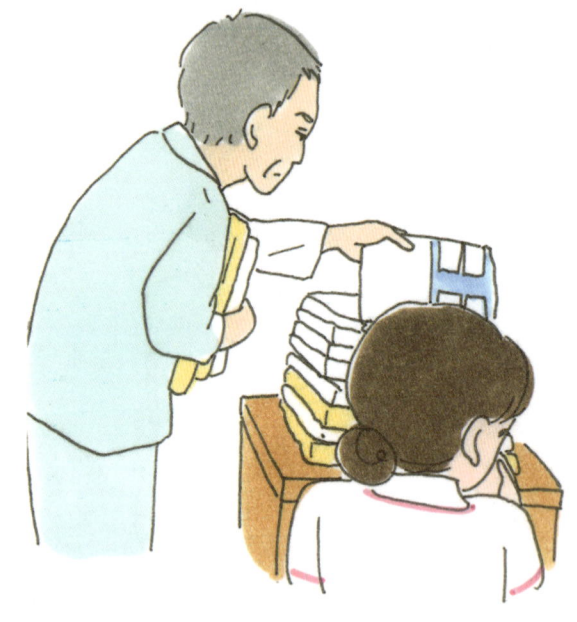

又在收集了。

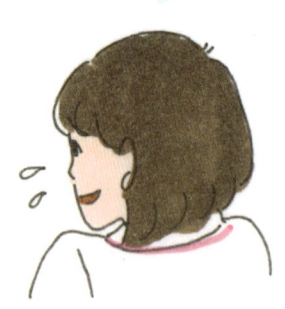

# 嘲弄 融入

把這個人當作傻瓜，嘲弄、訕笑、羞辱。

### CASE 1
看到患者將毛巾和復健褲放在桌上疊成一座山，護理師一起訕笑：「又在收集了嗎？」。

### CASE 2
詢問患者幾歲，這個人回答比實際年紀輕的「32歲」，周圍的工作人員一起笑著說：「謊報」。

### CASE 3
護理師取笑總是吃很快的患者，說：「不用吃那麼急，不會有人和你搶啦」，其他人也一起笑。

### CASE 4
嚴寒冬天時，患者問：「現在是夏天嗎？」這個人回覆：「7月？」護理師這裡又問：「外面冷得要命，樹葉也都枯了，現在是夏天不是很奇怪嗎？」周圍所有的人都在笑。

### CASE 5
護理師對在走廊迷路、找不到病房的患者說：「又迷路了嗎？」、「又不是小孩子，不要搞錯房間喔！」說完和其他人一起笑。

### 還要避免這些言行！

● 護理師對一直按呼叫鈴的人說：「你知道按了會怎麼樣嗎？」認定對方不知道按鈕的用意而羞辱。

● 護理師對拿下氧氣罩的人說：「明明就很難受，又自己拔掉是在做什麼啊！」把這個人當傻瓜。（P100）

● 面對會在馬桶以外的地方排泄的人，護理師以鄙視的口吻說：「你只要一想尿，就隨地尿了」。（P142）

（P130）

92

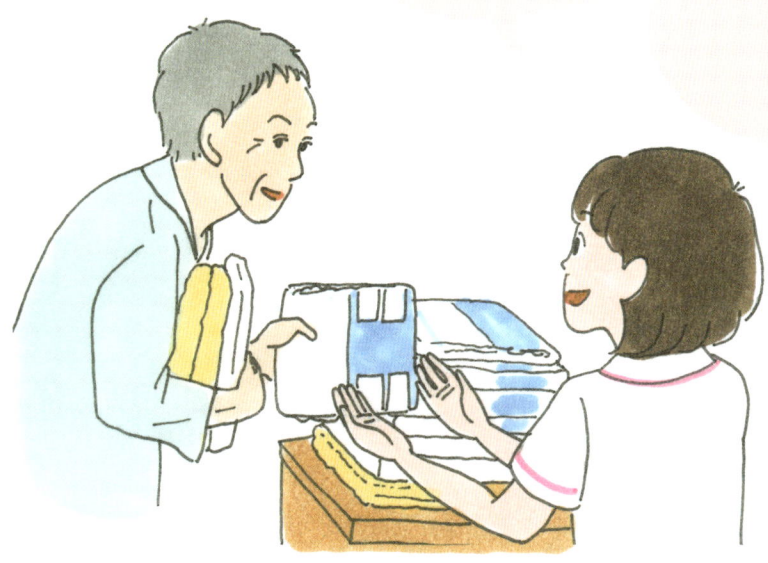

## 同樂

和這個人一起同樂、發揮創造力，用幽默的口吻回應、參與。

**CASE 1**

護理師看到患者將毛巾和復健褲放在桌上疊成一座山時說：「在排整齊啊！」接著說：「這裡還有毛巾，也放一起好不好呢？」笑笑地一起開心整理。

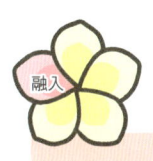

**CASE 2**

詢問患者今年幾歲，這個人回答「32歲」，由於比實際年紀輕，護理師要思考是否為失智症的症狀，並且回應：「原來是32歲啊，現在小孩還小囉！」一起和這個人開心談論32歲的事。

**CASE 3**

護理師對總是吃東西吃很快的患者說：「你吃飯的速度很快耶，其實我也吃很快。」對方回覆：「因為工作很忙，所以習慣吃很快。」所以護理師接著笑說：「我也是。稍微吃快一點，午睡就可以睡久一點……」這個人聽聞後也笑出聲音。

**CASE 4**

嚴寒冬天時，患者問：「現在是夏天嗎？」護理師回覆：「病房很暖，所以會覺得是夏天，但現在是冬天喔，外面正有寒流來襲」。這個人聽了回覆：「你說是冬天，但是你穿短袖啊。」護理師笑說：「真的耶，這身穿著會讓人覺得是夏天，也是啦！」雙方一起大笑。

**CASE 5**

護理師向在走廊迷路、找不到病房的患者詢問：「怎麼了？」這個人說：「不知道房間在哪……」護理師回覆：「房間都長一樣，真的很難分辨。您的房間在這邊……」並且引導這個人回病房。

> 現職護理師
> 仲本りさ的插畫隨筆

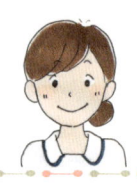

## 反覆繞床走動是有原因的……

這是我還在當學生時，在某家醫院實習期間的故事。醫院裡有位朝比奈一圭先生，他經常會繞著床走動，繞了一圈又一圈，都沒有停歇。

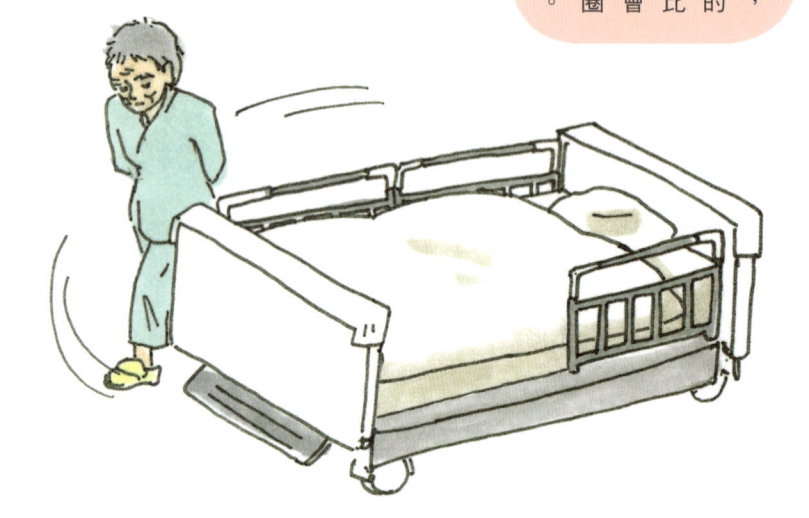

工作人員擔心他跌倒，便和他說：「好了，回到床上吧！」但是因為朝比奈先生有失語症，彼此間無法對話，工作人員感到有些困擾。

**仲本りさ**
1991年生，出身於大阪。神戶大學保健學科畢業後，一邊當護理師一邊寫繪本日記。著作有《現職護理師插畫隨筆——醫院這個奇妙地方教我的大小事》（IROHA出版社）。

94

我一開始也學其他工作人員對朝比奈先生說：「回到床上吧！」但是他卻沒有打算停下腳步。因此我開始想試著和他一起繞圈走。

然後到了第2天，我和昨天一樣跟在朝比奈先生後面，稍微保持距離，用相同的步調繞圈走。我走了一段時間後發現一件事。朝比奈先生每次經過床邊四個腳的時候，都會稍微蹲下指著床腳，小聲地說：「好了」。

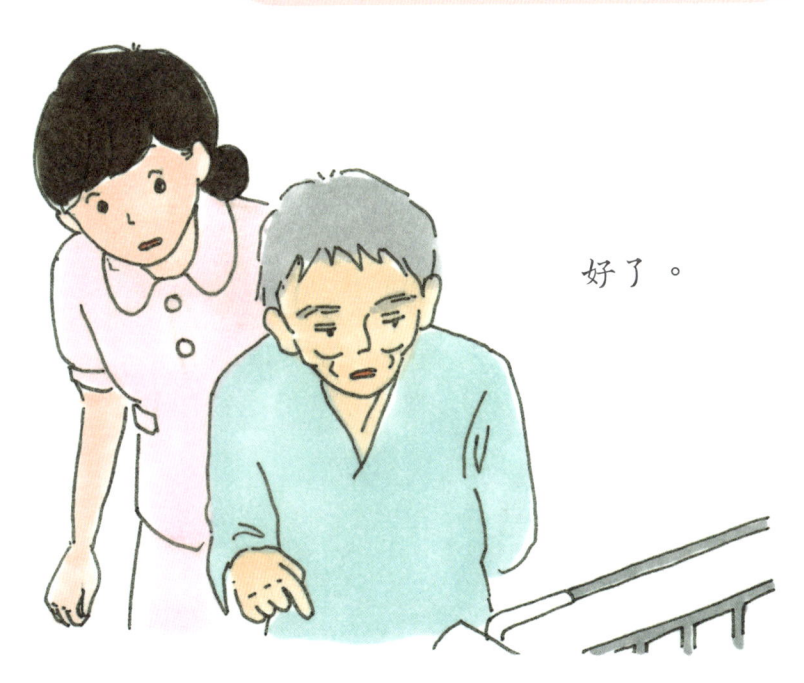

好了。

看到他這個樣子，我問道：「朝比奈先生是在檢查嗎？」但是卻未得到回應，我心想：「難道我想錯了」，又開始跟著走。一樣走到床邊的四個腳，他又指著床腳說：「好了」。因此我又問了一次：「朝比奈先生是在確認嗎？」這次他慢慢轉過身來，看著我說：「因為確認很重要」。

因為確認很重要

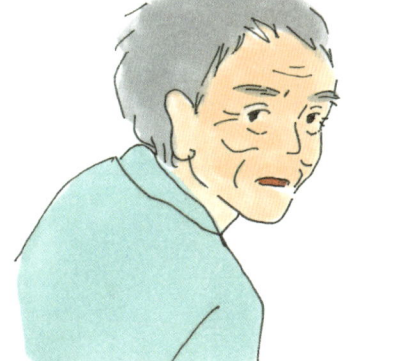

**現職護理師 仲本りさ的插畫隨筆**

「可以溝通了！」我對此感到很高興，又接著問：「確認哪裡很重要呢？」他突然用很嚴肅的目光看著我說：「車輪。如果鬆脫了很危險，絕不可以讓事故發生」。

我心想：「難道朝比奈先生在確認電車？」我終於理解他這樣行為的用意。然後試著繼續和朝比奈先生說話：「長時間工作，辛苦您了。這樣吧，我來代替您確認好嗎？您稍微休息一下如何？」說完，朝比奈先生回覆：「那就拜託你了，我有點累了。」接著回到床上躺下。

之後，我向家人詢問才知道，原來朝比奈先生當了很久的列車長。從朝比奈先生手指床邊四個腳說著「好了」的樣子，讓我看到他當列車長時用手指和眼睛一一確認的過往。這是他肩負國家交通安全的責任感，以及充滿自豪的態度。也讓我發現，對朝比奈先生來說，比起「檢查」，他更習慣使用「確認」一詞。

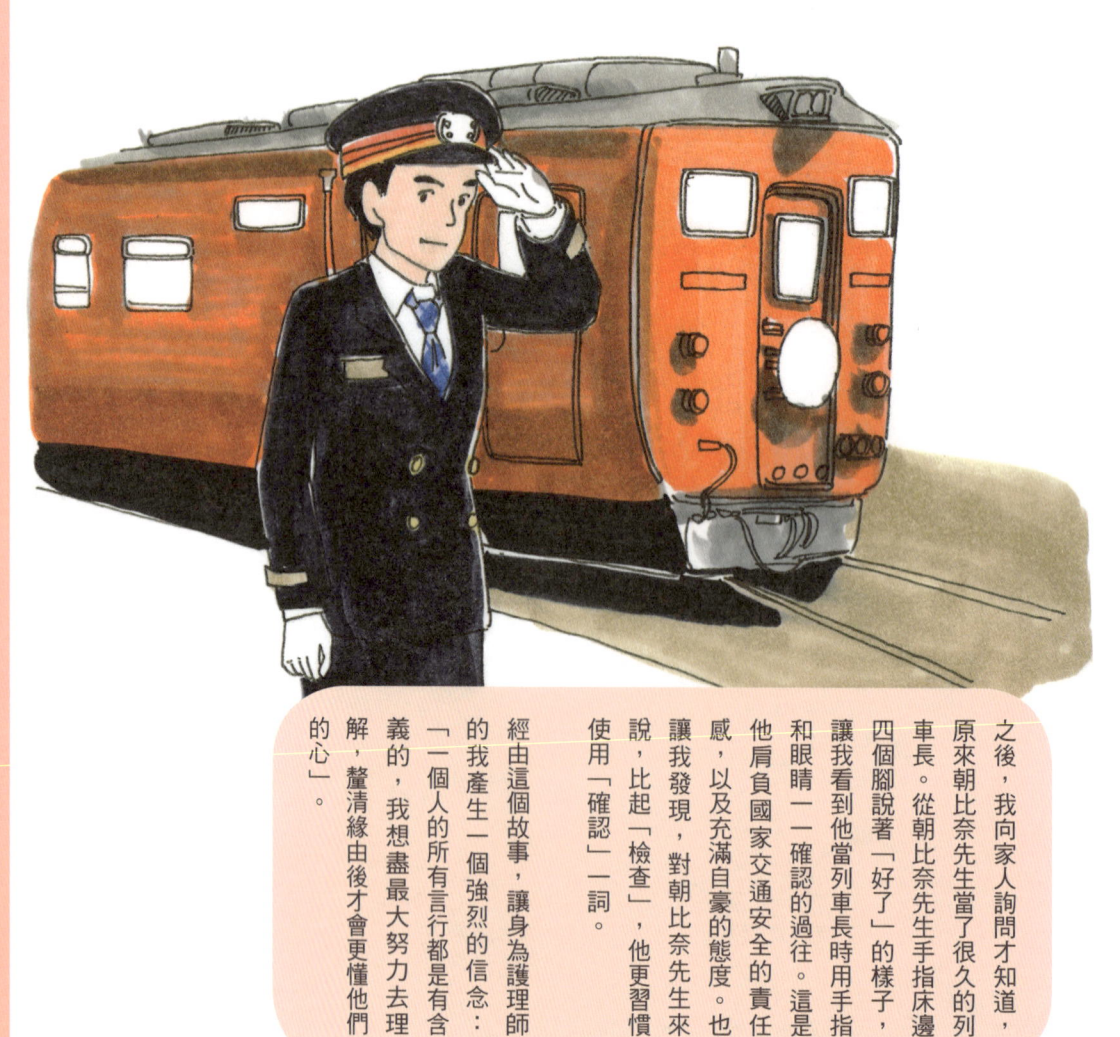

經由這個故事，讓身為護理師的我產生一個強烈的信念：

「一個人的所有言行都是有含義的，我想盡最大努力去理解，釐清緣由後才會更懂他們的心」。

96

# Part 3

## 貫徹以人為本價值！應對各種情境的照護實例

本篇將利用漫畫描述醫院護理師面對失智症患者的各類情況時，如何以「3步驟」實踐「以人為本」的照護法。並在漫畫之後做詳細解說。此外，也會敘述面對相同困境時，其他護理師可能會採用哪些做法。請大家一邊思考如果是自己面對這樣的處境會如何處理，一邊閱讀下去。

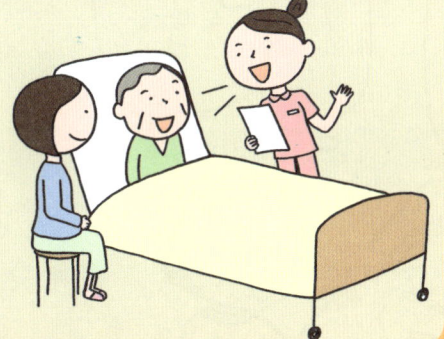

# 治療

## 拔除鼻導管

▶ 近內トミ女士的案例

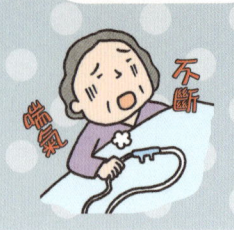

近內トミ：83歲，因肺炎住院，還併發了心臟衰竭。現在以鼻導管供氧，膀胱有留置導尿管。患有阿茲海默型失智症。

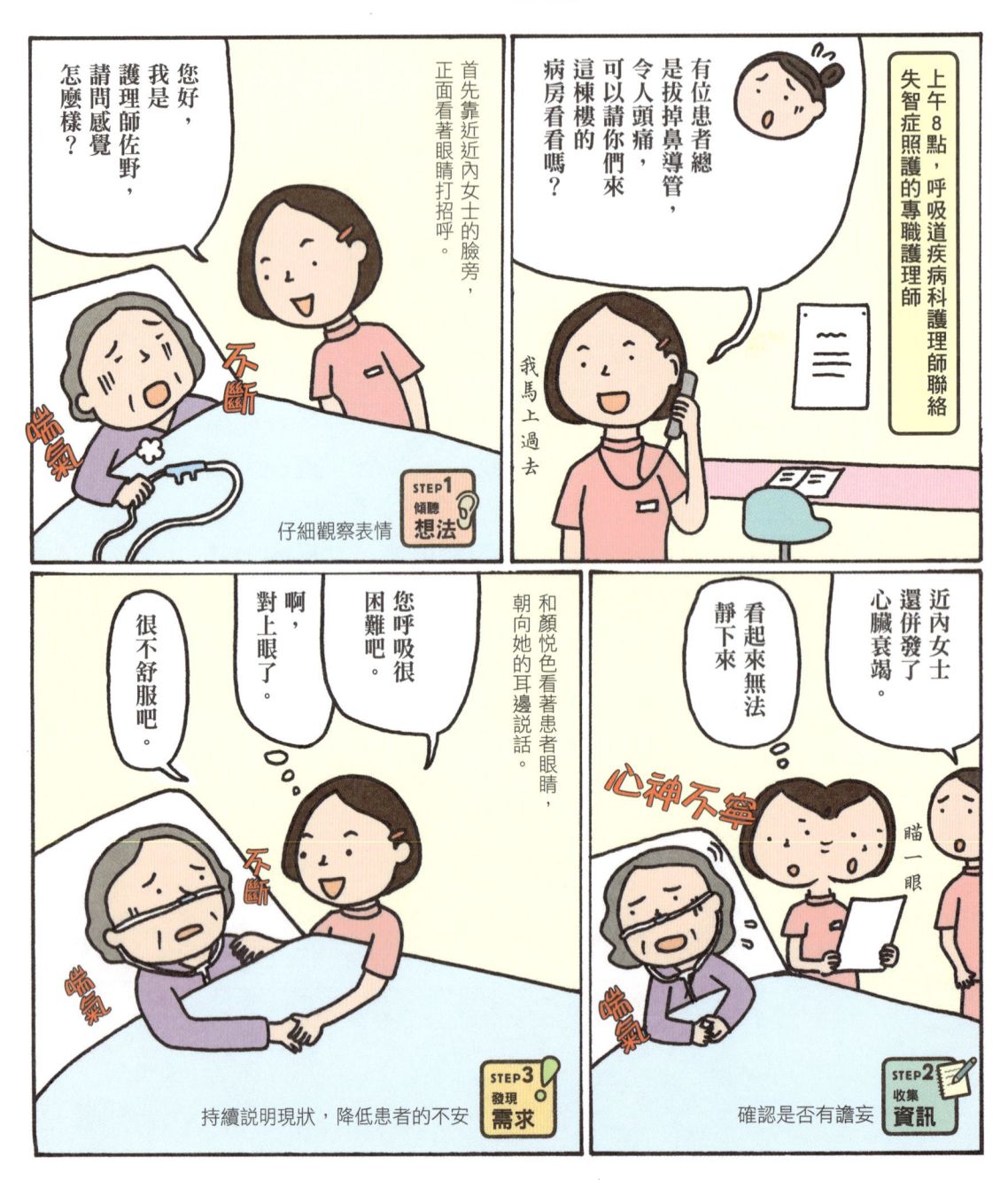

---

**上午8點，呼吸道疾病科護理師失智症照護的專職護理師聯絡**

"有位患者總是拔掉鼻導管，令人頭痛，可以請你們來這棟樓的病房看看嗎？"

"我馬上過去"

---

**首先靠近近內女士的臉旁，正面看著眼睛打招呼。**

"您好，我是護理師佐野，請問感覺怎麼樣？"

仔細觀察表情

**STEP1 傾聽想法**

---

**近內女士還併發了心臟衰竭。看起來無法靜下來**

瞄一眼

心神不寧

確認是否有譫妄

**STEP2 收集資訊**

---

**和顏悅色看著患者眼睛，朝向她的耳邊說話。**

"您呼吸很困難吧。"
"啊，對上眼了。"
"很不舒服吧。"

持續說明現狀，降低患者的不安

**STEP3 發現需求**

98

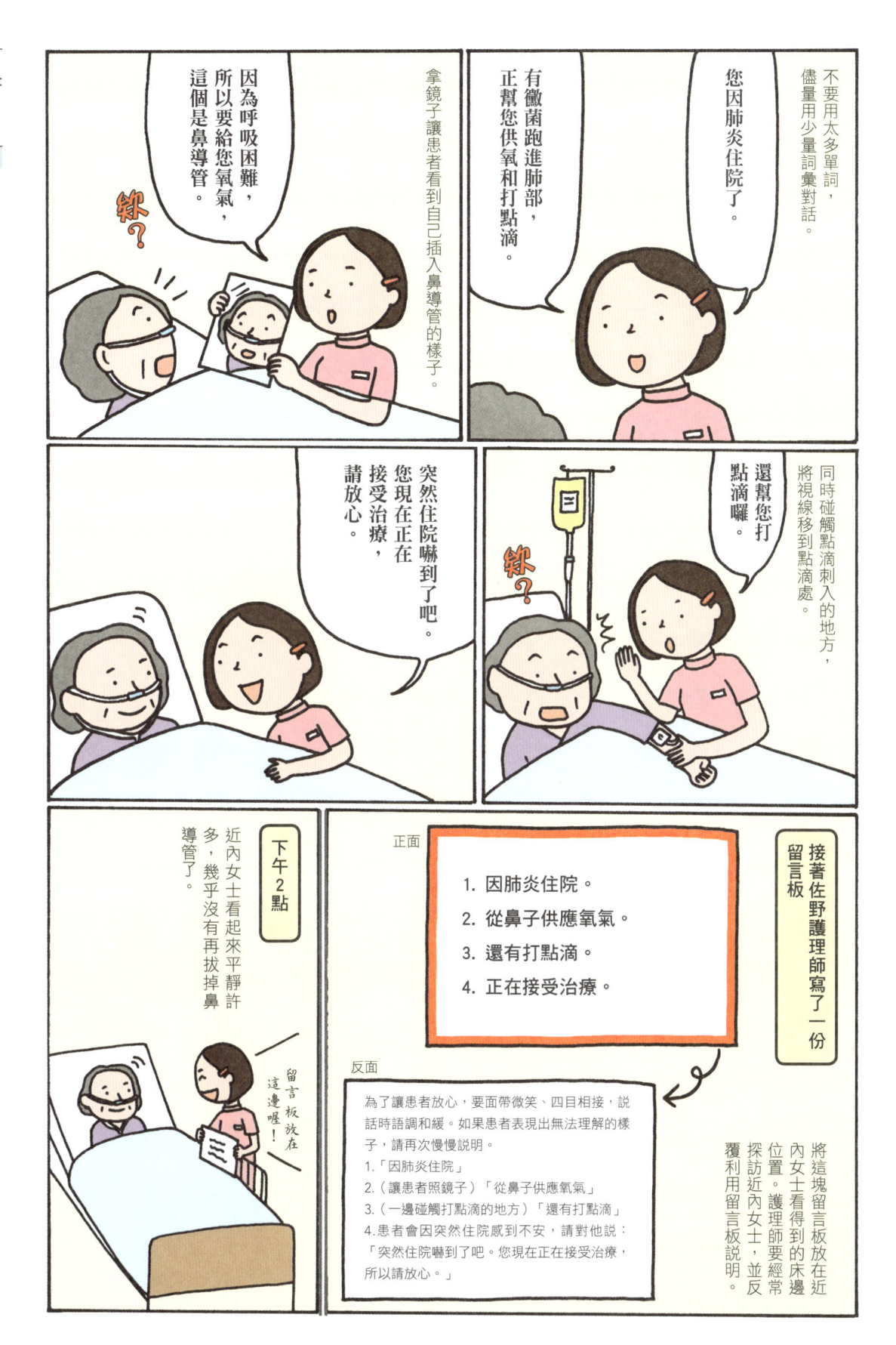

Part 3 拔除鼻導管

您因肺炎住院了。

有黴菌跑進肺部，正幫您供氧和打點滴。

拿鏡子讓患者看到自己插入鼻導管的樣子。

因為呼吸困難，所以要給您氧氣，這個是鼻導管。

還幫您打點滴囉。

同時碰觸點滴刺入的地方，將視線移到點滴處。

突然住院嚇到了吧。您現在正在接受治療，請放心。

接著佐野護理師寫了一份留言板

正面

1. 因肺炎住院。
2. 從鼻子供應氧氣。
3. 還有打點滴。
4. 正在接受治療。

反面

為了讓患者放心，要面帶微笑、四目相接，說話時語調和緩。如果患者表現出無法理解的樣子，請再次慢慢說明。
1.「因肺炎住院」
2.（讓患者照鏡子）「從鼻子供應氧氣」
3.（一邊碰觸打點滴的地方）「還有打點滴」
4. 患者會因突然住院感到不安，請對他說：「突然住院嚇到了吧。您現在正在接受治療，所以請放心。」

將這塊留言板放在近內女士看得到的床邊位置。護理師要經常探訪近內女士，並反覆利用留言板說明。

下午2點

近內女士看起來平靜許多，幾乎沒有再拔掉鼻導管了。

留言板放在這邊喔！

99

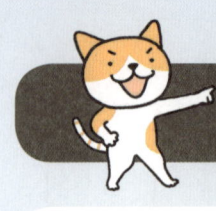

# 3步驟實踐近內女士的照護！

## 為什麼要「拔除鼻導管或氧氣面罩」？

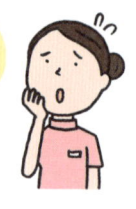

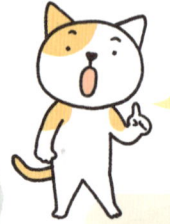

思索「為什麼？」著眼於「困擾之處」！

### 這樣的照護 NG！

✗ 生氣說：「不可以拔掉。」
✗ 語氣強烈地說：「又拔掉！絕對不可以拔掉！」
✗ 把患者當傻瓜說：「明明就很難受，又自己拔掉是在做什麼啊！」
✗ 語氣威脅地說：「拔掉會更難受喔！」
✗ 什麼都不解釋就直接把導管裝回去。

### 對「拔除鼻導管或氧氣面罩」的人來說，可能有這樣的困擾

- 鼻子和嘴巴覺得不舒服。
- 不知道是什麼東西，覺得很不舒服。
- 身體很難受，以為是因為口鼻被遮住。
- 覺得刺癢、搔癢。
- 被東西摩擦到很痛。
- 覺得脖子被（管線）纏繞。
- 眼鼻口乾澀。
- 每次做臉部動作時覺得被拉扯。
- 其他

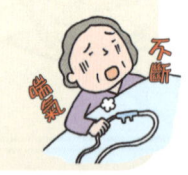

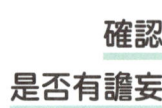

## 解說

### STEP 1 傾聽 想法
仔細 觀察表情

- 呼吸很喘。
- 很難受，打招呼都沒有回應。
- 四處張望，感覺心神不寧、靜不下來。
- 可能不知道自己在哪裡？為什麼在這裡？為什麼要插鼻導管？

→ 無法平靜，感到一片混亂的樣子。

### STEP 2 收集 資訊
確認 是否有譫妄

**身體健康狀態** 因肺炎住院，還併發心臟衰竭。以鼻導管供氧。開始投予抗菌藥物。可能因為低氧引發意識障礙（譫妄）。

**社會心理（環境）** 緊急住院，環境改變。

**生活經歷** 家庭主婦。

**性格** 沉穩。

**大腦障礙** 罹患阿茲海默型失智症，有記憶障礙。

→ 可能因為低氧引發譫妄。

100

## STEP 3 發現需求

**持續說明現狀，降低患者的不安**

對近內女士悉心說明，鼻導管是現在為了能持續提供氧氣的必要治療。

重點在於護理師要了解近內女士無法掌握現狀，而處於不安的狀態，必須進一步提供使患者由不安轉為安心的照護。

---

### CARE PLAN 1
*依附與連結*

**接納患者的不舒服**

身體健康狀態／大腦障礙

近內女士因肺炎症狀惡化、呼吸困難。護理師對患者說：「很不舒服吧！」用言語傳達自己有發現對方不舒服的狀況，並透過視線交會、碰觸患者的手，讓對方安心。

---

### CARE PLAN 2
*舒適（平靜）*

**用少量單詞說明狀況**

身體健康狀態／大腦障礙

必須向近內女士說明現在的狀況，但表達時若話說得太長，反而會使患者感到混亂，因此儘量用少量單詞、短句子來解釋。為了讓患者能更安心，傳達的方法也要有技巧。

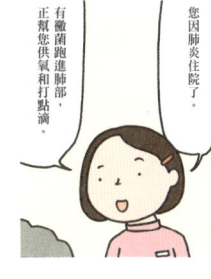

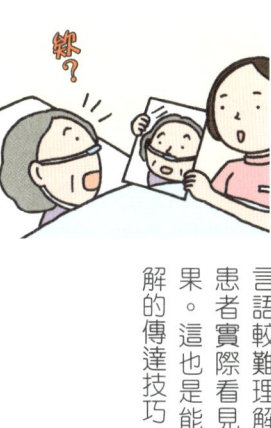

（對話框：您因肺炎住院了。有細菌跑進肺部，正幫您供氧和打點滴。／不要用太多單詞，儘量用少量單詞與患者對話。）

---

### CARE PLAN 3
*舒適（平靜）*

**也利用視覺化來加強理解**

身體健康狀態／大腦障礙

近內女士看不到自己插入鼻導管的樣子，所以利用鏡子反射出她的模樣，讓她看到。只用言語較難理解時，讓患者實際看見更有效果。這也是能幫助理解的傳達技巧。

---

### CARE PLAN 4
*依附與連結*

**說明正在接受治療**

身體健康狀態／大腦障礙

為了安撫患者不安的情緒，向患者說：「您現在正在接受治療，請放心。」傳達正在治療中的現況，和我們將盡全力照顧的心意。

---

### CARE PLAN 5
*舒適（平靜）*

**利用留言板反覆說明相同事項**

身體健康狀態／大腦障礙

考慮到即便說過一次，近內女士還是會忘記，所以先將說明事項寫在留言板上，放在她可以看到的位置。接著護理師要經常探視，利用留言板反覆說明相同事項。說明方式不同會讓患者混亂，所以重點在於說詞要一致。

（留言板：
1. 因肺炎住院。
2. 從鼻子供應氧氣。
3. 還有打點滴。
4. 正在接受治療。）

---

Part 3 拔除鼻導管

## 還有其他實例！

### 碰到管線前端，覺得很癢

**STEP1 傾聽想法**
- 患者表示：鼻孔很癢，不舒服。

**STEP2 收集資訊**
- 確認患者鼻孔內的情況。為了理解為什麼會覺得癢，自己也戴看看。發現線端很硬，覺得鼻子被棒狀物戳入，比想像中更不舒服。

**STEP3 發現需求**
- 思考是不是鼻導管插入鼻子的部分令人感到搔癢、不舒服而拔去。因此處理如下。

▶ 觀察患者的鼻腔，如果有鼻屎堆積則去除，鼻毛太長則剪短。然後將鼻導管插入鼻子的那一端剪短，直到患者戴上後不會說「不舒服」。

不要收太緊

---

### 因鼻導管摩擦，皮膚很痛

**STEP1 傾聽想法**
- 鼻子下面皮膚較薄，發現患者該處變紅。
- 輕輕觸碰變紅的部分並且詢問：「這邊會痛嗎？」結果患者臉部稍微扭曲。

**STEP2 收集資訊**
- 戴鼻導管的第二天，聽家人說，患者的皮膚本來就比較敏感。

**STEP3 發現需求**
- 因為鼻導管持續戴了兩天，碰到皮膚的部分因摩擦發炎，覺得患者可能是因為疼痛而拔掉。因此處理如下。

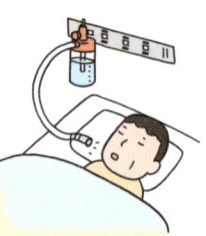

▶ 替換成氣霧狀供氧裝置，不會摩擦鼻子下面皮膚，就不會發生拔掉的情況。

若患者連氧氣面罩都無法使用時，可以嘗試改用氣霧狀供氧裝置。裝設時，其氧氣出口要靠近患者的嘴巴。並且建議定期監測脈搏血氧飽和度（$SpO_2$）。

---

### 覺得不需要戴，所以很討厭

**STEP1 傾聽想法**
- 患者表示：不需要戴。

**STEP2 收集資訊**
- 當血氧飽和度轉好，持續供氧反而可能讓患者不舒服，所以調查是否有這個可能性，但是血氧濃度尚未上升。

**STEP3 發現需求**
- 讓患者實際感受因供氧而呼吸變得順暢，使其了解這項治療的必要。因此處理如下。

▶ 戴上鼻導管之後，一邊拍著患者的背，一邊說著：「請用鼻子吸——吐——」同時讓患者反覆多次深呼吸後，再試著詢問：「呼吸變順暢了嗎？」患者回覆：「好多了！」向患者說：「手的顏色也變好許多了。」患者回應：「那麼就持續戴到都變好吧！」藉由這樣反覆好幾次的過程，患者不再拔除鼻導管。

102

**column**

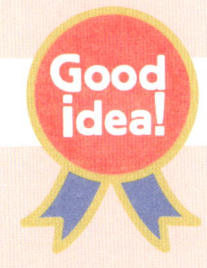

# 活用留言板

**Good idea!**

「即便傳達了，
有記憶障礙的人還是一下子就忘了。」
雖然大家難免會這樣想，但是仍不可放棄。
藉由反覆傳達，加上視覺化輔助，
可以讓患者理解並且記住，
因此「留言板」相當好用方便。
想傳達任何事項時，請務必試試活用這個方法。

**好處**

一次刺激患者的兩項感覺器官（聽覺和視覺），達到傳達訊息的目的。

## 住院後馬上使用留言板的範例

正面

1. 因肺炎住院。
2. 從鼻子供應氧氣。
3. 還有打點滴。
4. 正在接受治療。

### 本人看得懂的字
中文、英文、羅馬拼音等等，請實際寫在紙上讓患者確認看得懂哪一種。

### 短句
以短句寫下傳達事項。

反面

為了讓患者放心，要面帶微笑、四目相接，說話時語調和緩。如果患者表現出無法理解的樣子，請再次慢慢說明。
1.「因肺炎住院」
2.（讓患者照鏡子）「從鼻子供應氧氣」
3.（一邊碰觸打點滴的地方）「還有打點滴」
4. 患者會因突然住院感到不安，請對他說：「突然住院嚇到了吧。您現在正在接受治療，所以請放心。」

### 留下給照顧者的訊息
記下向患者說明時要留意的事項，例如「因為患者重聽，要靠近耳邊說話」。建議有參與照護的人都能記下這類更方便與患者溝通的重點。

### 說詞和注意事項
說明時的說詞要維持一致。
也同時記下必要的動作。

## 說明打點滴時利用留言板的範例

打點滴就是將針刺進血管，
輸入藥劑。
會使用特殊針頭。
**只有刺進時會痛**

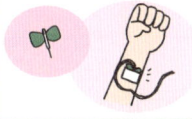

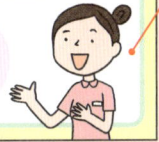

### 利用圖像
「今天要打點滴，請讓我來向您說明～」利用這種有插畫（或照片）的留言板說明。

# 治療

## 拔掉點滴

▶川島久男先生的案例

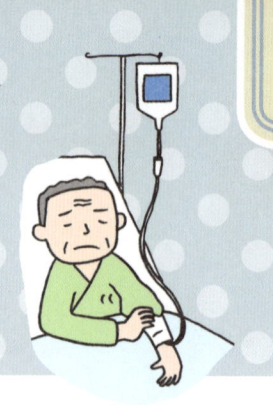

川島久男：79歲，因肺炎住院。住院第3天，因為血氧飽和度好轉，拔除鼻導管。之後自己不斷地想要拔掉點滴。患有阿茲海默型失智症。

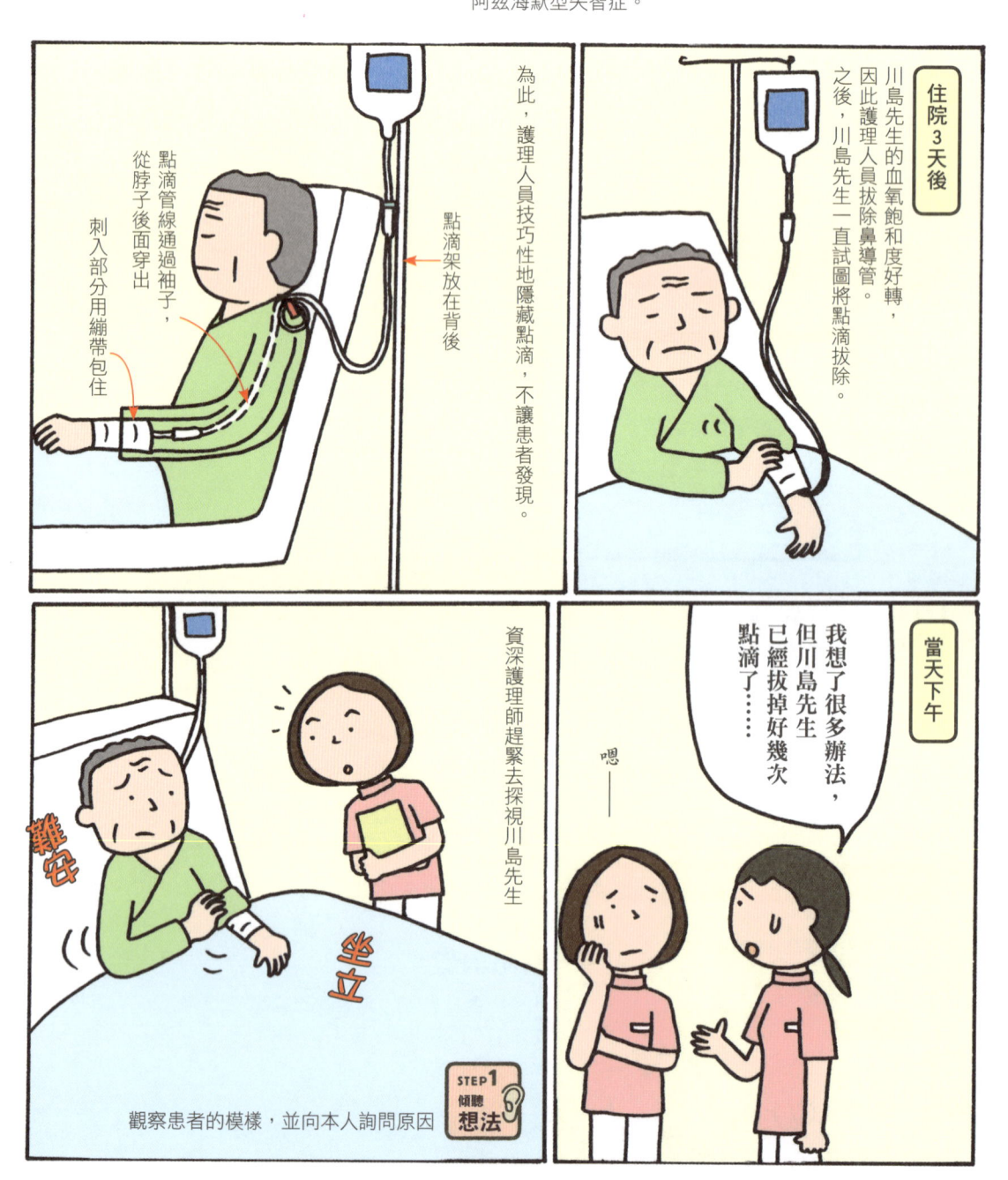

**住院3天後**

川島先生的血氧飽和度好轉，因此護理人員拔除鼻導管。之後，川島先生一直試圖將點滴拔除。

為此，護理人員技巧性地隱藏點滴，不讓患者發現。

- 點滴架放在背後
- 點滴管線通過袖子，從脖子後面穿出
- 刺入部分用繃帶包住

**當天下午**

「我想了很多辦法，但川島先生已經拔掉好幾次點滴了……」

「嗯——」

資深護理師趕緊去探視川島先生

難受　坐立

**STEP 1 傾聽想法**

觀察患者的模樣，並向本人詢問原因

104

Part 3 拔掉點滴

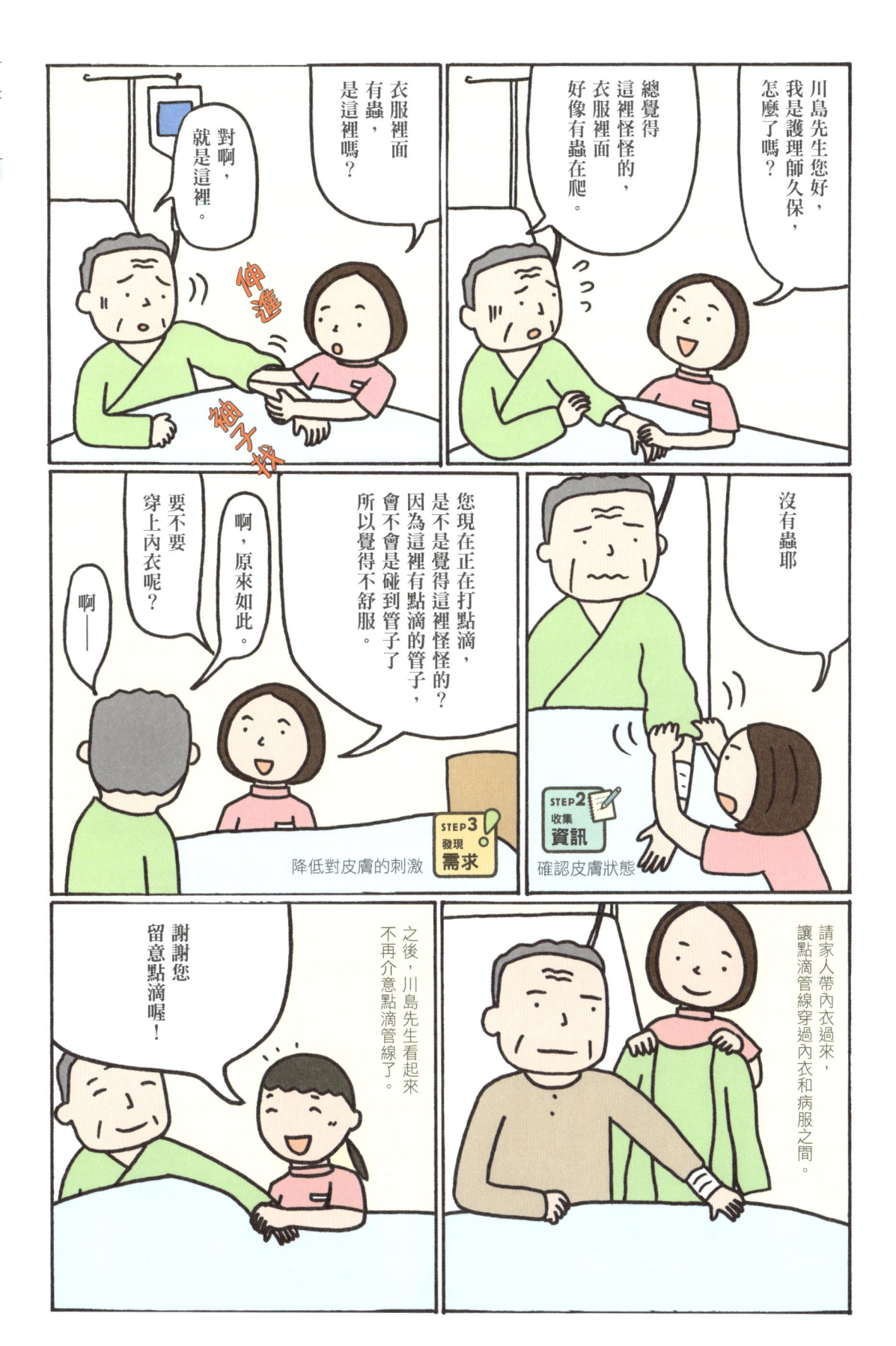

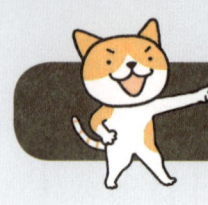

# 3步驟實踐川島先生的照護！

為什麼要「拔掉點滴」？

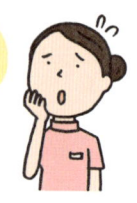

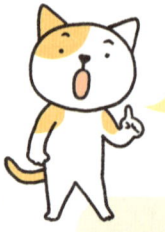

思索「**為什麼？**」著眼於「困擾之處」！

**這樣的照護 NG！**

✗ 生氣地指責患者：「不可以拔掉」。
✗ 對患者說：「啊！這樣不就又要再打一次」。
✗ 「因為有失智症，什麼都不懂就拔掉，真是沒辦法。」把患者說得很無能。

**對「拔掉點滴」的人來說，可能有這樣的困擾**

- 覺得痛。
- 有壓迫感。
- 覺得癢。
- 碰到時就會自然拔掉。
- 想上洗手間，一動就拔掉了。
- 不知道手上連接什麼東西。
- 手每次一動就被拉扯，很不舒服。
- 因為感覺連接著什麼，所以想拔掉。

其他

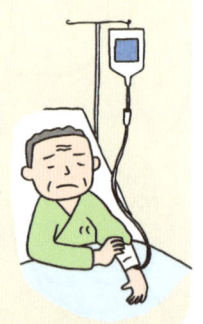

## 解說

### STEP1 傾聽 想法
觀察患者的模樣，並向本人詢問原因

- 從繃帶包住點滴刺入的部位到上臂的部分，皮膚被摩擦，表現出不舒服的樣子。
- 患者說：「覺得這裡怪怪的」、「衣服裡面好像有蟲在爬」。
- 確認後沒有蟲。

→ 患者覺得從繃帶包住點滴刺入的部位到上臂的部分有蟲在爬。

### STEP2 收集 資訊
確認皮膚狀態

**身體健康狀態** 因肺炎住院，原本就有老年人皮膚搔癢症。
**社會心理（環境）** 環境改變，緊急住院。
**生活經歷** 退休後和妻子一起過著種菜的生活。
**性格** 寡言、沉穩。
**大腦障礙** 罹患阿茲海默型失智症，有記憶障礙。

→ 因為皮膚乾燥，對外界刺激較敏感。

106

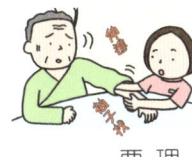

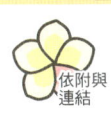

# STEP3 發現需求

## 降低對皮膚的刺激

患者的皮膚乾燥容易受刺激，因此接觸到點滴管線的部分會覺得「有蟲在爬」。必須避免讓點滴管線直接與肌膚接觸。

必須穩定患者不安的心情。患者可能因為空間沒事做，所以特別介意點滴管線。在打點滴的時間裡，要技巧性地為患者安排活動，讓他不要一直想著點滴造成的不適感。

### CARE PLAN 1
依附與連結
身體健康狀態／社會心理／大腦障礙

**確認造成不安的原因 檢查是否有蟲在爬**

川島先生覺得有蟲在爬而感到不安。首先要接納他不安的情緒，一起確認是否真的有蟲。這個時候，如果只是用眼睛看一下就回答「沒有蟲喔」，川島先生會覺得自己的心情不被理解，可能會更加不安。因此要實際用手觸碰確認看看。

### CARE PLAN 2
舒適（平靜）
身體健康狀態／大腦障礙

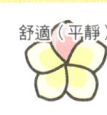

**告知患者不舒服的原因 並讓對方理解**

推測是因為點滴管線接觸到肌膚，讓患者產生「有蟲在爬」的感覺。為了讓川島先生了解情況，必須使用他可以理解的詞彙來說明。如果這樣說：「這裡有點滴管線，所以可能是碰到這個管線讓您感到不舒服。」因為「點滴管線」對患者來說可能較難理解，所以將說法改成「點滴的管子」。如此一來，就可以讓患者感到安心，平靜度過打點滴的時間。

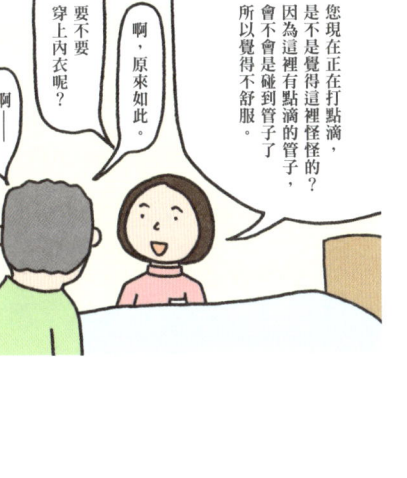

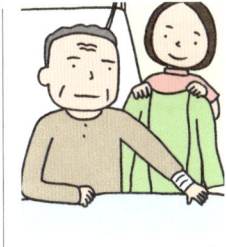

### CARE PLAN 3
參與
身體健康狀態

**建議穿上內衣 隔絕肌膚的刺激**

為了不要讓點滴管線直接接觸肌膚，向患者建議要不要穿上內衣，讓點滴管線穿過內衣和病服之間。因得到了本人同意，所以要另請家人準備內衣。

### CARE PLAN 4
依附與連結
身體健康狀態／大腦障礙

**在打點滴的時間內 參與其他活動**

鼓勵患者參加院內的日間照護活動，不要讓他覺得一直在打點滴，就可以安心度過這段時間。例如，川島先生喜歡運動，可以讓他看電視上的運動比賽，或和也喜歡運動的工作人員聊天。

# 還有其他實例！

## 因為很在意管線，變得很想觸碰

**STEP1 傾聽想法**
- 詢問患者：「很在意管線嗎？」回覆：「嗯」。
- 因為在意點滴管線，所以會經常觸碰。

**STEP2 收集資訊**
- 從患者的家人得知，患者喜歡閃閃發光的東西和手工藝。

**STEP3 發現需求**
- 思考可能是因為患者沒事做太無聊，才會去碰管線。因此處理如下。
- 將點滴管線通過袖子後面穿出去，不要讓患者直接看到管線。
- 將家中常用、閃閃發亮的布垂掛在天花板，讓患者可以觸碰到。
- 若患者可以起身坐著，打點滴時可以讓患者織毛線。

## 想要自在地去洗手間

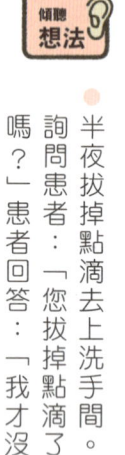

**STEP1 傾聽想法**
- 半夜拔掉點滴去上洗手間。詢問患者：「您拔掉點滴了嗎？」患者回答：「我才沒有」。

**STEP2 收集資訊**
- 入院時醫師指示點滴要打24小時。到了住院第3天，患者已經從無法下床，到可以獨自到處走動。

**STEP3 發現需求**
- 判斷患者已經恢復體力，所以思考是否改成白天打點滴就好。因此處理如下。
- 向醫師諮詢該情況，經診斷後，醫師指示只要白天打點滴就好。需要打點滴時，就讓患者去娛樂室看電視打發時間。

## 就是想拔掉

**STEP1 傾聽想法**
- 詢問患者「會痛嗎？」患者無法說話但一臉痛苦。
- 為了固定點滴而貼上貼布的部位發紅。

**STEP2 收集資訊**
- 詢問其他護理師得知：「患者會自行拔掉，所以用貼布固定住點滴」。
- 碰觸後發現患者的手腳冰冷。

**STEP3 發現需求**
- 肌膚發紅可能是固定貼布黏得太緊，或是使用的貼布種類不適合肌膚。另外，因為手腳冰冷，可能在碰到手的時候會發現點滴刺入的部分。因此處理如下。
- 將貼布改為敏感肌用的矽膠貼布，也不要貼得太緊。
- 讓患者手腳變溫暖。

108

# column

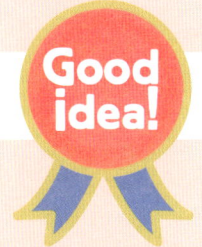

## Good idea! 遮覆造口裝置,提升舒適度!

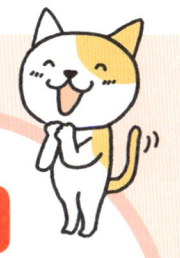

在腹部有做人工造口的人,
有些會想拆掉造口裝置(造口袋),
理由很多,大致可分成3類。

1. 不習慣造口,不知道為何這裡有造口裝置。
2. 貼上造口裝置的地方以及造口周圍的皮膚,受到受刺激不舒服。
3. 因為活動而自然脫落。

### 好處

因為皮膚不會直接碰到造口裝置,可舒緩皮膚受到的刺激。也可防範患者因觸碰時「發現而拆掉」。

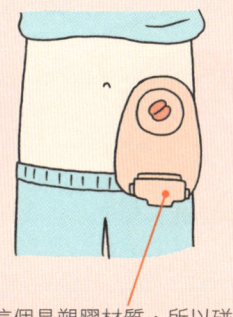

關於理由 1,解決的重點在於,每次清理造口時,要反覆向患者說明為什麼要安裝造口裝置。關於理由 2,重要的是皮膚有狀況時要盡快處理,或是在安裝前做好肌膚護理的工作。關於理由 3,必須觀察什麼動作容易造成脫落,再想辦法避免脫落。

這裡針對理由 2,提出遮覆造口裝置、保護肌膚的建議。適用於因肌膚接觸到造口裝置感到不舒服而想拆除的情況。

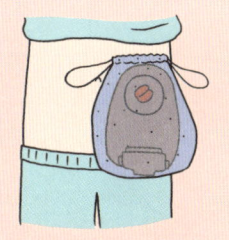

這個是塑膠材質,所以碰到就會發現。

### 遮覆提案 1
**用束口袋包住**
將造口裝置放入束口袋中。

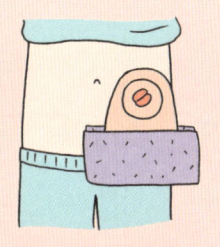

### 遮覆提案 2
**用紗布手帕包覆**
利用紗布手帕包覆造口裝置,從上面用肚圍固定或塞進內褲,手帕就不會脫落。

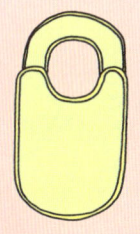

### 遮覆提案 3
**改用市售的造口袋**
建議使用親膚材質。用布料手作形狀相同的袋子,也是一種方法。

## 治療

# 不吃藥

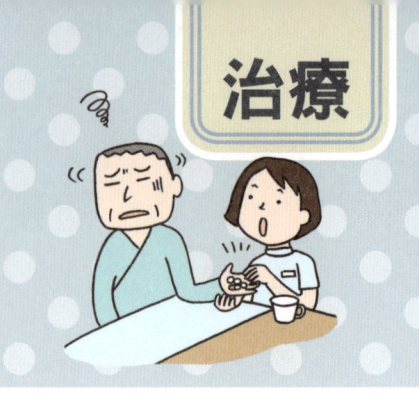

▶ 森田三津夫先生的案例

森田三津夫：87歲，因癲癇發作住院，服用抗癲癇藥物中。從注射點滴改為內服用藥，目前的狀況一定要服藥。患有血管性失智症。

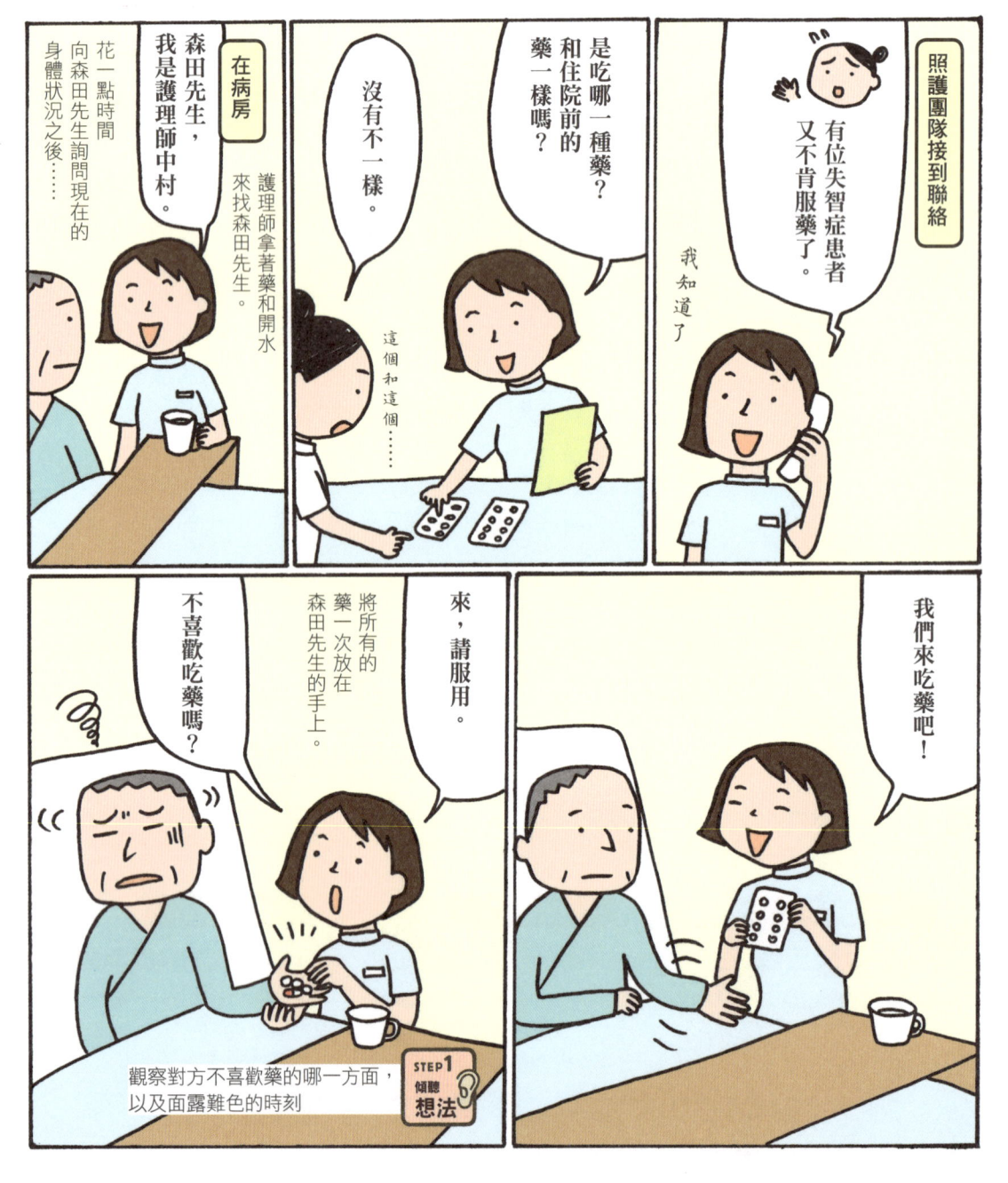

**照護團隊接到聯絡**

——有位失智症患者又不肯服藥了。

——我知道了。

是吃哪一種藥？和住院前的藥一樣嗎？

——沒有不一樣。

這個和這個……

護理師拿著藥和開水來找森田先生。

**在病房**

森田先生，我是護理師中村。

花一點時間向森田先生詢問現在的身體狀況之後……

我們來吃藥吧！

來，請服用。

將所有的藥一次放在森田先生的手上。

不喜歡吃藥嗎？

觀察對方不喜歡藥的哪一方面，以及面露難色的時刻

**STEP 1 傾聽想法**

110

Part 3 不吃藥

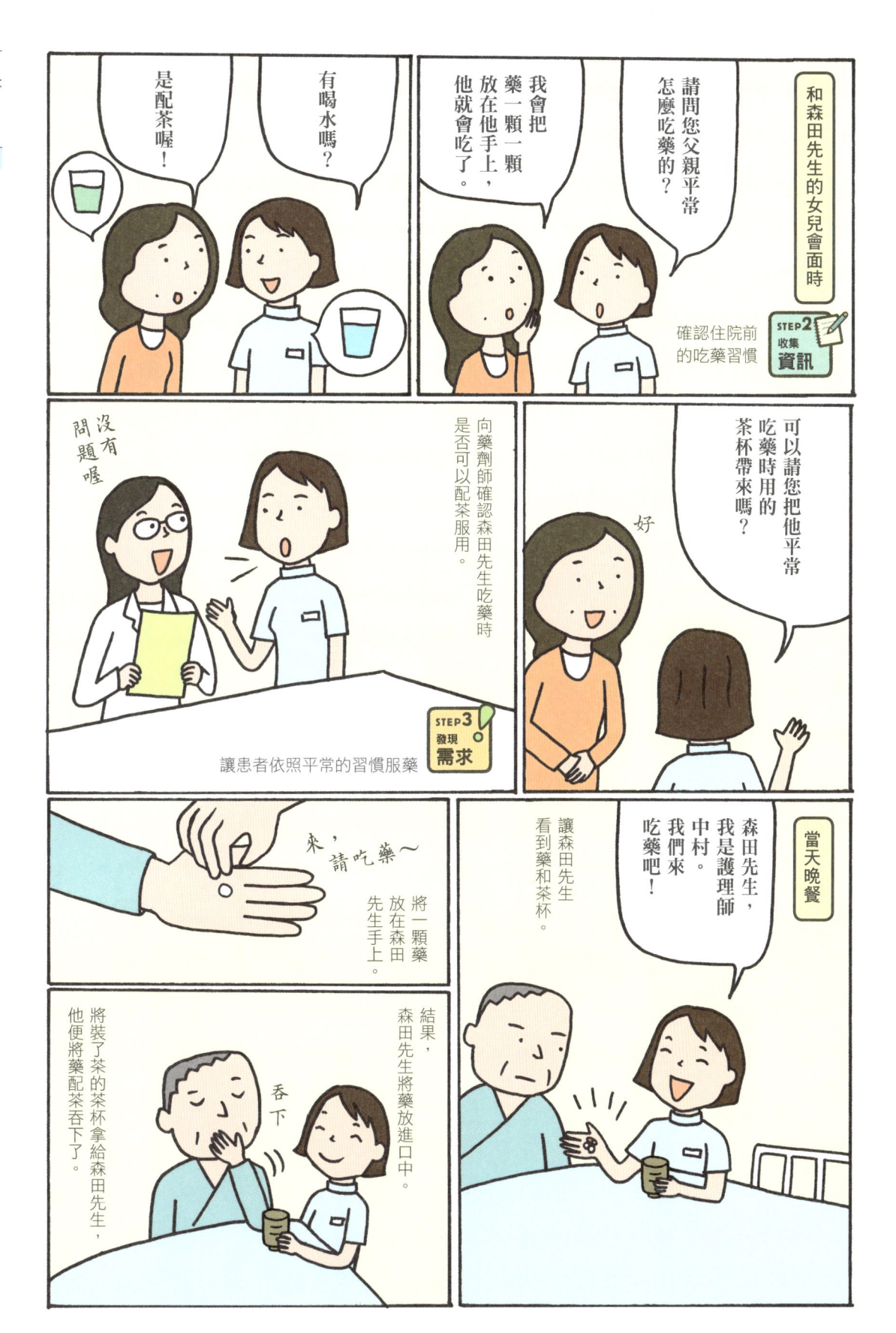

### 和森田先生的女兒會面時

**STEP 2 收集資訊** 確認住院前的吃藥習慣

— 請問您父親平常怎麼吃藥的?
— 我會把藥一顆一顆放在他手上,他就會吃了。
— 有喝水嗎?
— 是配茶喔!

— 可以請您把他平常吃藥時用的茶杯帶來嗎?
— 好

**STEP 3 發現需求** 讓患者依照平常的習慣服藥

向藥劑師確認森田先生吃藥時是否可以配茶服用。
— 沒問題喔

### 當天晚餐

— 森田先生,我是護理師中村。我們來吃藥吧!

讓森田先生看到藥和茶杯。

將一顆藥放在森田先生手上。
— 來,請吃藥~

結果,森田先生將藥放進口中。

將裝了茶的茶杯拿給森田先生,他便將藥配茶吞下了。
— 吞下

111

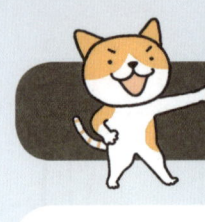

# 3步驟實踐森田先生的照護！

## 為什麼「不吃藥」？

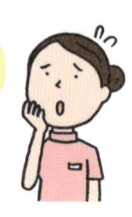

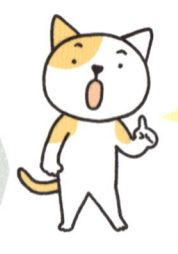

### 思索「為什麼？」著眼於「困擾之處」！

**這樣的照護 NG！**

✗ 因為不吃藥，所以默默地將藥混在給患者的飯菜中。
✗ 對患者威脅說：「不吃藥，身體就會更糟糕」。
✗ 護理師被拒絕1～2次後表示：「這個人就是不吃。」然後再也不嘗試。
✗ 護理師對總是不吃藥的人說：「請趕快吃！」將藥塞進他口中。
✗ 像對小孩子講話一樣說：「吃藥囉，啊——」。

**對「不吃藥」的人來說，可能有這樣的困擾**

● 討厭吃藥，不想吃。
● 不相信不認識的人給的藥。
● 不是平常的吃藥時間。
● 藥的形狀很難吞。
● 和平常吃藥的數量不一樣（不知道正確數量）。
● 不知道這（藥）是什麼。
● 喉嚨或嘴巴痛。
其他

## 解說

### STEP 1 傾聽想法

觀察對方不喜歡藥的哪一方面，以及面露難色的時刻

● 對患者說：「我們來吃藥吧！」請對方伸出手。將藥放在患者手上，他卻一臉為難，不吃藥。
● 詢問原因，患者也不說，藥也不吃。

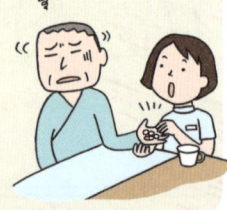

**患者願意將手伸出，說不定對吃藥這件事本身並不討厭。**

### STEP 2 收集資訊

確認住院前的吃藥習慣

● 身體健康狀態　癲癇發作住院中，服用抗癲癇藥物。緊急住院，環境改變。
● 生活經歷　和女兒、女婿、孫子，共5人一起生活，妻子已過世。
● 社會心理（環境）
● 性格　老實、頑固、寡言。
● 大腦障礙　罹患血管性失智症。有構音異常（口齒不清等）的情形。
● 家人告知只要將藥一顆一顆放在手上，就會配茶服用。

←藥一顆一顆配茶服用。

112

## STEP 3 發現需求

### 讓患者依照平常的習慣服藥

住院前的吃藥方式和住院時護理師提醒吃藥的方式不同，所以患者無法服藥。必須儘量讓患者以類似平常的習慣服藥。森田先生無法完整表達自己想如何吃藥。因此要儘量和森田先生交談，除了說話之外，必須確認森田先生有沒有不舒服或想表達的事情。

---

**CARE PLAN 1**

生活經歷 / 參與

#### 將藥一顆一顆放在手上

森田先生在家都是將藥一顆一顆放在手上服用。之前不肯吃藥，可能是因為護理師將藥一次全部放在他的手上。因此請森田先生吃藥時，必須一顆一顆放在他的手上，再請他服用。

---

**CARE PLAN 2**

生活經歷 / 參與

#### 同時遞上藥和茶

森田先生在家吃藥時都是配茶，而不是水。因此，先向藥劑師確認森田先生吃藥配茶有沒有問題後，就將藥和茶一起遞給森田先生，請他自行服用。

---

**CARE PLAN 3**

生活經歷 / 舒適（平靜）

#### 請家人準備吃藥用的茶杯

請患者的家人協助，把平常吃藥使用的茶杯帶到醫院。將在家吃藥的習慣轉移到醫院，儘量營造出讓患者想好好吃藥的環境。

---

**CARE PLAN 4**

身體健康狀態 / 社會心理 / 大腦障礙 / 依附與連結

#### 表情和身體動作的觀察不可少

森田先生無法向護理師完整表達自己的意思，所以還必須思考他會不會忍著不舒服或疼痛。因此儘量與他交談，多加留心，不斷確認他有沒有利用語言以外的方式（臉部表情和身體動作）表達想說的事。

113

## 還有其他實例！

### 藥太苦很難吃

**STEP1 傾聽想法**
- 醫師開給患者的藥為抑肝散，患者曾喝過一次，從第二次服用開始，患者就表示：「太苦了，太難吃，我不要吃」。

**STEP2 收集資訊**
- 因尿道感染住院。
- 患有血管性失智症。
- 性格頑固。
- 聽其家人說，患者經常吃滑順好入口的果凍。

**STEP3 發現需求**
- 思考是不是可以讓藥像果凍般好入口。因此處理如下。
- 將藥用糯米紙包裹，用水稍微沾濕變稠，就可以服用。

**POINT！**「因為住院藥物都為通用藥，形狀不一」等，或是因為藥物的形狀和大小對這個人來說不易入口，而發生「不想吃藥」的情況。
如果將藥物改成容易入口的形狀，或許就願意服用。

---

### 因口內炎感到疼痛

**STEP1 傾聽想法**
- 連張開嘴巴都不喜歡。
- 一直說「不喜歡」。

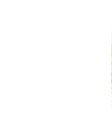

**STEP2 收集資訊**
- 聽說患者吃飯時也沒吃多少。
- 請患者讓護理師查看口腔，發現有幾處口內炎。

**STEP3 發現需求**
- 護理師認為可能因為口內炎疼痛，所以不喜歡嘴巴有東西。因此處理如下。
- 請醫師看診口腔，給予口內炎藥物的處方。

**POINT！**口腔因發炎、潰瘍、乾燥變得敏感，連嘴巴有東西都不喜歡，而發生「不吃藥」的情況。這時請向醫師諮詢口腔的照護方法。

---

### 想在平常習慣的時間服藥

**STEP1 傾聽想法**
- 患者說：「不要」。有時，過一段時間再次拿藥過去說：「請吃藥」，患者卻會願意服用。

**STEP2 收集資訊**
- 藥和至今服用的藥都一樣。
- 聽家人說平常吃藥都是飯後馬上吃藥。家中吃飯時間為，早餐約8點、午餐約12點、晚餐約7點。

**STEP3 發現需求**
- 思考在醫院給藥的時間和平常在家吃藥的時間是否不同。因此處理如下。
- 參考患者在家吃藥的時間，調整住院時吃藥的時間。因此，吃藥時間改成早上8點半、中午12點半、晚上7點半。

114

**column**

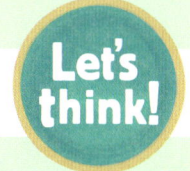

## Let's think! 不要讓人喪失想自立的心

　　39歲時被診斷患有失智症的丹野智文先生，選擇以樂觀態度面對人生，不只在日本還持續在世界各地到處演講。至今，和許多失智症患者會面、交流彼此的想法。這次我們請丹野先生以失智者的立場，向更多人傳達內心想說的話，並整理成以下6段。這些話也提供了我們新的思考方向──對失智症患者來說，究竟何謂「好的照護」？

### 為何不同本人詢問？
大家都只聽家人說的話，而不聽取失智者本人的想法。明明有很多都是本人才知道的事，大家還是會去問家人。我曾和上百位失智者談論，大家都很討厭這件事，似乎還常常因此生氣不悅。

### 如果是日常對話，可對答如流。
如果從個人興趣等日常對話開始，而不是從失智症開啟話題，任何人都願意侃侃而談。即便有失語症的人，只要多給他一點時間，也願意談論自己的事。

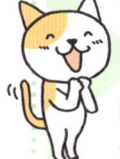

### 有人等待就會很高興。
我也曾在發生困擾時接受同為失智症患者的協助。例如名古屋的山田真由美小姐有失用症，所以對她而言要撕開免洗筷有困難，但是她記憶力超好，可以告訴我忘記的人名。而且最令人高興的是，她願意等候。每次當我要開始說話或行動時，需要花費很多時間，她能夠體諒我這一點。在我的生活周遭，我常遇到不願意等待的人，不禁讓我感概為何不願意等那1～2分鐘呢？

### 當本人的面說不好聽的話……
雖然患有失智症，但仍然有耳朵可以聽話、也有思考能力，家人卻在本人在場時，毫不在乎地向大家說：「最近這個人漸漸變得什麼都不會，在家都慌慌張張的……」之類的話。當面聽到這些話時，自然會生氣、焦躁、失落、哭泣。只是因為得了「失智症」，連家人都無視自己、口出惡言，甚至不覺得這樣是錯的，連穿尿片、失禁的事都說出來，完全無視本人的心情和尊嚴。

### 記憶力衰退仍可以從事演講活動。
從事演講活動時，曾聽大家問：「丹野先生真的有失智症嗎？」我說話的時候，可能不會被大家發現，但其實我本身有很多失智症的症狀。例如，想說的話說不出來、記不得他人長相、周圍的女性看起來都是認識的朋友、無法記得電視劇出現的人物，所以無法理解劇情、不認得自己的主管和同事（沒辦法確信）……

### 不要讓人喪失持續自立的心。
即便有失智症的症狀，只要花一番心力仍可以過著平常的生活。但是，失智症患者每當聽到大家說「需要照護」就會心慌意亂，也有很多人被告誡「會迷路不要出門」，而枯坐在家、焦躁不安，結果，連想持續自立的心都喪失殆盡。如果身邊的人或專家都能一起來思考，如何讓失智者得以保有至今的生活（工作），將會令人振奮不已。

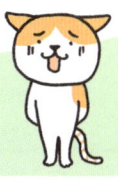

**丹野智文**　1974年出生於宮城縣。2013年在身為Netz Toyota仙台頂尖業務員的顛峰之際被診斷罹患失智症。之後，受到身邊親友、同事的理解與支持，工作性質做了異動，至今仍持續工作中。2015年1月在首相官邸與前首相安倍晉三針對「罹患失智症仍可工作」交換意見。日本的失智症對策「新橘色計畫」反映了他的想法，「希望聽取失智症當事人的意見推行對策」。著作有：《丹野智文　與失智症共存的笑臉生活》（文藝春秋）。

## 治療

# 討厭抽痰

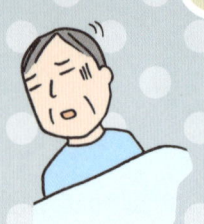

▶ 高山由太郎先生的案例

高山由太郎：81歲，因肺炎住院，咳嗽有痰，有積痰，無法自行咳出。患有阿茲海默型失智症。

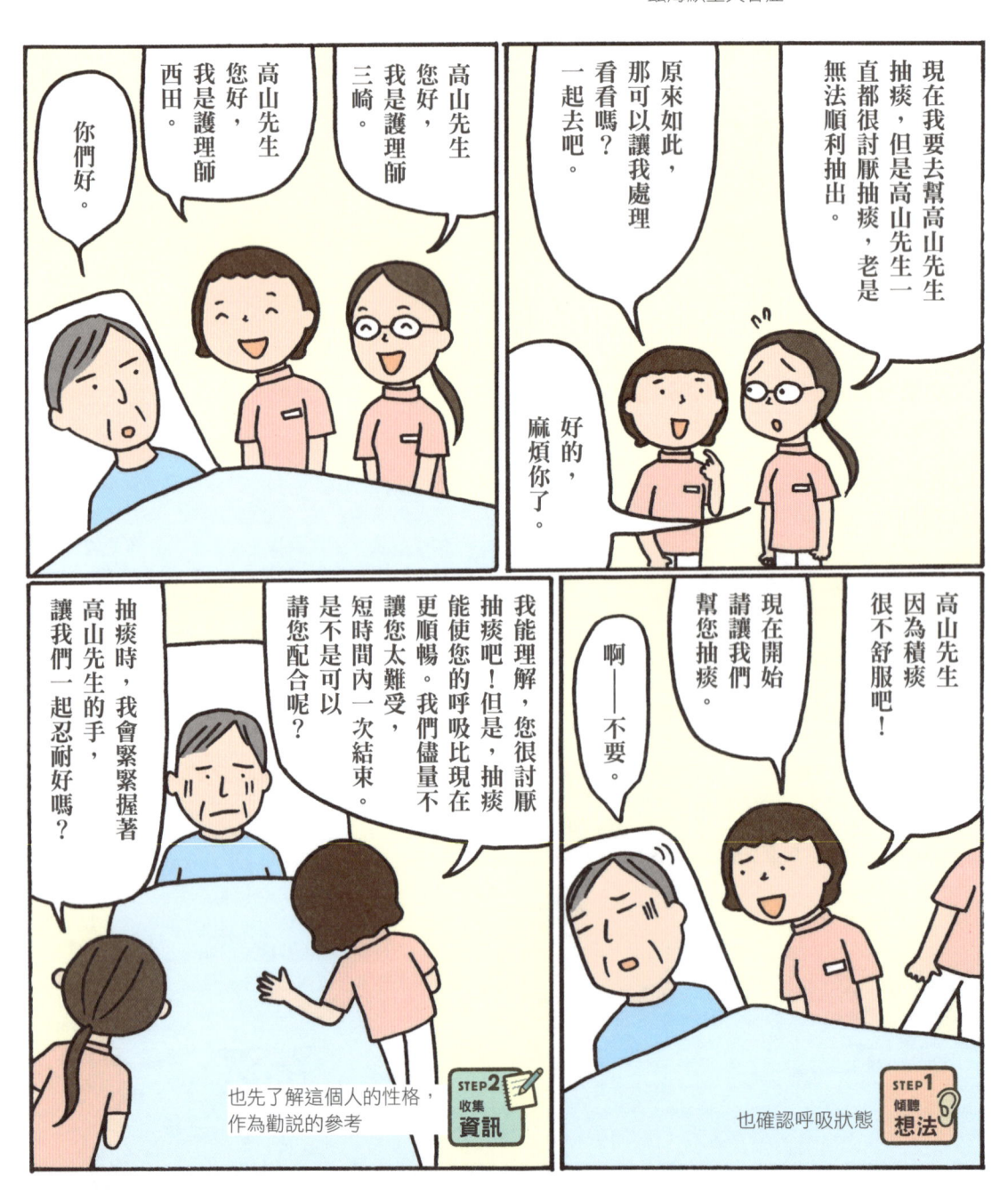

> 現在我要去幫高山先生抽痰，但是高山先生一直都很討厭抽痰，老是無法順利抽出。

> 原來如此，那可以讓我處理看看嗎？一起去吧。

> 好的，麻煩你了。

> 高山先生您好，我是護理師三崎。

> 高山先生您好，我是護理師西田。

> 你們好。

---

> 高山先生因為積痰很不舒服吧！

> 現在開始請讓我們幫您抽痰。

> 啊——不要。

> 我能理解，您很討厭抽痰吧！但是，抽痰能使您的呼吸比現在更順暢。我們儘量不讓您太難受，短時間內一次結束。是不是可以請您配合呢？

> 抽痰時，我會緊緊握著高山先生的手，讓我們一起忍耐好嗎？

**STEP1 傾聽想法**　也確認呼吸狀態

**STEP2 收集資訊**　也先了解這個人的性格，作為勸說的參考

116

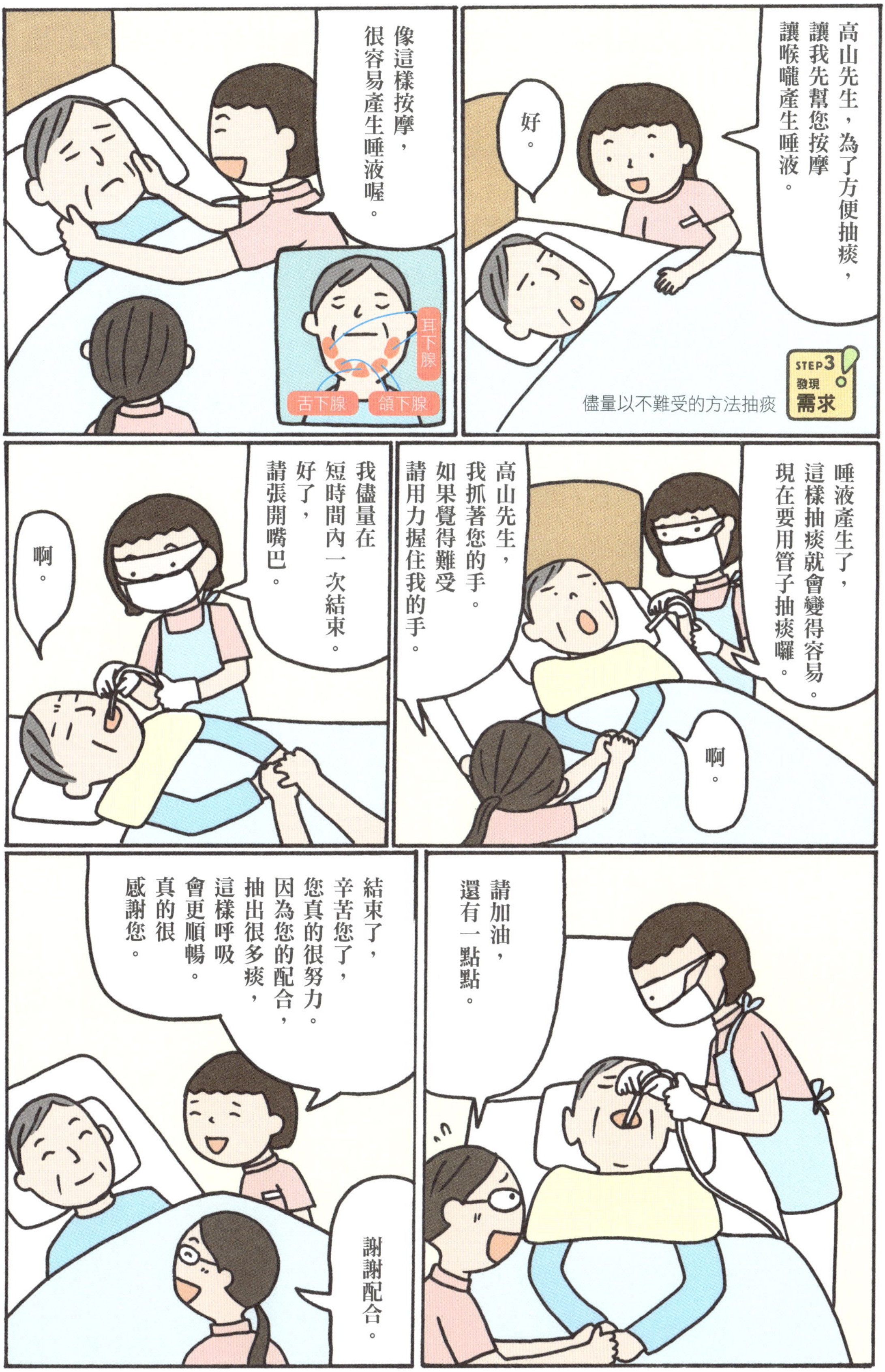
高山先生，為了方便抽痰，讓我先幫您按摩讓喉嚨產生唾液。
好。
STEP3 發現需求
儘量以不難受的方法抽痰
像這樣按摩，很容易產生唾液喔。
耳下腺
舌下腺
頜下腺
唾液產生了，這樣抽痰就會變得容易。現在要用管子抽痰囉。
啊。
高山先生，我抓著您的手。如果覺得難受請用力握住我的手。
我儘量在短時間內一次結束。好了，請張開嘴巴。
啊。
請加油，還有一點點。
結束了，辛苦您了，您真的很努力。因為您的配合，抽出很多痰，這樣呼吸會更順暢。真的很感謝您。
謝謝配合。

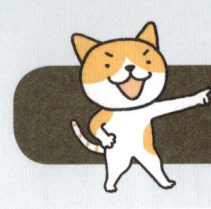

# 3步驟實踐高山先生的照護！

## 為什麼「討厭抽痰」？

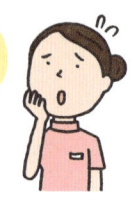

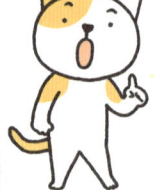

思索「**為什麼？**」
著眼於「**困擾之處**」！

### 這樣的照護 NG！

- ✗ 強行壓住患者抽痰。
- ✗ 明明跟患者說：「一次就結束」，卻抽了好幾次。
- ✗ 抽痰時一動，護理師就生氣說：「不要亂動！」
- ✗ 護理師抽痰前說：「忍一下下喔！」結束後說：「很努力喔，要做就可以做到嘛，很厲害耶！」都用對小孩子說話的語氣。

### 對「討厭抽痰」的人來說，可能有這樣的困擾

- 覺得痛。
- 抽痰時不能呼吸，很不舒服、難受。
- 討厭有東西插入口中。
- 討厭被壓住。
- 不知道抽痰的用意。
- 認為自己可以把痰咳出。
- 會搔癢。
- 其他

## 解說

### STEP1 傾聽想法
也確認呼吸狀態

護理師說：「請讓我們幫您抽痰」，患者回覆：「不要」。看起來呼吸困難。

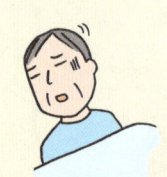

喉嚨積痰了，所以應該會呼吸困難，但患者還是討厭抽痰。

### STEP2 收集資訊
也先了解這個人的性格，作為勸說的參考

- **身體健康狀態**　因肺炎住院中。這已經是第2次因肺炎住院。
- **社會心理（環境）**　環境改變。
- **生活經歷**　與妻子兩人生活，緊急住院，容易害怕。
- **性格**
- **大腦障礙**　罹患阿茲海默型失智症，有記憶障礙。

→ **患者可能不理解抽痰的必要性。**

Part 3 討厭抽痰

## STEP 3 發現需求

### 儘量以不難受的方法抽痰

必須簡單扼要地向高山先生說明抽痰的必要。

高山先生容易害怕，或許記得抽痰會很難受，才覺得再也不要抽痰。必須想辦法儘量讓他在抽痰時不覺得太難受。

向高山先生表達會儘量不讓他有不舒服的感覺。然後一如承諾，極力降低不舒服的感覺，完成抽痰，建立信任關係。

---

**CARE PLAN 1**　依附與連結
性格／社會心理／身體健康狀態

#### 接納討厭抽痰的想法 告知抽痰的必要性

當護理師說：「請讓我們幫您抽痰」，高山先生立刻回覆：「不要」。護理師回應：「您很討厭抽痰吧！」用言語表達理解對方這樣的心情，再接著說：「抽痰能使您的呼吸比現在更順暢」，告知抽痰對高山先生的好處。

---

**CARE PLAN 2**　生活經歷
舒適（平靜）

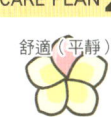

#### 讓患者知道 會在短時間內一次結束

抽痰會伴隨極不舒服的感受，所以向患者說：「我們儘量不讓您太難受，短時間內一次結束」，表達不強行抽痰。接著抽痰時，握著患者的手陪在一旁表示支持，請求患者配合。這些舉動可以讓他感覺到能盡快結束令人討厭的抽痰。

> 我能理解，您很討厭抽痰吧！但是，抽痰能使您的呼吸比現在更順暢。我們儘量不讓您太難受，短時間內一次結束，是不是可以請您配合呢？
>
> 抽痰時，我會緊緊握著高山先生的手，讓我們一起忍耐好嗎？

---

**CARE PLAN 3**　依附與連結
性格／社會心理／身體健康狀態

#### 藉由按摩產生唾液 讓抽痰變得容易

為了一次把痰抽乾淨，照護時也必須留意避免積痰。對於需要抽痰的人，平日就要配合姿位引流、唾液腺按摩、吸蒸氣等照護，讓痰移動，以方便進入抽痰的狀態，這點也很重要。

尤其在抽痰前按摩唾液腺，也會使患者習慣肌膚接觸。分別用手掌和指腹在耳下腺、頷下腺、舌下腺部位畫圓按摩。

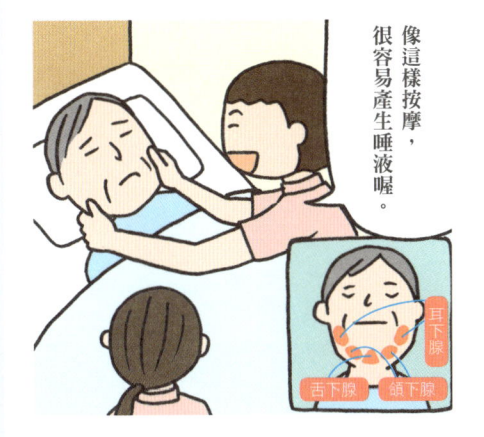

> 像這樣按摩，很容易產生唾液喔。

耳下腺／舌下腺／頷下腺

## 還有其他實例！

### 害怕嘴巴張大

**STEP 1 傾聽想法**

「請把嘴巴張開」，即使這麼說，患者也不張嘴。進一步詢問：「是不是討厭抽痰」，對方回覆：「討厭」。「要碰嘴巴囉！」一說要碰觸嘴巴，患者就把嘴巴緊閉起來。

**STEP 2 收集資訊**

根據過往檢查報告，口腔沒有問題。從家人口中得知，患者容易害怕。

**STEP 3 發現需求**

考慮患者可能因為不知道要做什麼而害怕。因此處理如下。

「現在是不是覺得呼吸困難呢？我們要將積在喉嚨的痰抽出，呼吸才會變順暢喔。請讓我幫您抽痰。」向患者說明為什麼必須抽痰。

讓患者看到管子，具體說明：「用這個管子伸進嘴巴，把喉嚨的痰抽出來」。「只要數到2就可以了」，並向患者表明會在短時間內結束。

不要在患者反感的時候去要求抽痰。可多到病房探視，隨意聊聊天，花一些時間建立熟悉感與信任感，讓患者漸漸願意接受。

---

## 想了解更多

### 緩解嘴唇乾燥

當患者「嘴巴不張開」、「不進食」時，請大家先確認本人的嘴唇狀態，是不是很乾燥、角質層變厚、顯得粗糙呢？

高齡者中，很多人的嘴唇都有乾燥、肥厚的特徵，這樣張開嘴巴時，皮膚被分開、拉扯，就會感到疼痛。攝取水分時是不是也會有刺痛感呢？雖然不容易發現，不過有很多案例是因為這樣的疼痛和不舒服，而不願意張開嘴巴、害怕吃飯。

因此，如果發現患者的嘴唇皮膚肥厚、乾燥，請協助他擦護唇膏（做法請參照插畫），讓表面老舊角質脫落，嘴唇變柔軟，嘴巴張開時就不會覺得不舒服。

> 手指捲上紗布用水沾濕後，輕輕地在嘴唇上抹過。過一段時間，會感覺嘴唇稍微變軟，再一次用手指捲上紗布用水沾濕，輕輕地把浮起的老舊角質摩擦掉。一天反覆2～3次這樣的動作，可以讓變硬的老舊角質脫落，嘴巴張開時就不會覺得嘴唇乾裂，也不再疼痛。之後再試著建議本人和家人養成經常擦護唇膏的習慣。

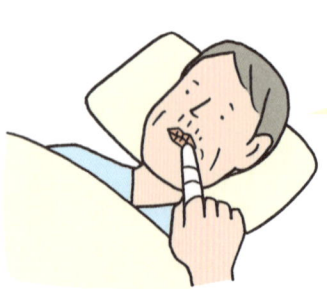

指導／松井新吾　神奈川縣茅崎市松井齒科醫院院長、牙科醫師，也積極從事到府看診。

120

*column*

## Let's think! 失智者「工作」的故事

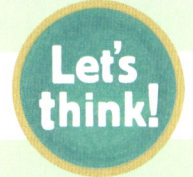

很多人因為罹患失智症不得不辭去原有的工作。在這樣的情況下，有的企業則會試著找出這個人的能力並且僱用。神奈川縣橫須賀市就有一家這樣的公司，設置了一間團體家屋（Group Home），名為「あんずの家」。當中有一位罹患早發性阿茲海默型失智症的廣美女士，讓我們以僱用當時的狀況為主軸，介紹他5個月前被僱用後至今的情況。

### 契機為在兒童餐廳活躍的身影

田島利子（あんずの家院長）表示：「看到照片中廣美女士料理的身影，我想如果是這個人，應該可以請她負責我們的餐點和打掃工作。」

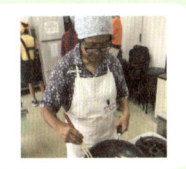

### 1個月都沒有迷路，可自行通勤上班

當初面試時，院方和家人最擔心的就是廣美女士「如何上班不迷路」。
（田島院長）「準備附有照片的手作地圖如何？」
（廣美女士和先生）「因為會忘記帶或不小心遺落在哪裡，可能行不通。」
（田島院長）「這樣啊，那麼讓我們相信廣美女士的能力，直到記得路線為止，我們一起行動吧！」
經過討論後，廣美女士由家人陪同前往離家最近的車站，然後廣美女士獨自一人搭乘電車，從下車的車站到あんずの家由工作人員陪同，就這樣持續了2週。之後的2週，讓廣美女士自己出門搭車，家人和工作人員尾隨其後，只在迷路時給予協助。1個月之後，廣美女士已經可以自己一人去上班了。

### 和廣美女士一起努力的事項

- 上班日固定。
- 通勤搭乘的電車時間固定。
- 事先拜託派出所警員和站務人員，「如果這個人遇到困難，請與我們聯絡。」
- 因為回程可能會走到錯誤的月台，所以回家前戴著有提醒紙條的幸運手鍊。

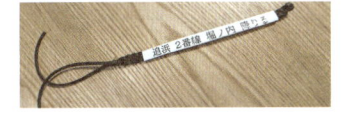

幸運手鍊上有提醒紙條，寫著回家搭電車的出發月台和下車的站名。

### 工作細心和自然陪伴高齡者是廣美女士才能做到的事

廣美女士主要的工作是料理和打掃。這一天正在製作豆皮壽司，她和高齡者一起一個一個將飯細心包入豆皮中。打掃時會忘記「這裡掃過了嗎？」所以手上會戴著有註記明細的綁帶，一邊確認一邊打掃。廣美女士表示：「工作很有趣，因為在家天天都在煮飯。」
田島院長說：「有時突然環顧院內情景時，會看到廣美女士去找高齡者，滿臉笑容溫柔地聊天。這是廣美女士才能營造出的時刻和柔和氛圍。」由此看來廣美女士能和あんずの家的入住者和工作人員都保持穩定的關係。

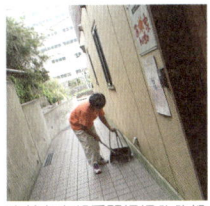

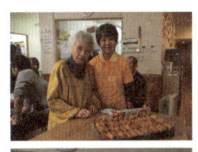

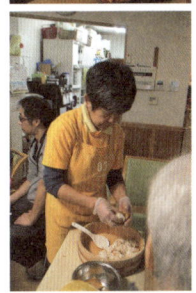

廣美女士將房間裡裡外外都仔細打掃乾淨。

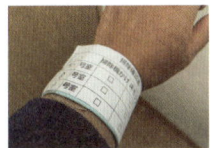

打掃用的確認明細綁帶。

121

## 呼叫鈴

## 不按呼叫鈴

▶ 小林清先生的案例

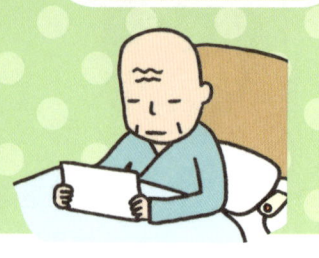

小林清：83歲，因肺炎住院，發燒、血氧過低，還併發脫水症狀。從住院起打點滴、接受氧氣治療。可自行走去洗手間。患有阿茲海默型失智症。

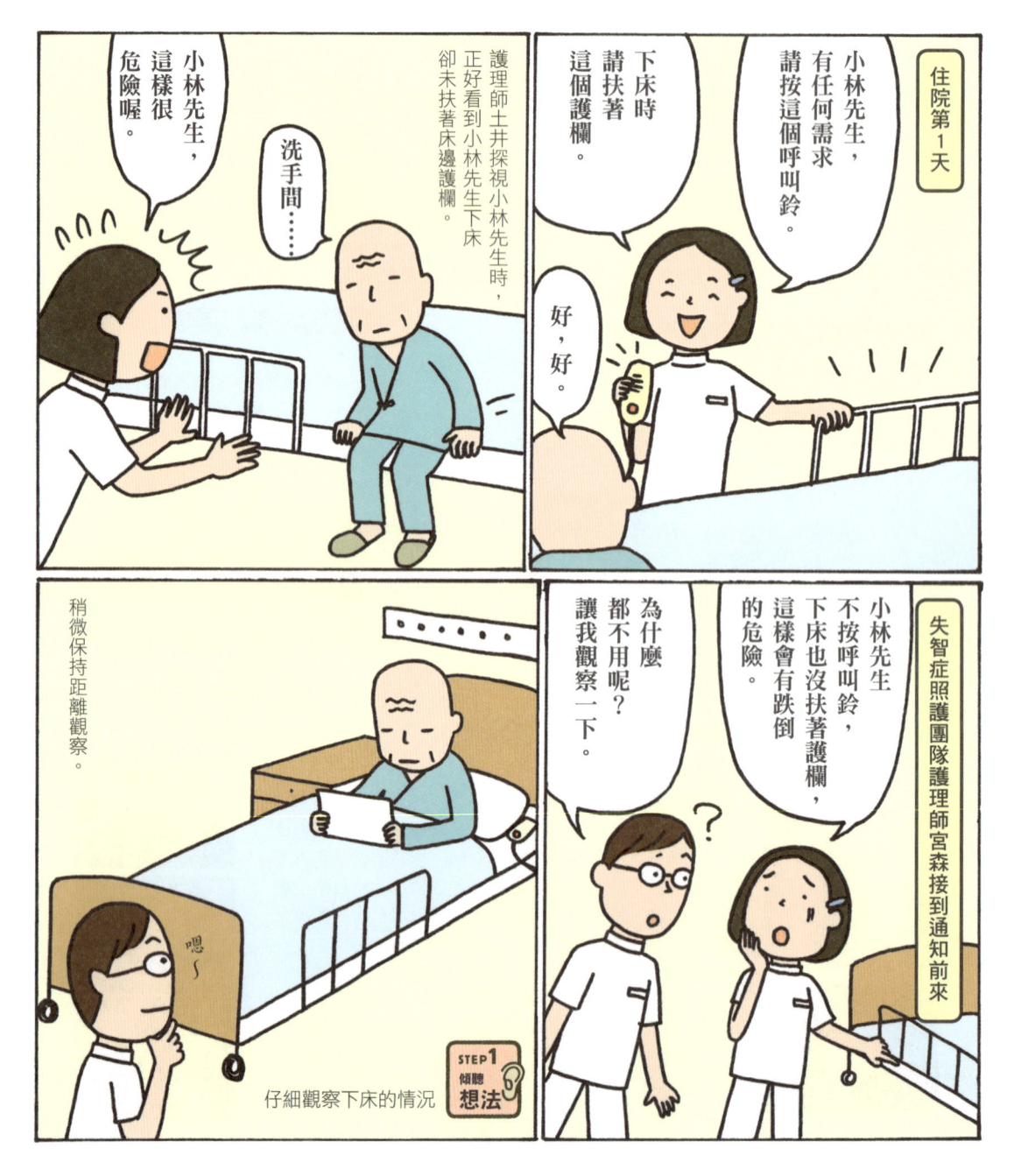

**住院第1天**

「小林先生，有任何需求請按這個呼叫鈴。」

「下床時請扶著這個護欄。」

「好，好。」

護理師土井探視小林先生時，正好看到小林先生下床卻未扶著床邊護欄。

「洗手間……」

「小林先生，這樣很危險喔。」

失智症照護團隊護理師宮森接到通知前來

「小林先生不按呼叫鈴，下床也沒扶著護欄，這樣會有跌倒的危險。」

「為什麼都不用呢？讓我觀察一下。」

**STEP 1 傾聽想法**

稍微保持距離觀察。

「嗯～」

仔細觀察下床的情況

122

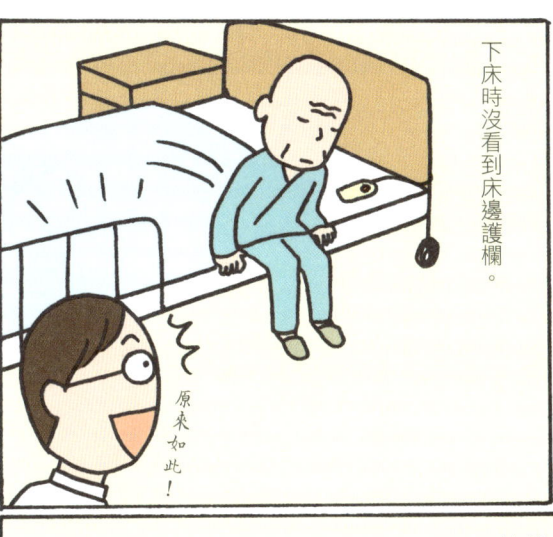

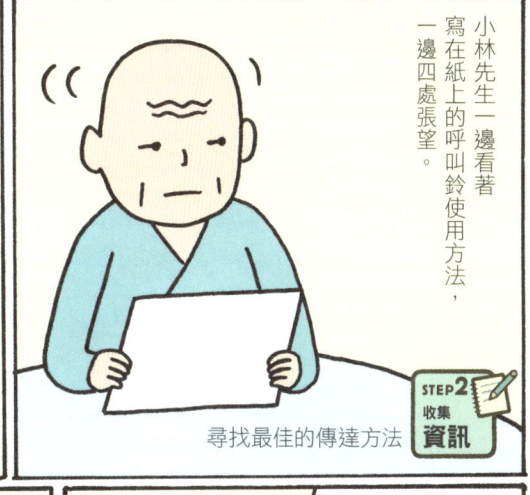

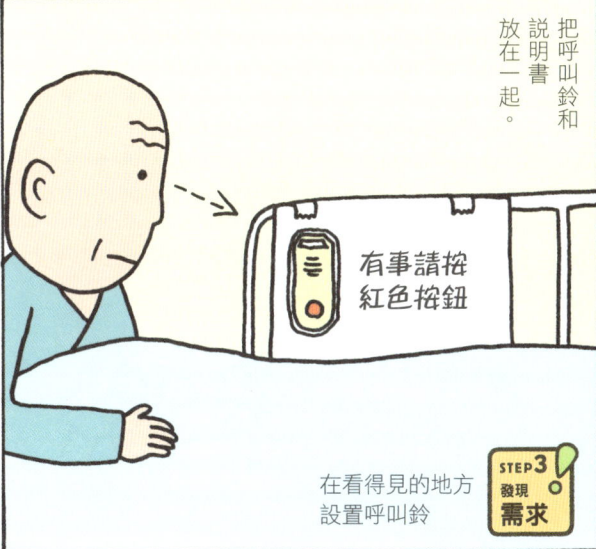

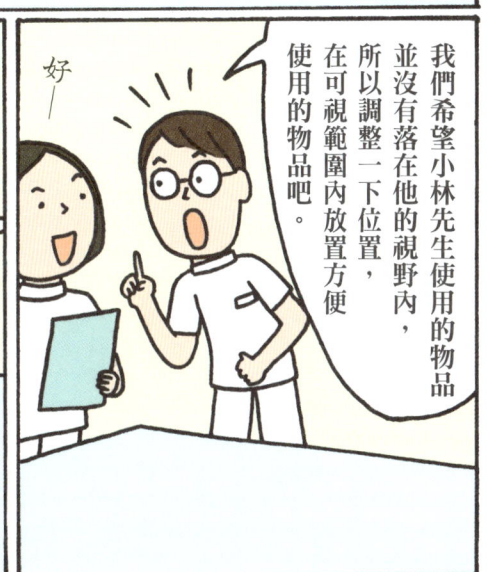

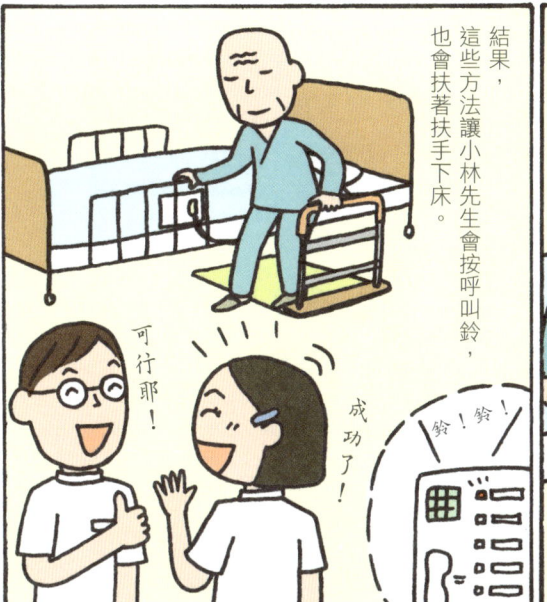

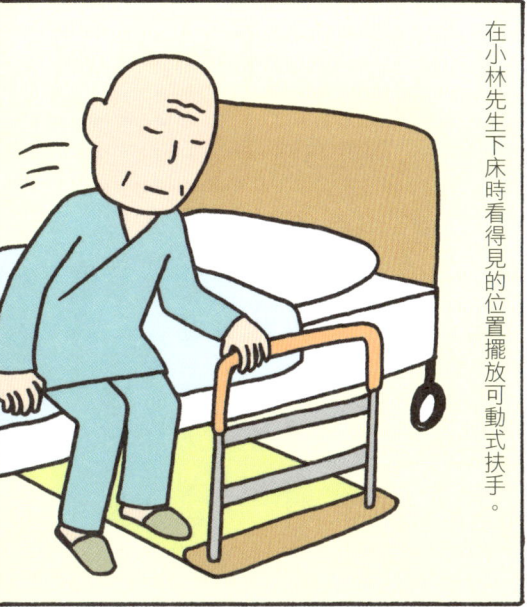

Part 3 不按呼叫鈴

小林先生一邊看著寫在紙上的呼叫鈴使用方法，一邊四處張望。

下床時沒看到床邊護欄。

原來如此！

STEP2 收集資訊
尋找最佳的傳達方法

我們希望小林先生使用的物品並沒有落在他的視野內，所以調整一下位置，在可視範圍內放置方便使用的物品吧。

好

把呼叫鈴和説明書放在一起。

有事請按紅色按鈕

STEP3 發現需求
在看得見的地方設置呼叫鈴

在小林先生下床時看得見的位置擺放可動式扶手。

結果，這些方法讓小林先生會按呼叫鈴，也會扶著扶手下床。

可行耶！
成功了！
鈴！鈴！

123

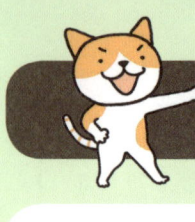

# 3步驟實踐小林先生的照護！

## 為什麼「不按呼叫鈴」？

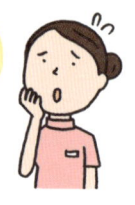

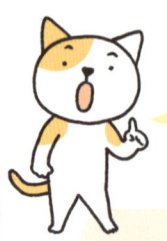

思索「**為什麼？**」著眼於「困擾之處」！

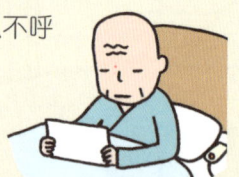

### 這樣的照護 NG！

✘ 對患者生氣地說：「為什麼不按呼叫鈴？」
✘ 給患者看寫有呼叫鈴用法的紙，像對待小孩子一樣說：「看，這裡有寫喔！要按橘色按鈕！」
✘ 用輕蔑的態度向患者說：「就算和你說了要按呼叫鈴，你也不懂吧！」

### 對「不按呼叫鈴」的人來說，可能有這樣的困擾

- 不知道呼叫護理師的方法。
- 不知道呼叫鈴的使用方法。
- 手碰不到呼叫鈴。
- 認為自己就可以做到。
- 不想依賴不認識的人。
- 覺得很不好意思、丟臉，所以不呼叫護理師。
- 看不明，聽不清。

其他

## 解說

### STEP 1 傾聽想法

仔細觀察下床的情況

- 護理師告知：「有任何需求請按這個呼叫鈴。」「下床時請扶著這個護欄。」小林先生聽完後回覆：「好，好」。
- 小林先生讀了寫著呼叫鈴使用方法的紙。
- 小林先生尋找呼叫鈴。

← 不知道呼叫鈴在哪。

### STEP 2 收集資訊

- 身體健康狀態　因肺炎住院中，發燒、血氧過低，還併發脫水症狀。可自行走去洗手間，緊急住院，
- 社會心理（環境）環境改變。
- 生活經歷　曾是小學校長，興趣是閱讀，讀書看報是每天都要做的事。
- 性格　一板一眼。
- 大腦障礙　罹患阿茲海默型失智症，有記憶障礙。

### 尋找最佳的傳達方法

← 以書面資料傳達訊息。

124

## STEP 3 發現需求

### 在看得見的地方設置呼叫鈴

因為患有骨關節炎，小林先生下床和走路時需要輔助。

小林先生可能想使用呼叫鈴但找不到擺放位置。必須將呼叫鈴和扶手放在小林先生的可視範圍內。

小林先生有重聽、素來喜歡閱讀。所以，呼叫鈴的使用方法，除了口頭傳達之外，或許寫成書面資料會比較好。

考量到對方耳朵重聽，說話時要在耳邊慢慢講。

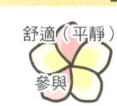

---

**CARE PLAN 1**
身體健康狀態　大腦障礙
舒適（平靜）／參與

#### 儘量多交談說話時靠近耳邊

小林先生因重聽關係，聽不清楚周圍的聲音，有時會感到孤單。因此，要儘量多和小林先生聊天，說話時靠近耳邊，每次都要觀察其表情變化，確認小林先生是否理解。另外，考量到小林先生喜歡閱讀，早晚可為他準備報紙，並請家人帶來喜愛的書籍。

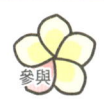

---

**CARE PLAN 2**
生活經歷　大腦障礙
參與

#### 呼叫鈴和說明書一起放在經常看見的位置

呼叫鈴和說明書分開擺放不容易找到，所以將兩者合而為一做成呼叫鈴看板。利用厚紙板，鑽洞掛上呼叫鈴，在旁邊寫上「有事請按紅色鈴」，放在小林先生看得見的位置。

這個地方是否屬於小林先生經常看到的範圍內，須仔細確認後再決定。設置完成後，要反覆向小林先生說明「有事請按紅色按鈕，護理師就會過來。」如此一來，小林先生就能自行按呼叫鈴。

---

**CARE PLAN 3**
大腦障礙
舒適（平靜）

#### 在下床時的可視位置設置扶手

為了預防跌倒，在小林先生下床時看得見的位置擺放可動式扶手。重要的是實際觀察小林先生下床的過程，再決定擺放位置。

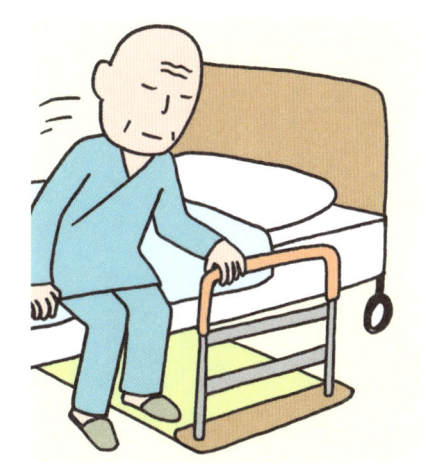

## 還有其他實例!

### 不願意呼叫護理師

**STEP1 傾聽想法**

護理師告知患者:「想去洗手間或有其他需求,請按這個呼叫護理師。」患者回答:「這樣啊,但是我可以一個人走去喔!」

**STEP2 收集資訊**

從家人那裡得知,患者過去走路很快,所以對走路、跑步很有自信,個性也不喜歡麻煩別人。

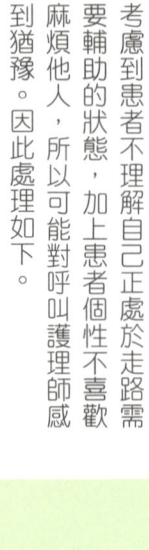

**STEP3 發現需求**

考慮到患者不理解自己正處於走路需要輔助的狀態,加上患者個性不喜歡麻煩他人,所以可能對呼叫護理師感到猶豫。因此處理如下。

反覆向患者說:「您現在走路還不穩,所以下床時請讓我們從旁協助。我們擔心您會跌倒或受傷」、「下床時請不要顧慮,就按這個按鈕」。每天盡量抽出一段時間與患者交談,經過病房附近時也打聲招呼,努力拉近彼此的關係。

## 想了解更多

### 病人行動的原因

面對不遵從指示按呼叫鈴的人,一開始為了請對方按鈴可能需要花費一番心力。

「即使沒特別的事也去探視聊天」,建議大家把這樣的舉止視為工作的一環,並在探視病房時仔細觀察患者的行為。

例如這個人即便不按呼叫鈴,如果他能在護理師探視病房時,告訴護理師自己的需求,這樣就可以避免患者發生摔倒、跌落的危險,也可以請他遵守臥床規定或是不踩地無承重等指示。

- 想去洗手間
- 想拉起窗簾
- 在找杯子
- 在找電視遙控器

若患者出現此類情況時,請關心這個人這個時候的行為有什麼意義,並試著針對這件事與對方交談看看。

「想拉窗簾嗎?是光線太刺眼了嗎?」

「在找杯子嗎?:杯子在這裡。口渴了嗎?」

從這個人的行動展開對話,就可藉此機會知道這個人需要的舒適環境和照護需求。還可能得到像是這樣的資訊——因為這個人想下床時會抓緊扶手,或許不太會發生跌落的危險。

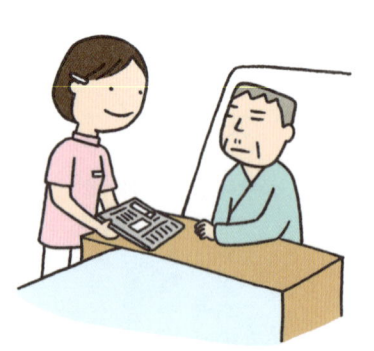

有時因為想看報紙,而找報紙。

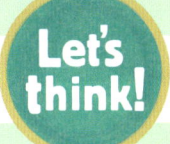

## Let's think! 令家人「不安」和「安心」的一句話

東京慈惠會醫科大學　精神醫學講座教授　**繁田雅弘**

「談話」在失智症照護中舉足輕重。因為醫療相關人員的「一句話」，有時會令患者或家人感到安心，有時也可能令人惶恐不安，連帶影響到患者的精神行為症狀（BPSD）。我們從一份針對失智症患者與家人的調查結果*中，舉出一些具體影響患者或家人心緒的「一句話」，當做大家往後「談話」的參考。

### 令人混亂或不安的事例（一句話）

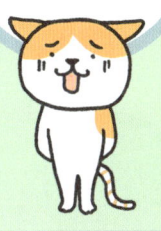

> 我從定期檢查的結果得知，現在自己的智力為1歲小孩的程度。現在檢查結果雖是如此，但是我會寫書法、還會挑菜豆的豆筋……做得到的事還很多。對家人來說，單憑醫療方面的結果去判定一個人，仍有許多無法理解的部分。我希望大家不要以偏概全，依舊把我視為「人」。（53歲女性）

> 在內科等候看診時，或許護理師和放射師不知道我是失智症患者，對我大聲喊叫。這讓我覺得醫療人員是世上最不瞭解失智症的人。（47歲女性）

> 希望專科醫師、護理師、檢查技師等所有醫療相關人員都能了解失智症。不論是入住普通醫院，還是門診治療，我都曾因失智症而經歷了很大的困擾。我強烈希望即使是治療失智症以外的疾病，都可以讓本人和家人放心。（57歲女性）

> 有次因肺炎住院時，被護理師說：「一直發出聲音很吵」。（62歲女性）

> 之前家人因跌倒骨折需要接受手術治療。初診時，骨外科醫師對我說：「他已經罹患失智症了，再不多加小心，不是很可憐嗎？」這番話讓我很受傷，每天自己的時間變得很少，明明已經很用心在照顧了，卻還被這樣講……（60歲女性）

> 我先生回答慢半拍，醫護人員仍會點頭回應說：「原來如此啊……」（60歲女性）

> 醫師每次看診時，都不忘讚美我先生，對他說：「○○先生是很厲害的老闆，帶領很多師傅，努力自己經營事業，真的很了不起耶！」（55歲女性）

> 我有段期間有暴力傾向，曾傷到其他住院患者（也曾傷到自己），那個時候醫護人員幾乎不曾責備我，還說：「對不起，是我們看護不周」，讓我備感溫暖。（66歲女性）

> 醫護人員待我如一般人提問，也想理解家人和我本人的經歷等資訊。（77歲女性）

> （養老型照護病樓）以前我住院期間在半夜嚷著：「想回家」，護理師隔天跟我說：「這麼想回家，我帶您回家好不好？」（58歲女性）

> 即便患者的意思未能傳達出來，醫護人員也願意聽照顧者說的話，並溫柔對待患者，這種時候令人備感安心（患者漸漸無法聽懂他人言語）。（66歲男性）

### 令人安心的事例（一句話）

**繁田雅弘**
東京慈惠會醫科大學畢業。擔任東京都失智症對策推進會議副議長、日本老年精神醫學會理事、日本失智症照護學會理事長。東京慈惠會醫科大學記憶診所診察部長。東京三鷹「希望記憶診所」非常駐醫師。想成為一名關懷病症和生活的醫療人員。

*資料來源：「失智症診療適當的資訊提供和對應」～影響患者和家人安心與理解的因素～調查結果報告書2011年3月（東京都立大學研究所人類健康科學研究科　繁田雅弘／生活構造研究所　半田幸子／日本社會事業大學研究院　今井幸充）

# 呼叫鈴

## 頻頻按呼叫鈴

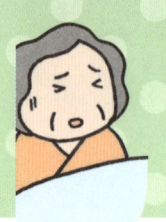

▶ 池野あや子女士的案例

池野あや子：83歲，因左股骨頸骨折住院。手術結束，目前復健中。患有阿茲海默型失智症。

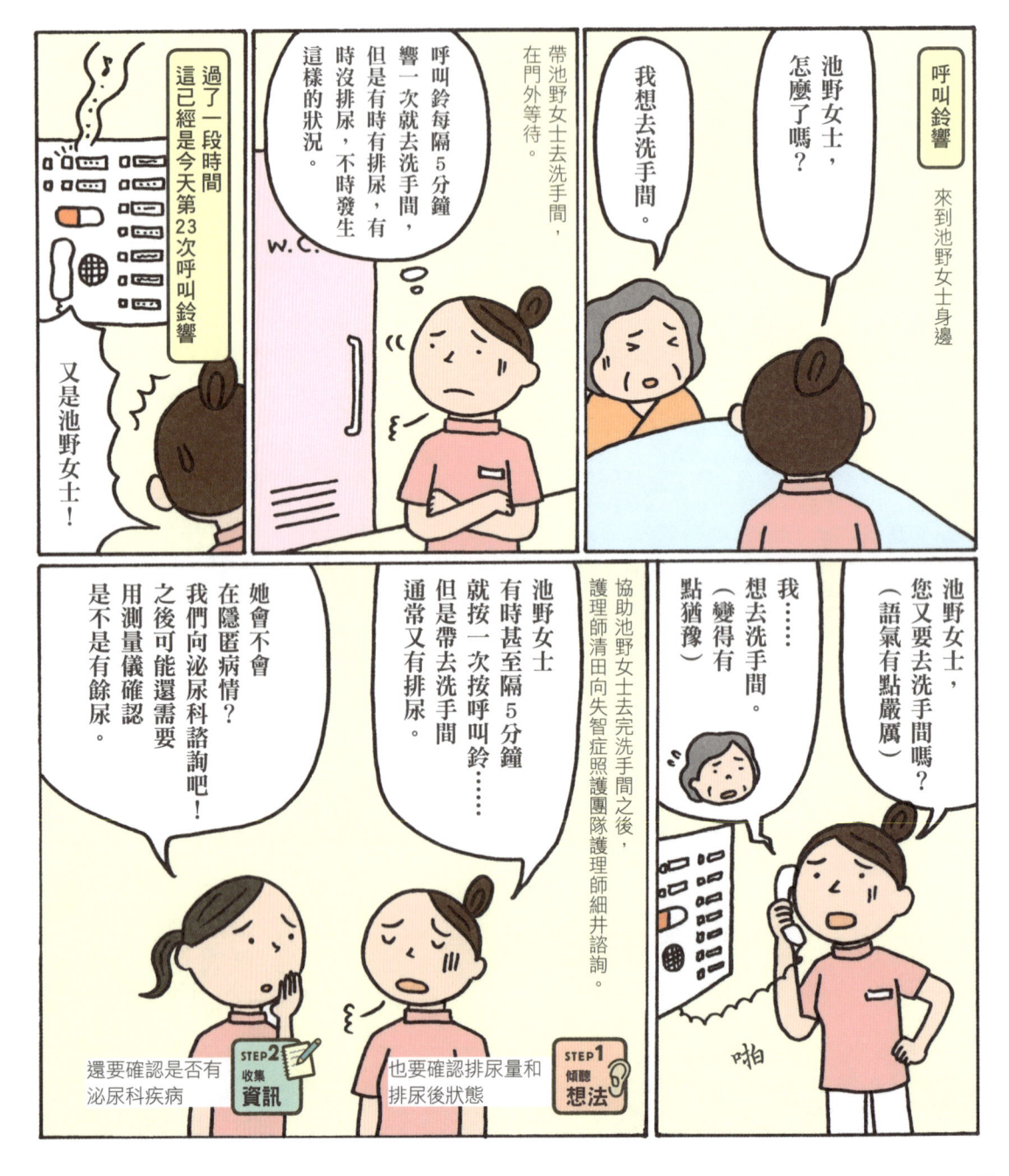

---

**呼叫鈴響**

來到池野女士身邊

「池野女士，怎麼了嗎？」

「我想去洗手間。」

---

帶池野女士去洗手間，在門外等待。

呼叫鈴每隔5分鐘響一次就去洗手間，但是有時有排尿，有時沒排尿，不時發生這樣的狀況。

---

過了一段時間

這已經是今天第23次呼叫鈴響

「又是池野女士！」

---

「池野女士，您又要去洗手間嗎？」（語氣有點嚴厲）

「我……想去洗手間。」（變得有點猶豫）

---

協助池野女士去完洗手間之後，護理師清田向失智症照護團隊護理師細井諮詢。

池野女士有時甚至隔5分鐘就按一次呼叫鈴……但是帶去洗手間通常又有排尿。

她會不會在隱匿病情？我們向泌尿科諮詢吧！之後可能還需要用測量儀確認是不是有餘尿。

**STEP 1 傾聽想法** 也要確認排尿量和排尿後狀態

**STEP 2 收集資訊** 還要確認是否有泌尿科疾病

128

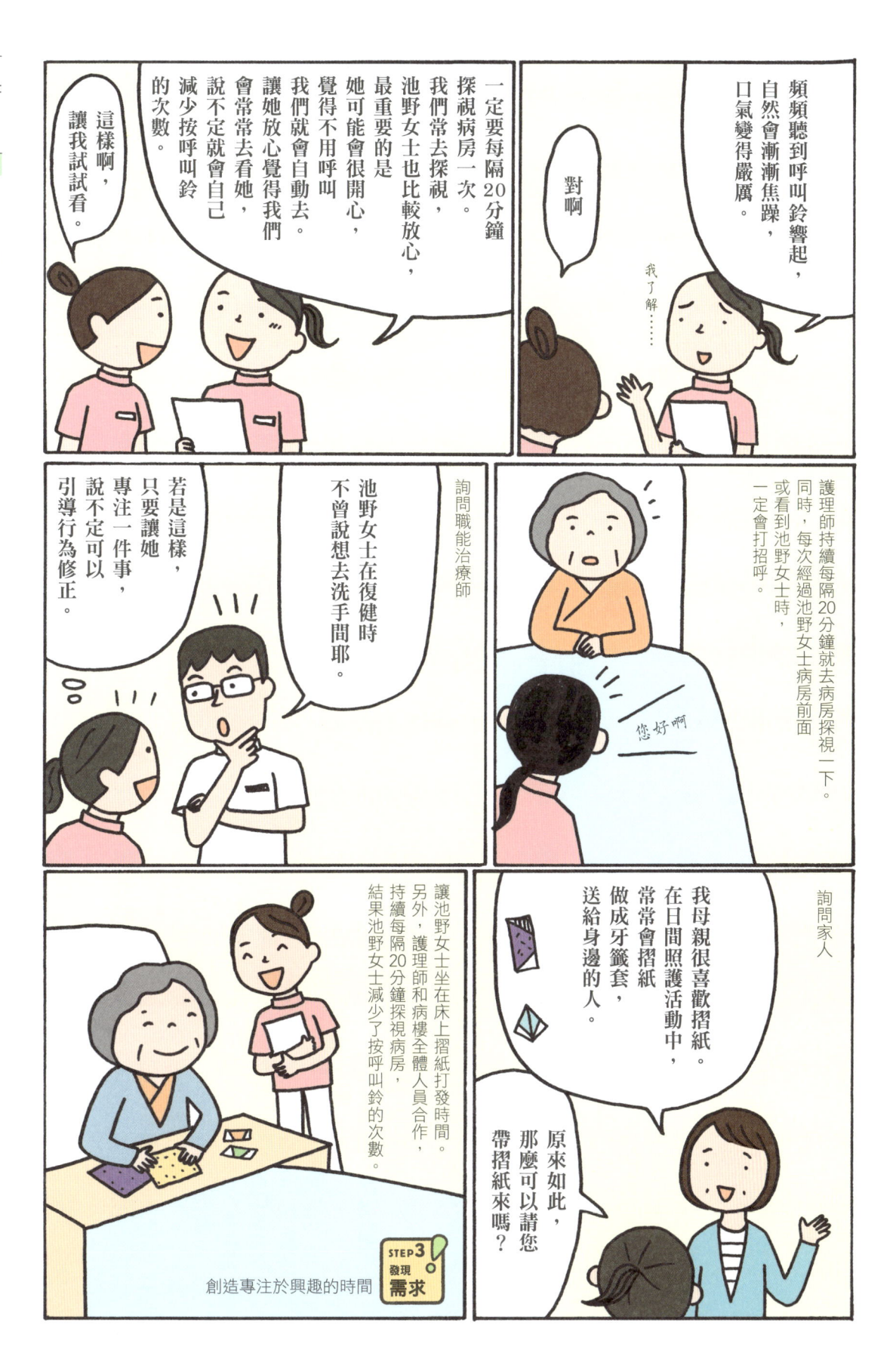

Part 3 頻頻按呼叫鈴

頻頻聽到呼叫鈴響起，自然會漸漸焦躁，口氣變得嚴厲。

「對啊」

「我了解……」

「一定要每隔20分鐘探視病房一次。

池野女士也比較放心，我們就會自動去。

她可能會很開心，覺得不用呼叫我們就會自動去。

最重要的是讓她放心覺得我們會常常去看她，說不定就會自己減少按呼叫鈴的次數。」

「這樣啊，讓我試試看。」

護理師持續每隔20分鐘就去病房探視一下。同時，每次經過池野女士時，或看到池野女士病房前面一定會打招呼。

「您好啊」

詢問職能治療師

「池野女士在復健時不曾說想去洗手間耶。」

「若是這樣，只要讓她專注一件事，說不定可以引導行為修正。」

詢問家人

「我母親很喜歡摺紙。在日間照護活動中，常常會摺紙做成牙籤套，送給身邊的人。」

「原來如此，那麼可以請您帶摺紙來嗎？」

讓池野女士坐在床上摺紙打發時間。另外，護理師和病樓全體人員合作，持續每隔20分鐘探視病房，結果池野女士減少了按呼叫鈴的次數。

STEP 3 發現需求

創造專注於興趣的時間

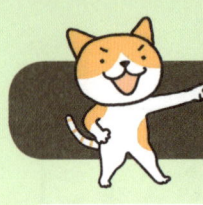

# 3步驟實踐池野女士的照護！

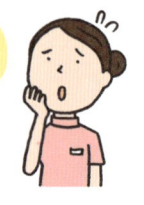

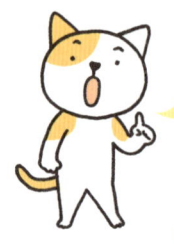

## 為什麼「頻頻按呼叫鈴」？

思索「**為什麼？**」著眼於「困擾之處」！

### 這樣的照護 NG！

✗ 患者為了去洗手間呼叫好幾次，結果護理師幫患者包上尿片。
✗ 對患者滿臉不耐煩地說：「又按？」
✗ 護理師拿走呼叫鈴。
✗ 即便患者說：「想去洗手間」，也置之不理。
✗ 態度輕蔑地對患者說：「你知道按了會怎麼樣嗎？」認定患者不知道按鈕的用意才按。

### 對「頻頻按呼叫鈴」的人來說，可能有這樣的困擾

- 很擔憂，擔憂到難以忍受。
- 不知道身在何處。
- 寂寞。
- 害怕。
- 肚子痛想去洗手間。
- 因為膀胱過動症想去洗手間排尿。
- 手上拿著呼叫鈴所以一直按。
其他

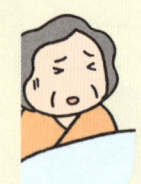

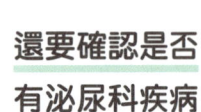

## 解說

### STEP1 傾聽 想法
**也要確認排尿量和排尿後狀態**

→ 患者表現出非常留意排尿的樣子。

- 護理師因呼叫鈴響起而前往病房時，患者每次都說：「我想去洗手間」。
- 患者表現出猶豫的樣子。
- 去洗手間時，有時有排尿，有時沒排尿，多數時候有排尿。
- 排尿後也沒有一臉輕鬆的樣子，表情沒有變化。

### STEP2 收集 資訊
**還要確認是否有泌尿科疾病**

→ 需要排尿的照護服務。（由職能治療師口中得知）

- **身體健康狀態**　因股骨頸骨折住院。沒有泌尿科看診病歷。緊急住院，環境改變。
- **社會心理（環境）**　與先生兩人一起生活。喜歡摺紙，會去日間照護機構參與活動。
- **生活經歷**
- **性格**　一絲不苟、喜歡整齊。
- **大腦障礙**　罹患阿茲海默型失智症，有記憶障礙。復健時間不曾說想去洗手間。

130

# STEP 3 發現需求

## 創造專注於興趣的時間

因為去洗手間時大多會排尿，所以當患者說：「我想去洗手間」時，一定要帶去洗手間。為了讓患者放心，護理師必須積極和患者建立關係。如果有其他熱中的事情，有可能會讓患者變得不再那麼留意要去洗手間。

### CARE PLAN 1　委託泌尿科和該科的照護團隊

身體健康狀態 / 參與

向泌尿科醫師諮詢，患者是否有隱瞞泌尿器官的疾病。也可以用測量儀確認是否有餘尿。

### CARE PLAN 2　每隔20分鐘探視病房

社會心理 / 舒適（平靜）／依附與連結

不要只因呼叫鈴響起才過去，每隔20分鐘主動探視病房。池野女士可能會感到安心，覺得不用呼叫護理師也會來訪。比起因為被叫了數次而焦躁巡房，倒不如主動巡房，才能面帶笑容。

### CARE PLAN 3　一定要主動打招呼

社會心理 / 舒適（平靜）

經過池野女士房門前面或看到池野女士時，一定要打聲招呼。目的是讓患者覺得很多人關心自己，心情會比較好。

### CARE PLAN 4　安排摺紙的時間

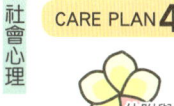

社會心理 / 生活經歷 / 依附與連結

池野女士喜歡摺紙，也常常摺牙籤套送人。因此請家人準備摺紙，並將環境整理成可以在床上摺紙的狀態。護理師可以在池野女士摺紙時和她聊天，讓她感到安心，以此建立好關係。

## 還有其他實例！

### 覺得護理師都不來

**STEP1 傾聽想法**
- 每當呼叫鈴響而去病房時，患者每次都說：「請幫我看點滴沒問題嗎？」從早到晚按了呼叫鈴200次以上。

**STEP2 收集資訊**
- 這明顯是失智症引起的短期記憶障礙。
- 患者直到退休前都擔任管理職，很常確認文件資料。

**STEP3 發現需求**
- 可能忘記護理師探視過病房，所以認為護理師一直不來而變得不安。因此處理如下。
- 製作「護理師輪值表」，和這個人在家慣用的時鐘一起擺放在靠近他的位置。護理師每次探視時都在輪值表上做記號。患者看到表就知道：「啊，剛剛來過了」，可以用自己的能力確認。按呼叫鈴的次數就減半了。

### 因為不安想上洗手間

**STEP1 傾聽想法**
- 呼叫鈴響而去病房時，患者每次都說：「我想上洗手間」。帶去洗手間，有時有排尿、有時沒排尿。

**STEP2 收集資訊**
- 住院的第1天。
- 聽家人說患者喜歡洗澡。

**STEP3 發現需求**
- 可能是住院沒多久，所以感到不安，心情無法平靜。因此處理如下。
- 為了讓患者安心，撥出一點時間也好，每位護理人員都盡可能經常與患者聊天。如果知道下一次可探視的時間，就和患者一起看時鐘並且告知：「10分鐘後會再來喔」等等。聽說患者喜歡洗澡，傍晚時讓患者泡足浴。從第5天開始按呼叫鈴的次數減少，看到護理師也會揮手。和患者說：「10分鐘後會再來喔」，患者就會等待。

### 太暗看不到

**STEP1 傾聽想法**
- 每天晚上護理師聽到呼叫鈴前往時，患者會說：「太暗我看不到」。

**STEP2 收集資訊**
- 有白內障。
- 患有阿茲海默型失智症。

**STEP3 發現需求**
- 可能把呼叫鈴看成電燈開關。因此處理如下。
- 反覆仔細告知床頭燈的位置和使用方法。
- 改變呼叫鈴的形狀，讓患者可以分辨出這是呼叫鈴。

132

**column**

# 護理師之間的合作

團隊合作對失智症照護來說非常重要。尤其護理師之間的合作越佳，失智症患者每天的住院生活品質才會更好（若是居家照護的情況，家人與照顧者之間的合作同樣重要）。這裡挑選3則例子，是護理師實際合作後認為「自己做了真好」的經驗談，提供給各位參考。

**好處**

收集資訊、分擔任務、交接等等，一個人無法做到的事情，若是大家一起做，就能為患者提供細心的照護。

## 每個人都頻繁探視病房

患者剛住院就被發現有譫妄，因此護理師想儘量安排時間和他相處，讓他感到安心。不料，這天有其他人發生相同的狀況，實在很難抽出時間。

**因此！**

護理師們即使每個人一次2分鐘也好，輪流前去探視這名患者。雖然每人只有2分鐘，5個人就有10分鐘。大家分別和他聊天、觀察他的狀態，然後與全體工作人員分享得到的資訊。之後大家得知，這個人喜歡演歌歌手，護理師可針對這個話題與他開心談話。

## 即使多人探視，但只有一人說話

換尿片或擦澡時，為了多少減輕患者的負擔，由兩名護理師負責，並儘量在短時間內完成。但是患者依舊顯得心神不寧。

**因此！**

只有一個人和這個人交談，另一個人專心照護工作。考量到高齡者隨著年紀增長，變得難以辨識聲音的來向，導致多人談話時，就會無法明白是誰對誰說話。但是若一對一正面看著眼睛、慢慢說話，這個人看起來就可以理解是誰在說話、在說什麼。如此一來，護理師便可順利執行照護工作。

## 有困難時就交接

患者的情緒多變，原本面帶笑容地說話，下一秒卻變成不高興的樣子。這樣的情況反反覆覆，也非針對某位護理師，每個接觸過他的人都有相同經驗。雖試著找出詳細原因，卻一無所獲。

**因此！**

總之，為了讓患者能安心度過住院生活，大家盡可能去探視病房，若談話到一半患者突然變得不開心，就交接給另一位護理師。例如，護理師要量體溫，即便悉心說明，患者仍生氣時，這位護理師先靜靜站在一旁，交由另一位護理師處理，之後患者心情好轉，甚至接受了剛剛不願意配合的事情。

# 用餐

## 不能順利進食

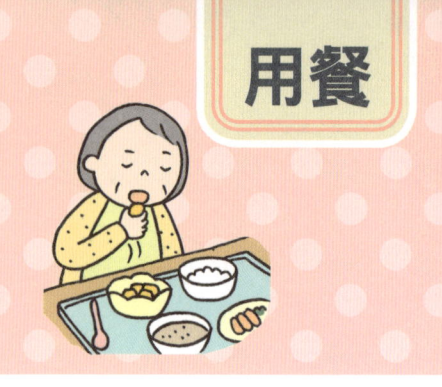

▶ 井村ゆきえ女士的案例

井村ゆきえ：85歲，因腎盂腎炎住院，打點滴治療中。患有阿茲海默型失智症。

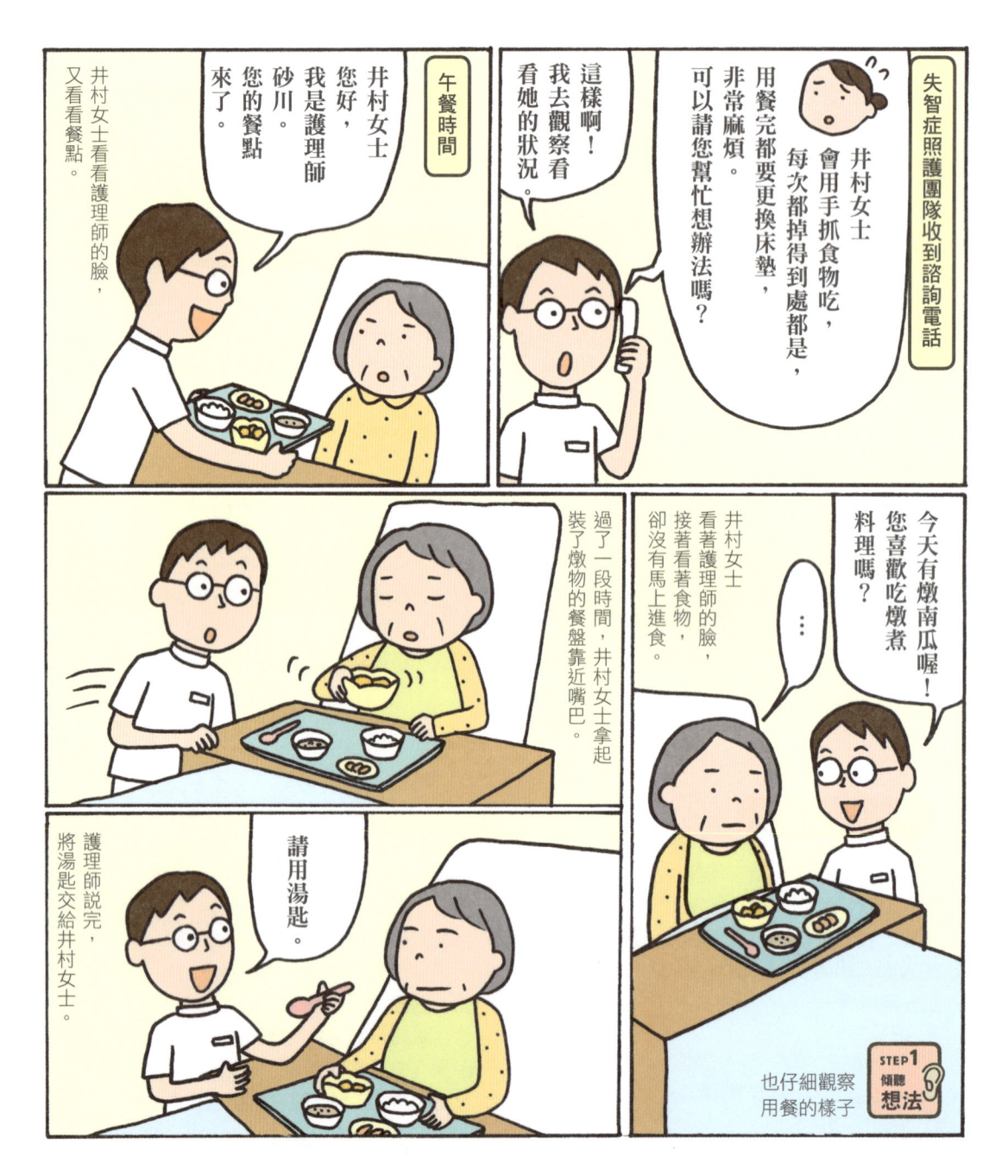

---

**失智症照護團隊收到諮詢電話**

井村女士會用手抓食物吃，每次都掉得到處都是，用餐完都要更換床墊，非常麻煩。可以請您幫忙想辦法嗎？

這樣啊！我去觀察看看她的狀況。

**午餐時間**

井村女士您好，我是護理師砂川。您的餐點來了。

井村女士看看護理師的臉，又看看餐點。

今天有燉南瓜喔！您喜歡吃燉煮料理嗎？

…

井村女士看著護理師的臉，接著看著食物，卻沒有馬上進食。

**STEP 1 傾聽想法**
也仔細觀察用餐的樣子

過了一段時間，井村女士拿起裝了燉物的餐盤靠近嘴巴。

請用湯匙。

護理師說完，將湯匙交給井村女士。

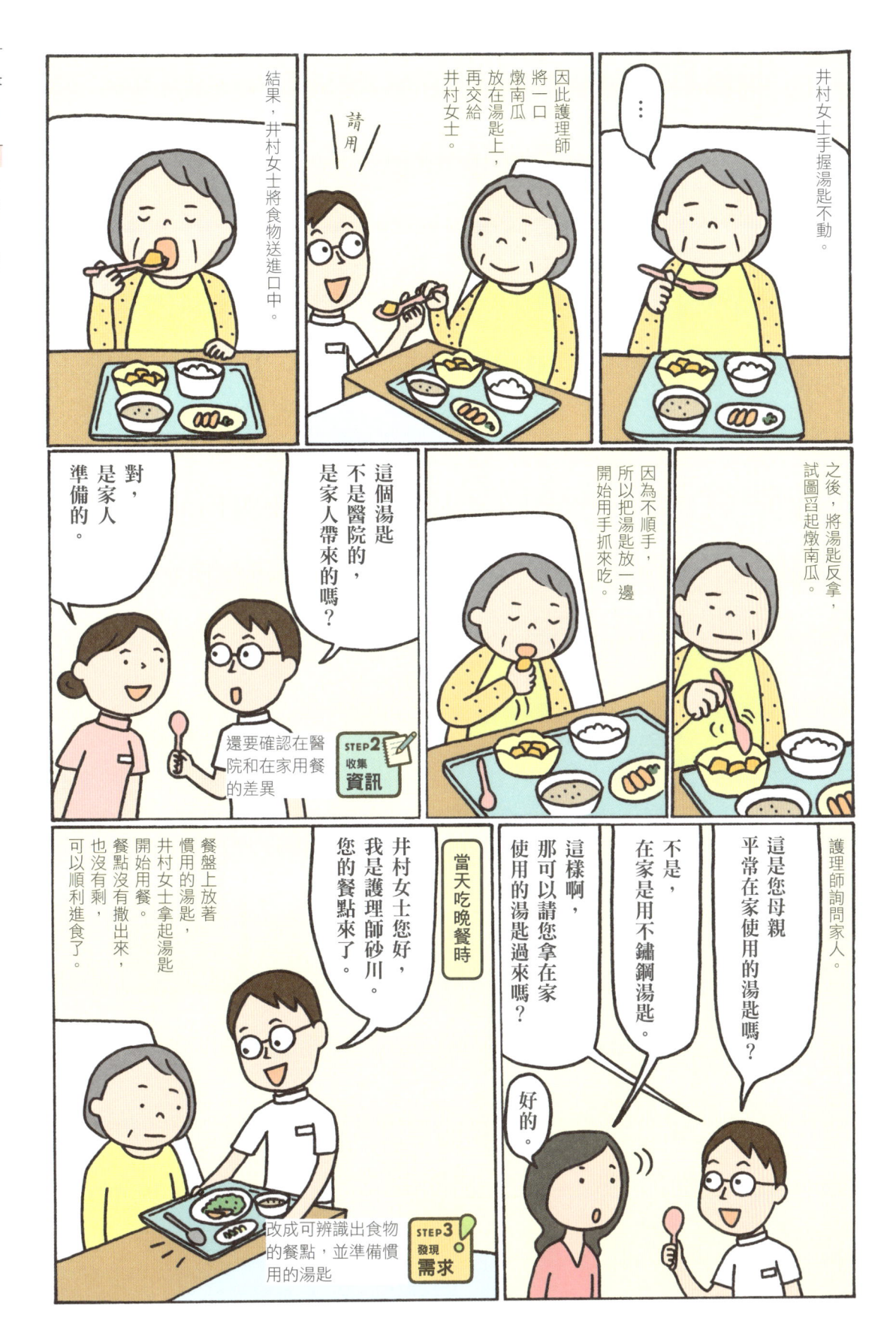

Part 3 不能順利進食

井村女士手握湯匙不動。

…

因此護理師將一口燉南瓜放在湯匙上，再交給井村女士。

請用

結果，井村女士將食物送進口中。

之後，將湯匙反拿，試圖舀起燉南瓜。

因為不順手，所以把湯匙放一邊開始用手抓來吃。

這個湯匙不是醫院的，是家人帶來的嗎？

對，是家人準備的。

STEP2 收集資訊
還要確認在醫院和在家用餐的差異

護理師詢問家人。

這是您母親平常在家使用的湯匙嗎？

不是，在家是用不鏽鋼湯匙。

這樣啊，那可以請您拿在家使用的湯匙過來嗎？

好的。

當天吃晚餐時

井村女士您好，我是護理師砂川。您的餐點來了。

餐盤上放著慣用的湯匙，井村女士拿起湯匙開始用餐。餐點沒有撤出來，也沒有剩，可以順利進食了。

STEP3 發現需求
改成可辨識出食物的餐點，並準備慣用的湯匙

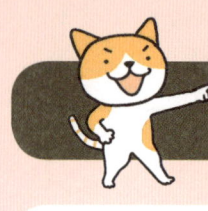

# 3步驟實踐井村女士的照護！

## 為什麼「不能順利進食」？

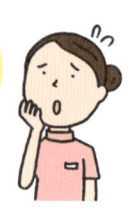

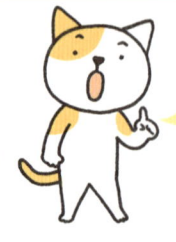

思索「**為什麼？**」著眼於「困擾之處」！

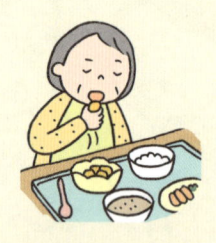

### 這樣的照護 ❌ NG！

- ✘ 護理師沒有先評估患者的能力，立刻按自己的想法提供照護。
- ✘ 護理師自以為患者沒有食慾。
- ✘ 用餐過了一段時間，護理師對患者說一聲：「要收了」，就撤走餐點。
- ✘ 患者手握湯匙不動，一臉疑惑地東張西望，護理師因為忙於配膳，延後給予回應。
- ✘ 護理師兩人看著吃剩的餐點，只向彼此談論：「為什麼吃剩呢？」、「昨天也差不多這樣」、「嗯……難道是吞嚥障礙」等。

### 對「不能順利進食」的人來說，可能有這樣的困擾

- 不知該從哪一個開始吃。
- 餐點不合胃口。
- 餐點時間與平時不同。
- 肚子痛或口腔痛。
- 吃飯很累。
- 討厭一個人吃飯。
- 想用其他餐具吃。
- 其他

## 解說

### STEP 1 傾聽想法
也仔細觀察用餐的樣子

- 向患者說：「您的餐點來了」、「今天有燉南瓜喔！」即使和患者搭話，對方好像也沒有要吃的樣子。
- 讓患者看餐盤裡的食物，結果患者直接拿起餐盤往嘴巴送。
- 患者手拿著湯匙也不打算舀食物送進口中，還把湯匙反拿使用，之後開始用手抓食物。

→ 可能有失認症和失用症。

### STEP 2 收集資訊
還要確認在醫院和在家用餐的差異

- 身體健康狀態　因腎盂腎炎住院中，曾發生腦梗塞（沒有明顯的四肢麻痺）、有高血壓、兩隻腳淋巴水腫。
- 社會心理（環境）　緊急住院，環境改變。
- 生活經歷　家庭主婦。
- 性格　溫和。
- 大腦障礙　阿茲海默型失智症。
- 在家可用湯匙自行吃完（由家人口中得知）。

→ 現在使用的湯匙和在家使用的不一樣。

# STEP 3 發現需求

## 改成可辨識出食物的餐點，並準備慣用的湯匙

### CARE PLAN 1
生活經歷／社會心理
參與

**接納患者的不舒服**

井村女士在醫院用的是家人在便利商店買到的塑膠製湯匙。可能是因為用不習慣，她無法順利使用這支湯匙來用餐，所以請家人帶來在家慣用的不鏽鋼湯匙。

留意餐盤的內容，是否能讓井村女士看出要吃的東西是什麼食物。
準備井村女士慣用的湯匙。
向井村女士說明餐點來了，讓她了解各個料理。
調整環境讓她可專心用餐。

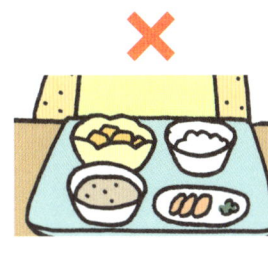

### CARE PLAN 2
生活經歷／大腦障礙
參與

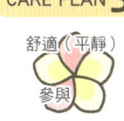

**餐點和餐盤的顏色不要同色系**

例如白飯若裝在白碗，患者無法輕易辨識出白飯就是白飯。因此，餐點的顏色和餐盤的顏色不要同色系，才能看出是什麼樣的食物。

### CARE PLAN 3
身體健康狀態／大腦障礙／生活經歷
參與／舒適（平靜）

**一一說明料理**

餐點擺在眼前卻不知道這是餐點，對井村女士來說似乎有辨識困難。因此將餐點放在桌上後，要一一說明料理內容，向她說：「今天有燉南瓜喔！您喜歡吃燉煮料理嗎？」接著花一點時間也好，在旁邊觀察患者將食物送進口中的情形。

### CARE PLAN 4
社會心理／大腦障礙
參與／舒適（平靜）

**患者對聲音和氣味敏感時移動到其他房間用餐**

井村女士住在四人病房。如果她看起來很在意人聲、電視聲、餐車的聲音等等，而無法專心用餐時，可以把她帶到別的房間，讓她在安靜的環境中吃飯也是一種方法。

## 還有其他實例！

### 以為只有自己還沒吃

用餐結束時，開始收拾餐盤，患者卻說：「我還沒吃飯，請給我飯吃」。

**STEP1 傾聽想法**
- 因失智症有記憶障礙。

**STEP2 收集資訊**
- 考慮患者可能忘記已經用過餐，所以看到別人吃飯的樣子，以為自己還沒吃飯。因此處理如下。

**STEP3 發現需求**
- 即使用餐結束，也不要馬上收拾餐盤，以便讓患者自己確認已用餐完畢。
- 用餐時和患者聊天：「今天有豆腐啊，您喜歡吃嗎？」讓患者度過開心的用餐時間。

### 少了重要的布偶

患者四處張望、心神不寧。患者喃喃說著：「不可以不讓小孩吃飯」。

**STEP1 傾聽想法**
- 因失智症有記憶障礙、定向感障礙。

**STEP2 收集資訊**
- 患者是位家庭主婦，很自豪自己把小孩養育得很好。家人說患者有一個很珍惜的布偶，在家吃飯時常常放在靠近自己的位置。

**STEP3 發現需求**
- 考慮患者可能在找心愛的布偶。因此處理如下。
- 請家人從家裡帶來珍愛的布偶，用餐時放在靠近患者的位置。患者一邊吃飯可一邊和布偶說話。

### 看不到左半邊

患者用餐後會剩下左半邊的餐點。

**STEP1 傾聽想法**
- 有腦梗塞的病歷。
- 因失智症和腦血管障礙而有失認症狀（左半側空間忽略）。

**STEP2 收集資訊**
- 因為無法感知到左半邊空間，所以處理如下。

**STEP3 發現需求**
- 將餐點從原本的正中央位置往右半邊擺放。

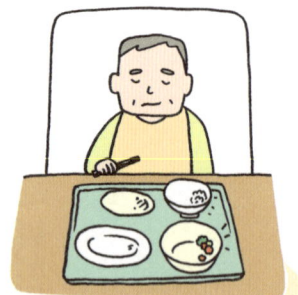

大腦一側受損，無法感知到另一側的病症，稱為「半側忽略症」。忽略症可再細分為感覺忽略、動作忽略、空間忽略三種類型。大多情況是大腦右半邊受損造成對左半邊的忽視。用餐時，患者因為忽略了視線的左邊，所以擺在左邊的餐點就被留下來了。

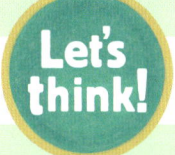

## 失智症照護須由多領域專家協作

*column* — Let's think!

　　舉例來說，面對不能順利進食的人，「為什麼無法用餐呢？」護理師要對此抱持關心，並且向本人詢問情況，了解「為什麼不吃呢？」這是照護的基本。不吃的理由會因人而異，「平常都用筷子吃，但現在只有湯匙」、「不喜歡（菜色）」、「沒吃過的食物，很害怕不敢吃」、「不知道這是食物」等等，每個人的反應都不同。無法回答的也大有人在。

　　像這樣詢問本人、觀察過程後，如果困擾仍無法解決，就請專業人員協助吧！吞嚥的問題可找語言治療師，無法好好使用餐具時，可以請教職能治療師或物理治療師等等。借助各領域專業人士的知識，找出這名患者的困擾，讓他生活過得更舒適。

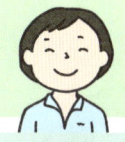

### 物理治療師
協助生活運動和活動的專家，改善起身、站立、走路等日常生活不可缺少的基本動作。物理治療師擅長透過復健找出病人的能力（做得到的事），因此可以向他們詢問失智症患者復健的情況作為參考。

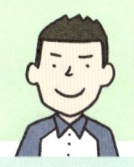

### 職能治療師
職能，意指對人們有意義的每日活動。職能治療師利用「有目的性的活動」，幫助人們促進健康，訓練生活獨立性。可以向他們諮詢失智症患者上洗手間或洗臉之類的時候，該如何協助生活中的動作。

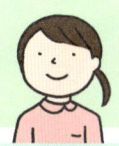

### 語言治療師
這方面的專家協助有說話、聽話等溝通或用餐（飲食、吞嚥）障礙的人。會仔細聆聽病人的困擾，再給予建議。如果煩惱該如何與失智症患者溝通，可以向他們諮詢。

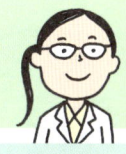

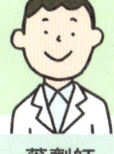

### 營養師
這方面的專家會一邊考慮營養，一邊思考讓病人舒適用餐所需的方法。除了住院，也會針對出院後的飲食生活給予建議。可以向他們請教方便失智症患者食用、飲用的餐點和料理方法，還有一天攝取量的建議。

### 藥劑師
除了藥物諮詢，照護用品、衛生材料等與醫療、照護相關的各種用品資訊，藥劑師都可以提供協助。還可幫助了解安眠藥、精神藥物等的副作用，以及如何選擇副作用較少的藥物等。

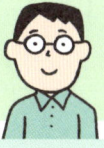

### 臨床心理師
解決心理問題的專家。很了解失智症神經心理學方面的檢查，可以針對適當的檢查方法、以及針對檢查結果該如何照護，提供諮詢。

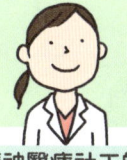

### 精神醫療社工師（臨床社工師）
依社會工作專業知識與技術，為個人或團體謀求其福祉。透過面談了解患者和家人的困擾，並協助他們利用社會福利制度來解決問題。擔心出院生活的患者和家人可和社工師聯繫，向他們諮詢返家時應考量事項。

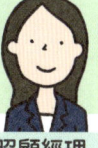

### 照顧經理（個案管理專員）
利用長照服務的人會有一位負責的個案管理專員，可以向他們諮詢照顧服務的認定審查以及細則。個案管理專員擁有這個人平日生活和狀態的相關記錄，還會協助擬定照顧計畫。

# 排泄

## 在馬桶以外的地方便溺

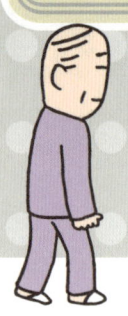

▶ 吉井富士夫先生的案例

吉井富士夫：85歲，因心肌梗塞住院。患有阿茲海默型失智症。

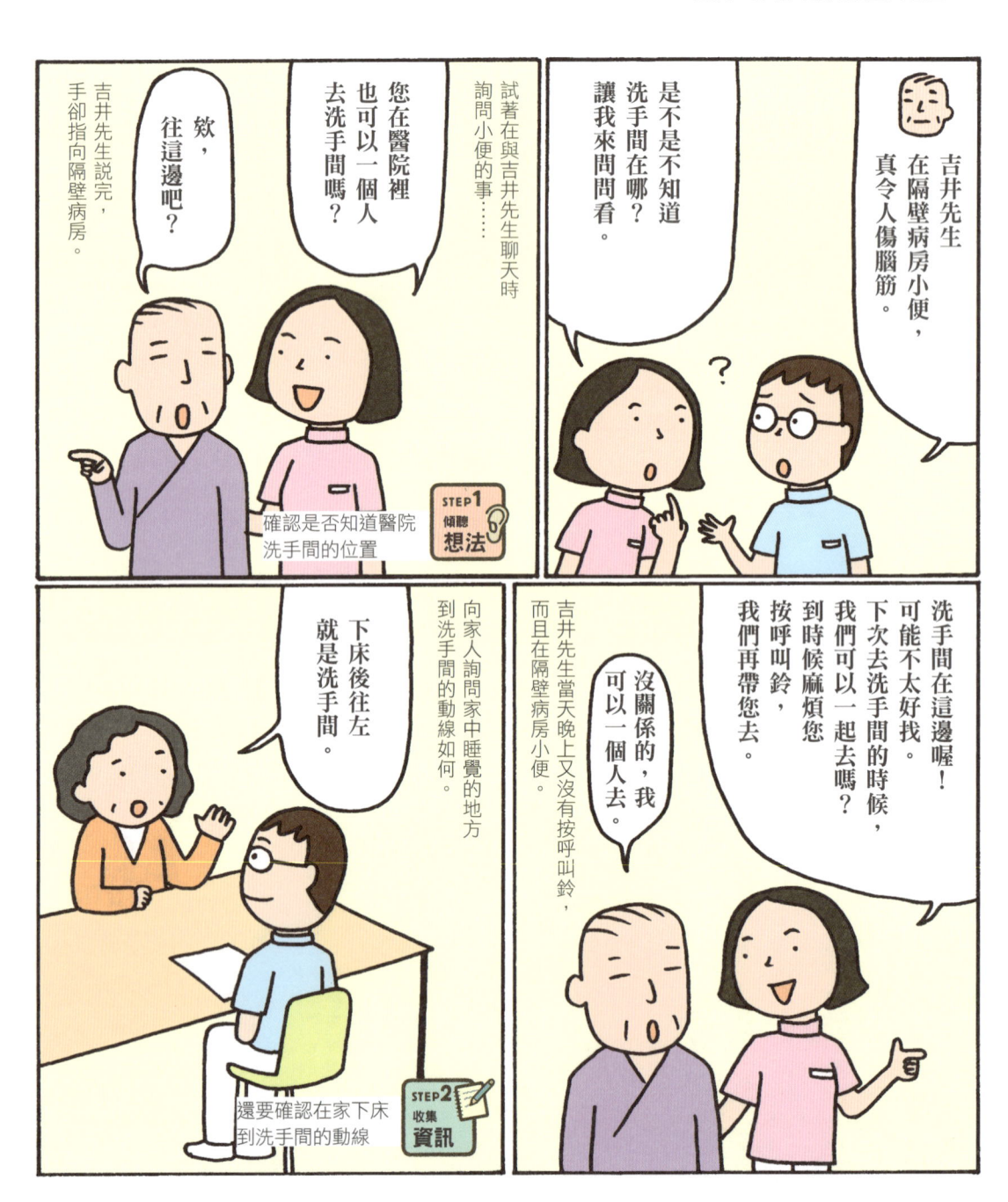

---

**第一格：**
吉井先生在隔壁病房小便，真令人傷腦筋。

是不是不知道洗手間在哪？讓我來問問看。

**第二格：**
試著在與吉井先生聊天時詢問小便的事⋯⋯

您在醫院裡也可以一個人去洗手間嗎？

欸，往這邊吧？

吉井先生說完，手卻指向隔壁病房。

> STEP 1 傾聽想法
> 確認是否知道醫院洗手間的位置

**第三格：**
吉井先生當天晚上又沒有按呼叫鈴，而且在隔壁病房小便。

沒關係的，我可以一個人去。

洗手間在這邊喔！可能不太好找。下次去洗手間的時候，我們可以一起去嗎？到時候麻煩您按呼叫鈴，我們再帶您去。

**第四格：**
下床後往左就是洗手間。

向家人詢問家中睡覺的地方到洗手間的動線如何。

> STEP 2 收集資訊
> 還要確認在家下床到洗手間的動線

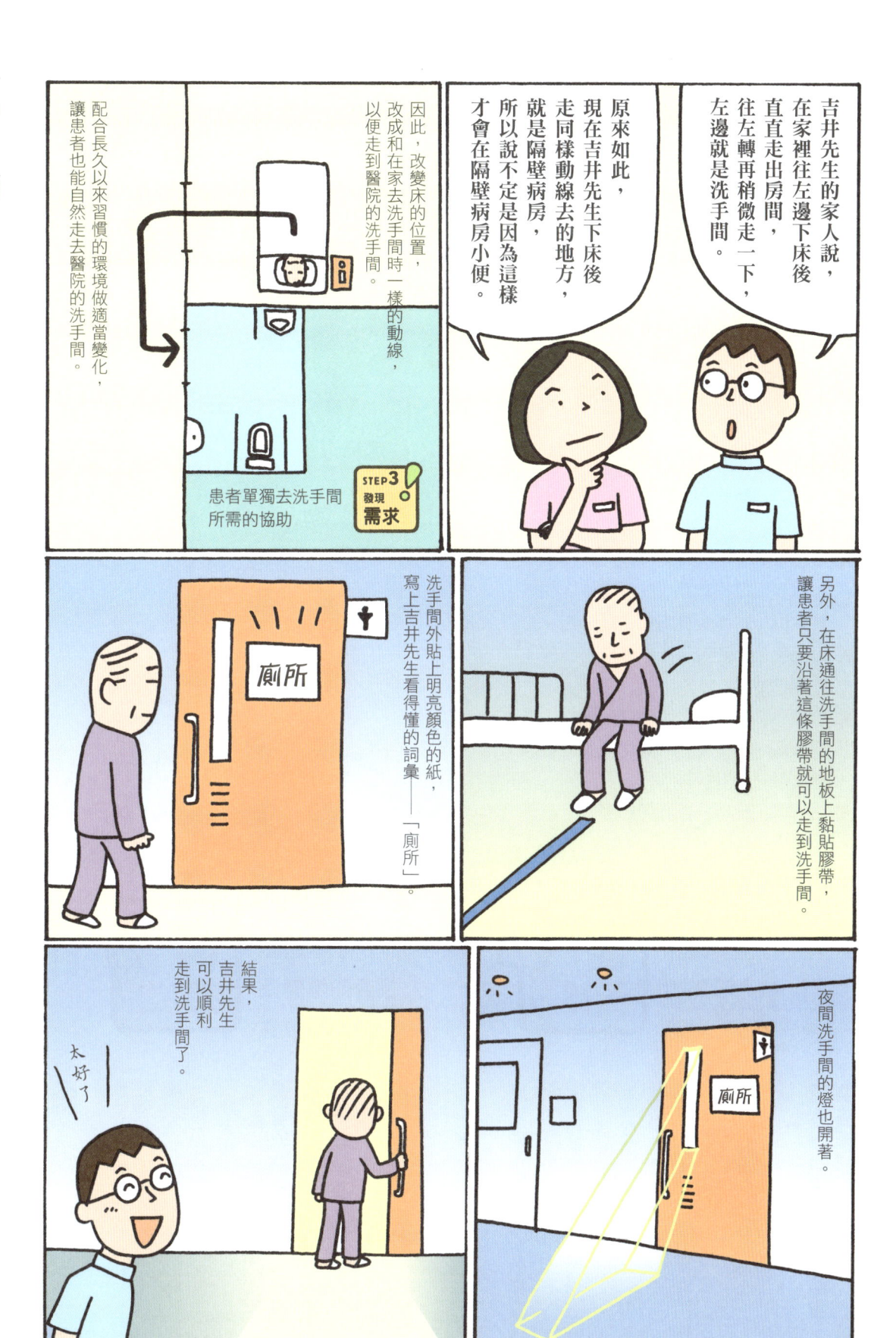

Part 3 在馬桶以外的地方便溺

吉井先生的家人說，在家裡往左邊下床後直直走出房間，往左轉再稍微走一下，左邊就是洗手間。

原來如此，現在吉井先生下床後走同樣動線去的地方，就是隔壁病房，所以說不定是因為這樣才會在隔壁病房小便。

因此，改變床的位置，改成和在家去洗手間時一樣的動線，以便走到醫院的洗手間。

配合長久以來習慣的環境做適當變化，讓患者也能自然走去醫院的洗手間。

患者單獨去洗手間所需的協助

STEP 3 發現需求

另外，在床通往洗手間的地板上黏貼膠帶，讓患者只要沿著這條膠帶就可以走到洗手間。

洗手間外貼上明亮顏色的紙，寫上吉井先生看得懂的詞彙——「廁所」。

廁所

夜間洗手間的燈也開著。

廁所

結果，吉井先生可以順利走到洗手間了。

太好了

141

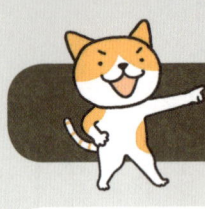

## 3步驟實踐吉井先生的照護！

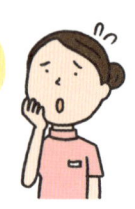

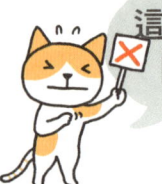

### 為什麼「在馬桶以外的地方便溺」？

思索「**為什麼？**」著眼於「困擾之處」！

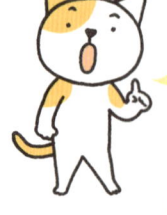

**這樣的照護 NG！**

- ✗ 對患者語氣強烈地說：「這裡不是洗手間！」
- ✗ 當患者好像想上洗手間時，護理師不加以說明就抓起患者的手說：「快去洗手間」，然後匆匆忙忙地帶走。
- ✗ 以鄙視的口吻說：「你只要一想尿，就隨地尿了」。
- ✗ 患者不能順利坐上洗手間的馬桶，老是失敗，護理師說：「坐馬桶已經有難度了，那就只能包尿片了」。
- ✗ 護理師彼此間一起嘲笑患者：「又尿出來了……」

對「在馬桶以外的地方便溺」的人來說，可能有這樣的困擾

- 洗手間不在平常的位置。
- 被斥責。
- 不知道使用洗手間的方法。
- 忍不住。
- 不是平常用的移動式馬桶。
- 其他

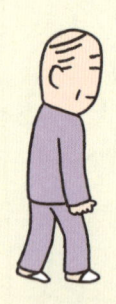

### 解說

#### STEP 1 傾聽想法

確認是否知道醫院洗手間的位置

患者以為醫院洗手間的位置是在隔壁病房。護理師詢問「去洗手間時可以一起去嗎？」患者說可以自己一個人去。

→ **患者認為自己知道洗手間的位置，並且表示可以一個人去。**

#### STEP 2 收集資訊

還要確認在家下床到洗手間的動線

- 身體健康狀態。因心肌梗塞住院。
- 社會心理（環境）環境改變，緊急住院。
- 生活經歷 上班族。
- 性格 性格頑固。
- 大腦障礙 罹患阿茲海默型失智症，有記憶障礙。
- 和家人確認家中從床鋪到洗手間的動線。

→ **患者以為隔壁病房是家中洗手間。**

# STEP 3 發現需求

## 患者單獨去洗手間所需的協助

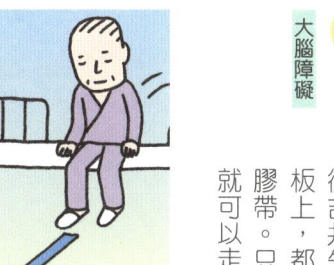

護理師詢問吉井先生去洗手間時可不可以一個人去，對方回答可以一個人去。且透過家人了解，吉井先生的性格比較固執。因此，尊重他想一個人去的想法，調整環境讓他可以單獨去洗手間。

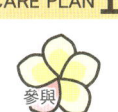

### CARE PLAN 1　改變床鋪的位置
生活經歷／參與

改變患者床鋪的位置。改成像在家去洗手間時一樣的動線，以便正確走到醫院的洗手間。

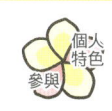

### CARE PLAN 2　從床鋪到洗手間的地板貼上膠帶
大腦障礙／個人特色／參與

從吉井先生下床到洗手間的地板上，都貼上容易看到的深色膠帶。只要沿著這條膠帶走，就可以走到洗手間。

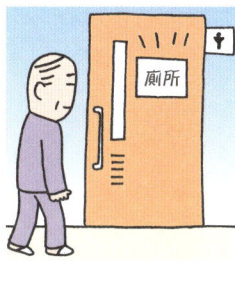

### CARE PLAN 3　洗手間外貼上寫有「廁所」的紙
大腦障礙／參與

吉井先生平常提到洗手間都是說「廁所」，所以在洗手間的門上貼上明亮色紙，並在上面寫著「廁所」兩個字，就可以清楚知道這裡是廁所（事前先把「廁所」兩字寫在紙上，確認患者是否看得懂意思）。

### CARE PLAN 4　夜間洗手間的燈也開著
大腦障礙／參與

為了避免夜晚去洗手間時走錯，將洗手間的燈一直開著。燈光也扮演引導燈的角色，讓患者可以朝著光線方向走到洗手間。

## 還有其他實例！

### 想在外面小便

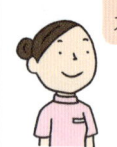

**STEP1 傾聽想法**
- 患者在垃圾桶小便。即便多次告知洗手間的位置，還是會持續在垃圾桶小便。

**STEP2 收集資訊**
- 因心臟衰竭住院，有服用利尿劑。
- 患有阿茲海默型失智症。
- 聽家人說，因為舊家的洗手間在外面，患者習慣在外面的洗手間或草叢尿尿。

**STEP3 發現需求**
- 在醫院洗手間小便不符合患者平常小便的習慣。因此處理如下。

▶ 在平常排泄的地方放置移動式馬桶。看起來像要去小便的時候，每次都說明洗手間的位置並且引導，實行「現實導向療法」（以周圍環境中發生的事情做為媒介，協助患者重新學習現實生活周遭的訊息）。和患者的主治醫師討論，儘量將利尿劑的服用時間改成早上。

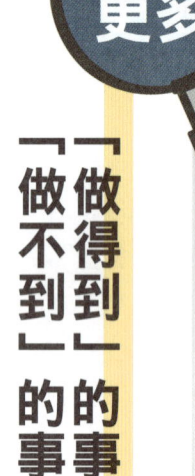

**POINT！** 知道患者平常上洗手間的習慣很重要。有些案例只是因為不習慣洗手間的位置，才不能順利去洗手間。

---

### 想了解更多

## 「做得到」的事和「做不到」的事

請大家一定要事先了解，即使是「上洗手間排泄」這樣看似不複雜的事，對失智症患者來說也有「做得到的事」和「做不到的事」。一個人如果有定向感障礙、失認或失用的症狀，在去洗手間、排泄、回到床位的行動中就會遇到阻礙。是否會脫下內褲，是否知道衛生紙的位置並且順利使用等等細節，這些都要在事前一一仔細確認，才能避免患者失敗。切記，患者本人也有「不想失敗」、「不想被看到」的強烈想法。

英國蘇格蘭的斯特靈大學因研究、設計出對失智症友善的環境而廣為人知。從他們的研究可知道，「暗色地板或地墊看起來像坑洞」、「光亮的牆壁和地板看起來有高低差」等等，這些都是失智症患者容易有的感覺變化，而運用設計的力量，就能夠解決這些因感覺變化導致的混亂。為了讓人在出現感覺問題時仍可舒適生活，他們提出了設計方案。例如，馬桶蓋、地板和牆壁都是白色的話，很難辨識，因此，只要使用失智症患者可簡單分辨的紅色，他們就能輕易看出馬桶蓋，在正確的位置排泄。

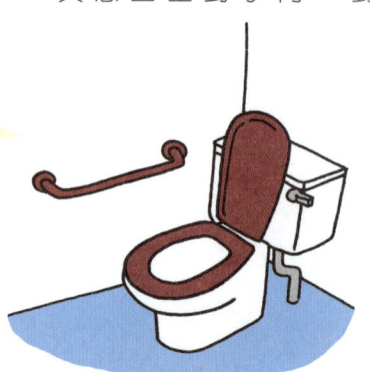

144

column

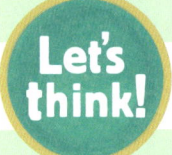

## Let's think! 確認是否有隱匿泌尿疾病

「半夜起床去洗手間好幾次」、「來不及去洗手間排泄」等等，若發現患者有排尿相關困擾時，重要的是在確認精神狀況的同時，也要確認是否有隱匿病情。在向泌尿科醫師諮詢前，請先和患者本人談談，取得同意後確認以下事項。

### 確認尿液顏色和味道

拿紙杯取尿液，檢查其狀態。尿的顏色很濃、味道很重的時候，有可能是尿道感染，要和醫師討論。

### 確認排泄中的狀態

確認患者在洗手間外面和裡面的狀態。排尿須使勁，沒有力道的話，排尿就會比較久或中途停止，這個時候有可能是排尿困難。排尿一結束就用膀胱容量測定儀測量餘尿量，餘尿量50～100ml以上，就可能是腎功能或下泌尿道症候群，須和醫師諮詢。

### 確認去洗手間的次數

觀察白天、晚上去洗手間的次數。次數多時，可用膀胱容量測定儀確認排尿前的尿量。量少、尿意頻率高時，觀察是否有膀胱過動症。每次量多的話，則要觀察水分管理和排尿狀況。

### 確認內褲或尿片等

聞味道、測重量、觀察汙漬。有尿失禁時，重新檢討引導去洗手間的時機。

每個人對於排泄相關的事宜都會感到害羞，所以在確認這些事項、評估排尿狀況時，貼心處理很重要。例如，「要不要吃飯？要不要去洗手間？」一開始可連同其他的問題開啟話題，藉機確認排尿情形。

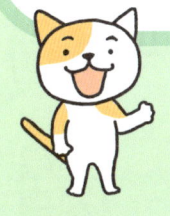

然後，向患者表達很重視他本人的身體狀況，所以須請對方「協助」確認這些事項。獲得同意後，再進一步執行。接著如果有發現任何異常的地方，盡快和醫師討論。

參考／《暢快排尿的流程》佐藤文惠（失禁防治諮詢師）

# 排泄

## 碰觸糞便（玩糞便）

▶ 井上誠二先生的案例

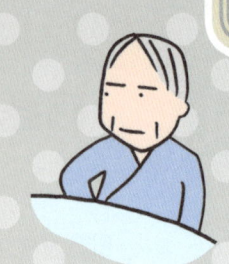

井上誠二：73歲，有胃造口，長期臥床。目前為腦中風恢復期，在轉院前就因玩糞便，被戴上連指手套。患有血管性失智症。

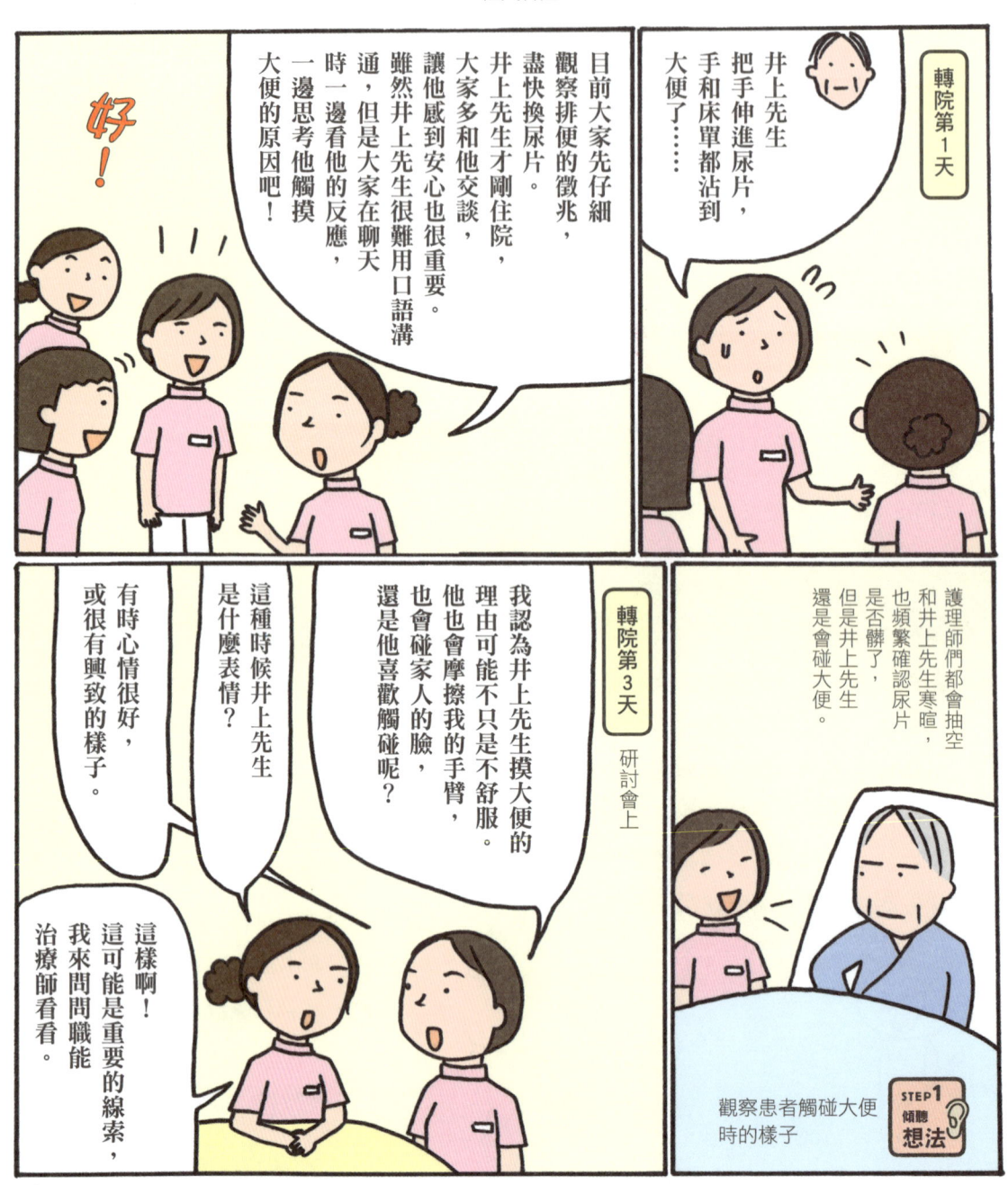

**轉院第1天**

井上先生把手伸進尿片，手和床單都沾到大便了……

護理師們都會抽空和井上先生寒暄，也頻繁確認尿片是否髒了，但是井上先生還是會碰大便。

目前大家先仔細觀察排便的徵兆，盡快換尿片。
井上先生才剛住院，大家多和他交談，讓他感到安心也很重要。雖然井上先生很難用口語溝通，但是大家在聊天時一邊看他的反應，一邊思考他觸摸大便的原因吧！

好！

**轉院第3天** 研討會上

我認為井上先生摸大便的理由可能不只是不舒服。他也會摩擦我的手臂，也會碰家人的臉，還是他喜歡觸碰呢？

這種時候井上先生是什麼表情？

有時候心情很好，或很有興致的樣子。

這樣啊！這可能是重要的線索，我來問問職能治療師看看。

**STEP 1 傾聽想法**
觀察患者觸碰大便時的樣子

146

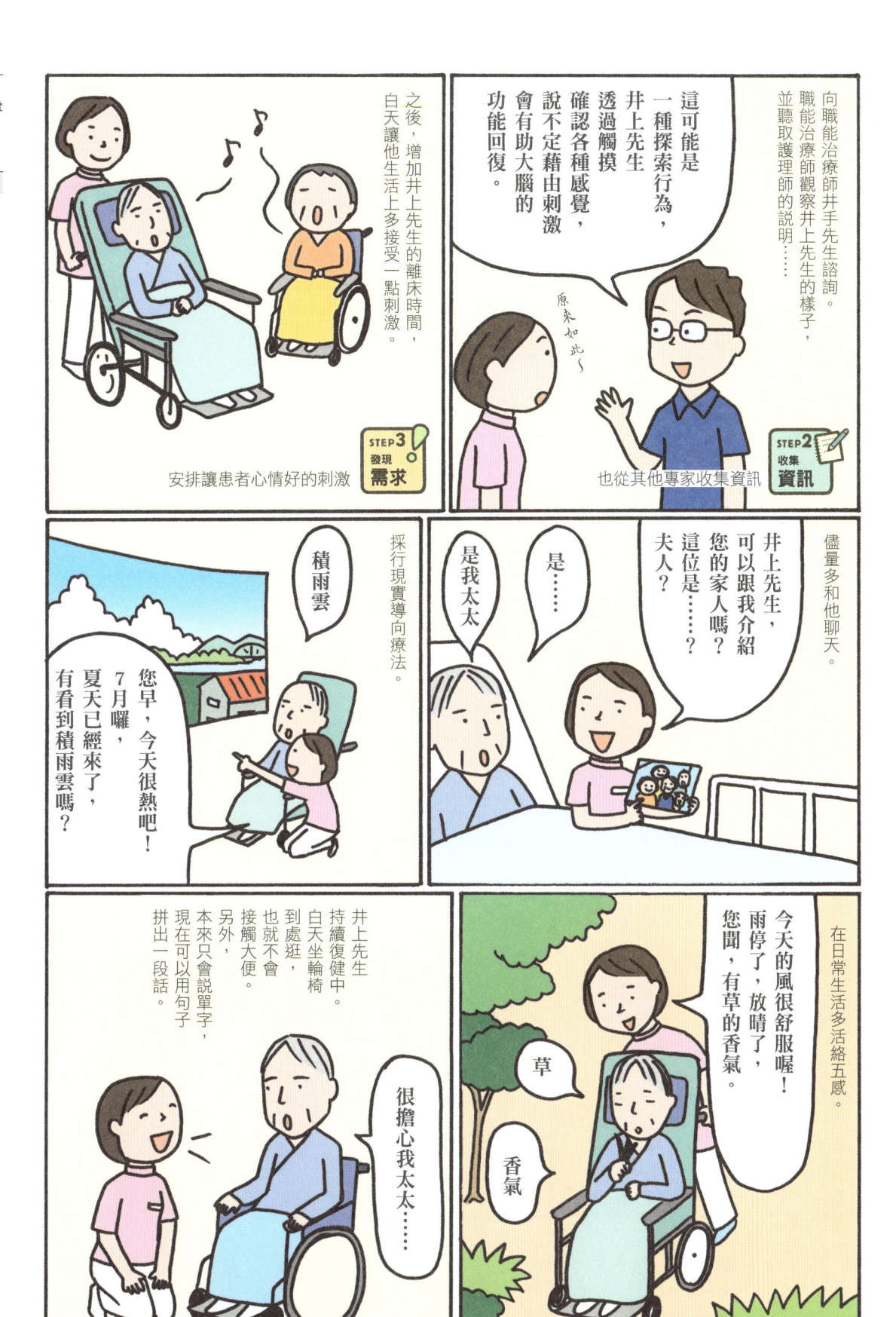

Part 3 碰觸糞便（玩糞便）

向職能治療師井手先生諮詢。職能治療師觀察井上先生的樣子，並聽取護理師的說明……

這可能是一種探索行為，井上先生透過觸摸確認各種感覺，說不定藉由刺激會有助大腦的功能回復。

原來如此～

STEP2 收集資訊
也從其他專家收集資訊

之後，增加井上先生的離床時間，白天讓他生活上多接受一點刺激。

STEP3 發現需求
安排讓患者心情好的刺激

儘量多和他聊天。

井上先生，可以跟我介紹您的家人嗎？這位是……？夫人？

是……

是我太太

採行現實導向療法。

您早，今天很熱吧！7月囉，夏天已經來了，有看到積雨雲嗎？

積雨雲

在日常生活多活絡五感。

今天的風很舒服喔！雨停了，放晴了，您聞，有草的香氣。

草

香氣

井上先生持續復健中。白天坐輪椅到處逛，也就不會接觸大便。另外，本來只會說單字，現在可以用句子拼出一段話。

很擔心我太太……

147

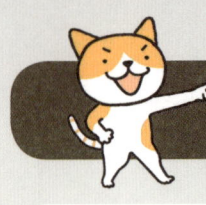

## 3步驟實踐井上先生的照護！

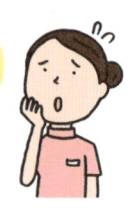

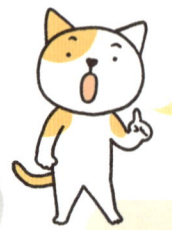

### 為什麼「碰觸糞便」？

思索「**為什麼？**」
著眼於「困擾之處」！

**這樣的照護 NG！**

✗ 對患者說：「弄得這麼髒，很困擾人耶！」
✗ 護理師對患者說：「馬上幫你換上連身服。」為了不讓患者碰觸大便，幫他換穿連身服。
✗ 幫患者戴上連指手套。
✗ 患者一身汙穢卻不想洗澡，結果強行帶去浴室。

**對「碰觸糞便」的人來說，可能有這樣的困擾**

- 肚子痛。
- 內褲或尿片裡面有東西，覺得不舒服，而且很在意是什麼。
- 不舒服想脫衣服。
- 不想弄髒褲子和衣服。
- 想擦屁股。
- 想擦手。
- 不舒服睡不著。
- 其他

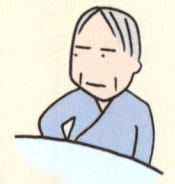

### 解說

#### STEP 1 傾聽想法
觀察患者觸碰大便時的樣子

- 跟患者難以對話，詢問碰大便的理由也無法回答。
- 手碰觸大便後，擦在床單上。
- 可以看到患者想把手擦乾淨，所以才會抹在床單上。

#### STEP 2 收集資訊
也從其他專家收集資訊

- 身體健康狀態 腦中風。
- 社會心理（環境）轉院，環境改變。
- 生活經歷 上班族。
- 性格 一板一眼。
- 大腦障礙 血管性失智症。
- 會碰護理師的手和家人的臉可能透過碰觸看到的東西獲得資訊（由職能治療師口中得知）。（由護理師口中得知）。
- 推斷患者是想藉由「碰觸」做確認。

148

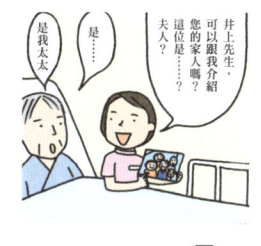

Part 3 碰觸糞便（玩糞便）

## STEP 3 發現需求

### 安排讓患者心情好的刺激

井上先生因為覺得屁股沾到東西不舒服，又不知道是什麼東西，所以才會去摸，因此要告知他那是大便。另外，井上先生會不禁想確定排出的大便，所以尿片一有大便就要馬上替換。

井上先生想藉由碰觸確認在意的東西，為了滿足這樣的心情，安排時間讓他接受一些刺激、營造好心情。

---

**CARE PLAN 1**

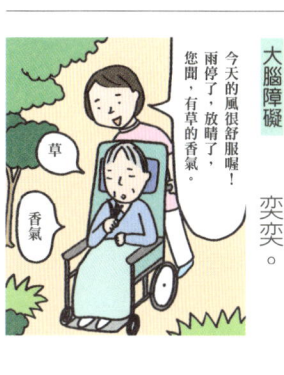

大腦障礙／社會心理／身體健康狀態
舒適（平靜）／融入／參與

#### 增加離床時間 享受休閒樂趣

讓井上先生白天參與醫院的日間照護活動，和大家一起唱喜歡的歌作為娛樂，開心地度過時間。

---

**CARE PLAN 2**

大腦障礙／社會心理／身體健康狀態
舒適（平靜）／融入／參與

#### 盡可能對話 建立信任關係

井上先生很少說話，所以護理師要主動積極交談，促進溝通。與每天都會見面的人建立關係，可以讓患者感到安心，一方面也是為了促進語言復健，這點很重要。

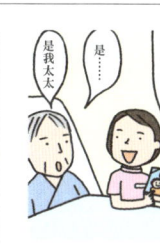

「井上先生，可以跟我介紹您的家人嗎？這位是……夫人？」
「是……」
「是我太太」

---

**CARE PLAN 3**

大腦障礙／社會心理／身體健康狀態
舒適（平靜）／融入／參與

#### 在日常生活多活絡五感

讓患者接觸草木、聞味道、聽鳥鳴聲等，利用五感享受大自然和有興趣的事，使患者精神奕奕。

「草」「香氣」
「今天的風很舒服喔！雨停了，放晴了，您聞，有草的香氣。」

---

**CARE PLAN 4**

大腦障礙
參與

#### 採行現實導向療法

採行現實導向療法，是為了輔助訓練「定向感」。患者之所以有「想確認」的心情，可能是「不知道會不安」。因此，請製造讓患者可以認識現實的機會，比方說現在幾點、身在何處、眼前的東西是什麼……

井上先生的家人曾提出：「他碰到大便也沒有覺得不舒服，希望可以像前家醫院一樣幫他戴連指手套。」但是，護理師並沒有為他戴連指手套，而是按照照護計畫與他相處，不僅解決了「碰觸糞便」的問題，到出院時，井上先生甚至能說話表達，家人見此也都喜極而泣。

「積雨雲」
「您早，今天很熱吧！7月囉，夏天已經來了，有看到積雨雲嗎？」

149

# 還有其他實例！

## 因害羞想用手遮掩而沾到大便

**STEP1 傾聽想法**
- 護理師為患者換尿片時，患者說：「好丟臉」，遂用手遮住陰部，結果碰到大便。

**STEP2 收集資訊**
- 88歲，女性。
- 因股骨頸骨折住院。
- 第一次使用尿片。

**STEP3 發現需求**
- 考慮到必須想辦法讓患者在換尿片時不要覺得很丟臉。因此處理如下。
- 換尿片由兩位女性護理師負責。由一人更換，另一人儘量協助讓這個人有良好的感受，例如說一些讓人放心的話，「簾子有拉起來，其他人不會看到，請放心。」另外，換尿片的過程中要依序說明接下來的動作，「現在開始換尿片，要掀開棉被囉」等等，讓患者安心。

## 想從尿片拿出不舒服的東西

**STEP1 傾聽想法**
- 把大便放在頭上。

**STEP2 收集資訊**
- 因間質性肺炎住院，服用類固醇藥物。
- 有慢性便秘。
- 半夜常常起床。
- 知道排便時間為早上。

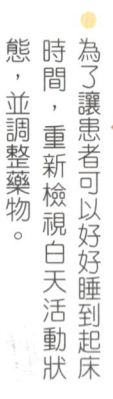

**STEP3 發現需求**
- 考慮到患者淺眠、一直有便意直到早上，可能因為不知道排泄出來的東西是大便，所以從尿片拿出來放在頭上。因此處理如下。
- 為了讓患者可以好好睡到起床時間，重新檢視白天活動狀態，並調整藥物。
- 將排便從3～4天一次，調整成2天一次。

## 想脫掉弄髒的尿片

**STEP1 傾聽想法**
- 從床單、衣服到手腳都沾到大便。
- 護理師詢問：「感覺很不舒服吧！」、「肚子輕鬆多了嗎？」患者回覆「對」的聲音聽起來不是很舒服。

**STEP2 收集資訊**
- 使用便秘藥。
- 腹瀉拉出水便。

**STEP3 發現需求**
- 因腹瀉弄髒的尿片令患者感到不舒服，想要脫下才會使手腳沾到大便。因此處理如下。
- 調整便秘藥。
- 發現患者動來動去，疑似想去洗手間時，主動向患者詢問一聲。

150

column

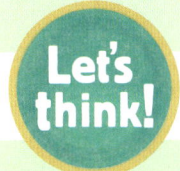

## Let's think! 思考「非藥物療法」的可能性

湘南いなほ 醫院院長　內門大丈

對於路易氏體失智症的治療，重要的是靈活搭配「非藥物治療」和「藥物治療」。因為這類患者對藥物敏感，很容易出現副作用，所以基本上會透過非藥物等各種方法來提升生活品質。

例如，從初期開始，便秘就是令患者備感困擾的症狀之一。而藉由改變坐在馬桶上的姿勢，以及躺著時做腹部的上下運動，便能消除便秘症狀。另外，若有姿勢性低血壓（因姿勢改變而血壓下降），可以使用彈性襪避免血液停滯在下肢；若有臥位高血壓（躺著時血壓上升的狀態），可於睡覺時墊高頭部位置，緩和血壓的上升。

有不少案例，都是藉由實行這些簡單好做的非藥物療法，而得到極佳的成效。期待護理人員們在面對有便秘等身心困擾的患者時，可以將這些方法介紹給患者，並協助他們實踐看看。大家一起不斷找尋方法、收集資訊吧！

### 坐在馬桶上的姿勢

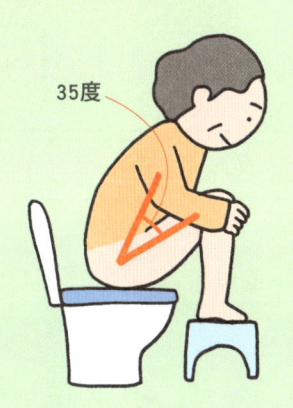

35度

坐在馬桶上時，讓上半身和大腿呈35度角，當身體呈現這個姿勢時，直腸和肛門會呈一直線，所以排便會更為順暢。如果維持這個姿勢有點累，可將腳踩在凳子上。至於一般的坐姿，會讓直腸呈扭曲的狀態，排便就沒那麼輕鬆了。

### 腹部的上下運動

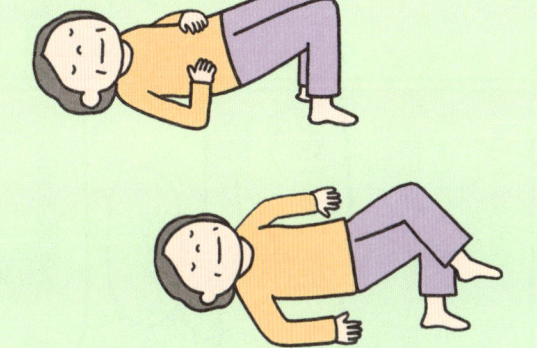

躺在地面上、立起膝蓋，利用整個腰部的力量，慢慢將腹部往上抬，抬到極限後再慢慢往下放。反覆數次這個動作。如果能力可及，將一隻腳跨在另一隻腳上，保持雙腳交叉的姿勢，將腹部緩緩往上抬再往下放，效果更佳。

# 討厭換尿片

**排泄**

▶ 松尾末子女士的案例

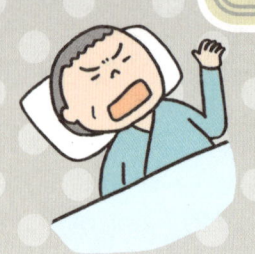

松尾末子：80歲，因食道發炎出血住院，打點滴治療中。患有重度阿茲海默型失智症。

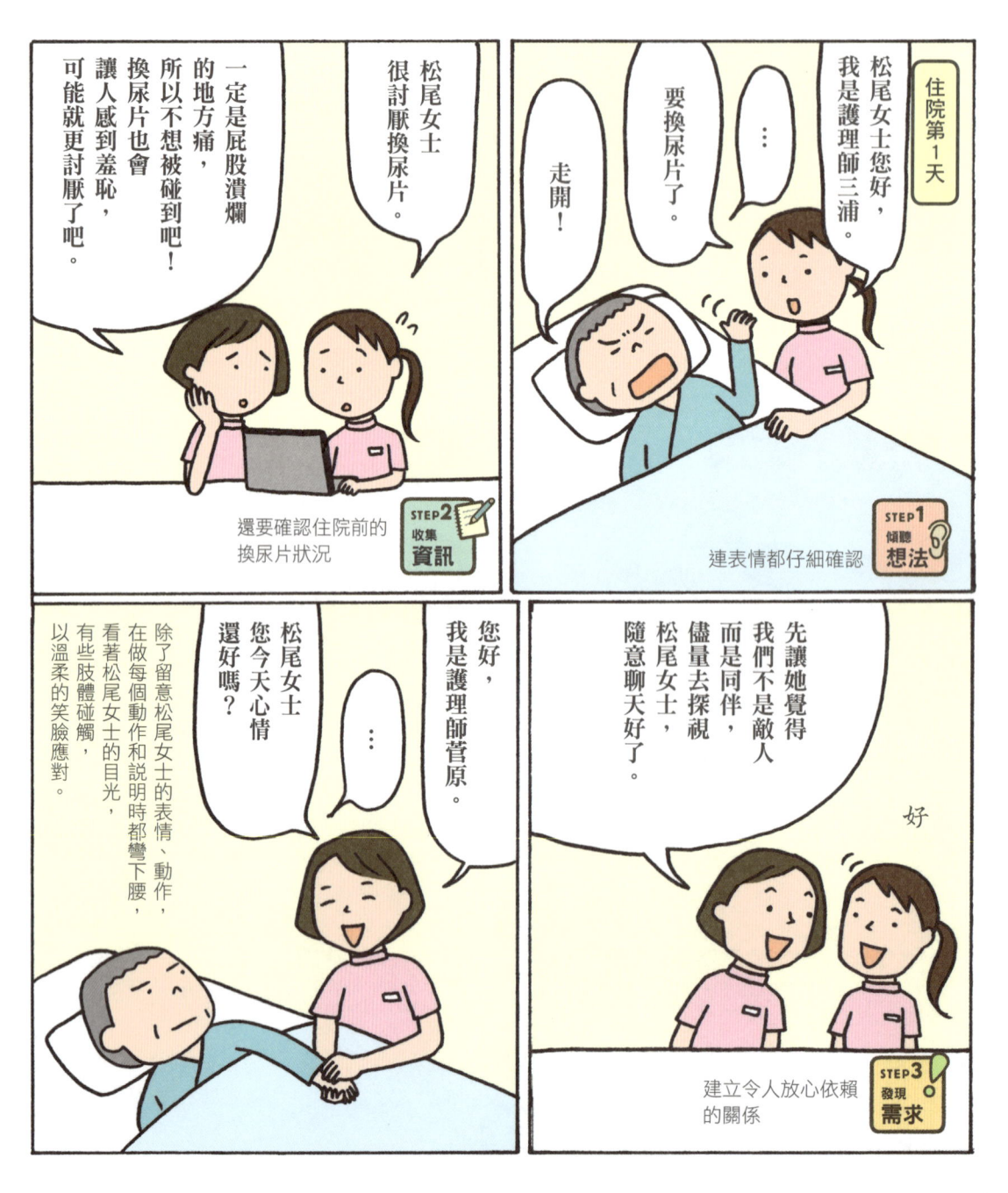

---

**住院第1天**

松尾女士您好，我是護理師三浦。

要換尿片了。

…

走開！

**STEP1 傾聽想法**
連表情都仔細確認

---

松尾女士很討厭換尿片。

一定是屁股潰爛的地方痛，所以不想被碰到吧！換尿片也會讓人感到羞恥，可能就更討厭了吧。

**STEP2 收集資訊**
還要確認住院前的換尿片狀況

---

先讓她覺得我們不是敵人而是同伴，儘量去探視松尾女士，隨意聊天好了。

好

**STEP3 發現需求**
建立令人放心依賴的關係

---

您好，我是護理師菅原。

松尾女士您今天心情還好嗎？

…

除了留意松尾女士的表情、動作，在做每個動作和說明時都彎下腰，看著松尾女士的目光，有些肢體碰觸，以溫柔的笑臉應對。

152

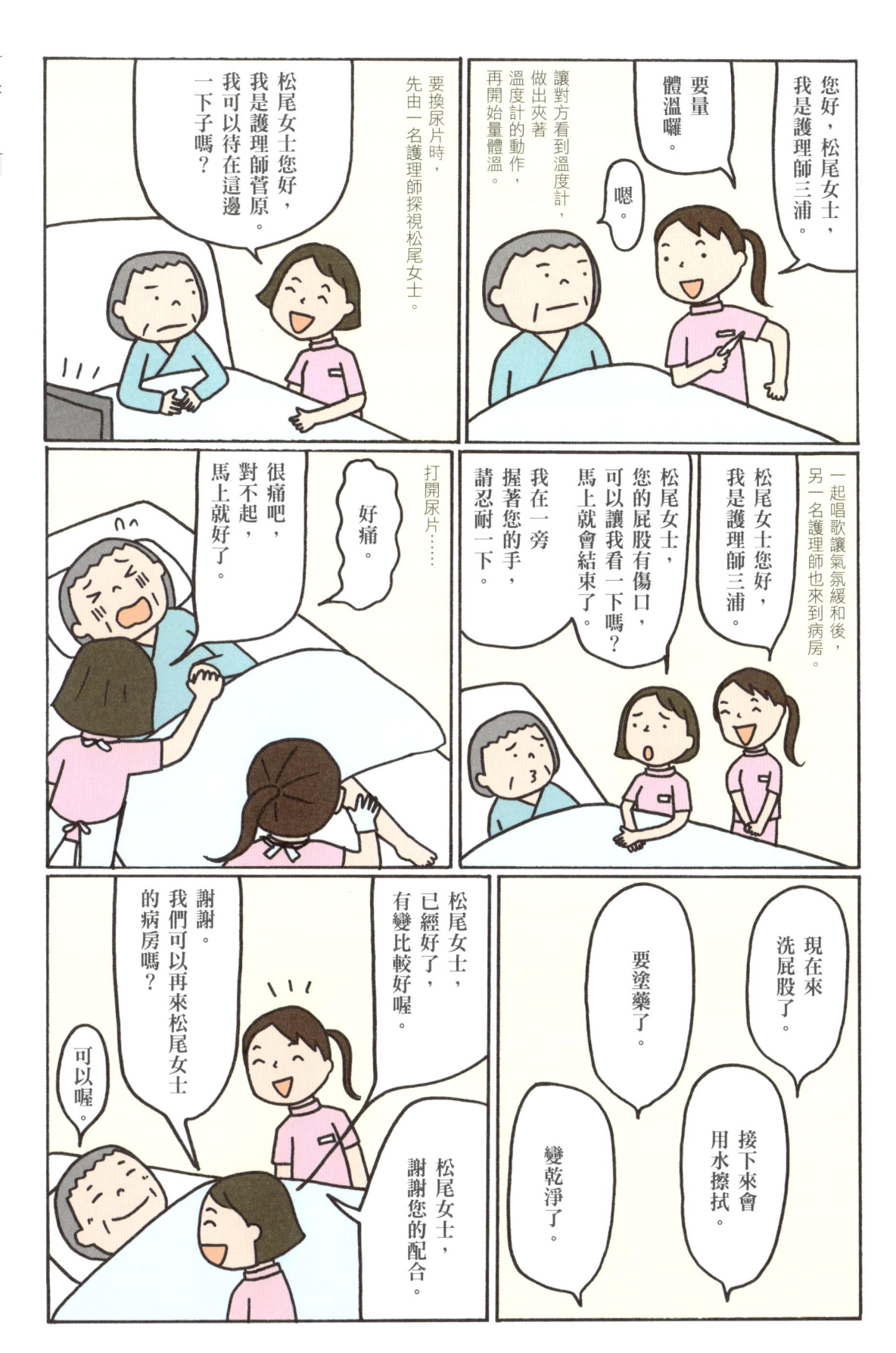

Part 3 討厭換尿片

您好，松尾女士，我是護理師三浦。

要量體溫囉。

讓對方看到溫度計，做出夾著溫度計的動作，再開始量體溫。

嗯。

要換尿片時，先由一名護理師探視松尾女士。

松尾女士您好，我是護理師菅原。我可以待在這邊一下子嗎？

一起唱歌讓氣氛緩和後，另一名護理師也來到病房。

松尾女士您好，我是護理師三浦。

松尾女士，您的屁股有傷口，可以讓我看一下嗎？馬上就會結束了。

我在一旁握著您的手，請忍耐一下。

打開尿片……

好痛。

很痛吧，對不起，馬上就好了。

現在來洗屁股了。

接下來用水擦拭。

要塗藥了。

變乾淨了。

松尾女士，已經好了，有變比較好喔。

謝謝。

松尾女士，謝謝您的配合。

我們可以再來松尾女士的病房嗎？

可以喔。

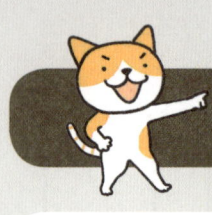

## 3步驟實踐松尾女士的照護！

### 為什麼「討厭換尿片」？

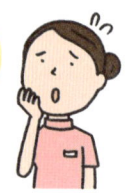

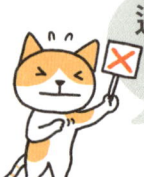

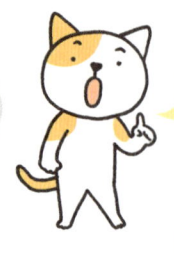

**思索「為什麼？」著眼於「困擾之處」！**

**這樣的照護 NG！**

- ✗ 覺得「不管說什麼這個人也不懂」，所以不說明也未經本人同意就默默換尿片。
- ✗ 強行叫醒在睡覺的人，換掉他的尿片。
- ✗ 護理師沒顧慮患者的隱私（簾子沒拉起來）。
- ✗ 好幾個人壓住患者，強行換尿片。
- ✗ 護理師放棄幫患者換尿片後，過了一陣子患者招手呼叫，但因為要先幫別的患者換尿片，所以就假裝沒聽到延後處理。

**對「討厭換尿片」的人來說，可能有這樣的困擾**

- 會痛。
- 會冷。
- 感覺害羞。
- 討厭異性觸碰。
- 明明說不喜歡還被忽視。
- 被冰冷的手碰到而嚇一跳。
- 不知道要做什麼。
- 其他

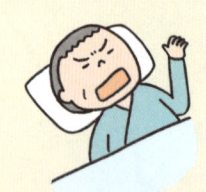

### 解說

#### STEP 1 傾聽想法
**連表情都仔細確認**

- 和患者無法順利交談。說明要換尿片，患者用嫌棄的臉說：「走開」。
- 探視時正在唱歌，一提到換尿片，表情就瞬間變兇。
- 在打點滴的時候，會一直看著注射過程，也沒有拒絕。

← 非常討厭換尿片。

#### STEP 2 收集資訊
**還要確認住院前的換尿片狀況**

- 身體健康狀態：因食道炎出血住院。屁股潰爛已久。
- 社會心理（環境）：環境改變。
- 生活經歷：與先生兩人生活，每天都去日間照護中心。
- 性格：愛社交、喜歡唱歌。
- 大腦障礙：罹患重度阿茲海默型失智症。
- 在家時，先生不會幫忙換尿片，只在日間照護中心更換（由照顧經理口中得知）。

← 屁股潰瘍惡化。

# STEP 3 發現需求

## 建立令人放心依賴的關係

### CARE PLAN 1 — 每天多和患者聊天
舒適（平靜）／融入
身體健康狀態／社會心理／大腦障礙

為了讓松尾女士覺得這是令人安心的場所，即便沒有要事也儘量來探視松尾女士。詢問：「可以讓我待在這邊一下子嗎？」如果對方沒有拒絕，也沒有面露不悅，就坐在一旁。不要只是為了問話而坐在那裡，即便兩人沒有對話，也擁有共同的空間與時間，這才是重點。

推測患者因為屁股潰瘍疼痛而不想被觸碰，所以換尿片時必須將疼痛感降到最低。換尿片關係到羞恥心，所以可能會特別抗拒。護理師必須先讓患者了解「我們是同伴」。對於同樣會伴隨疼痛感的打點滴，患者卻不會抗拒。也可能是因為看不到注射的過程，但看不到換尿片的情形，所以開始更換之前必須說明。

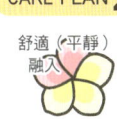

### CARE PLAN 2 — 利用肢體語言交流溝通
舒適（平靜）／融入
社會心理

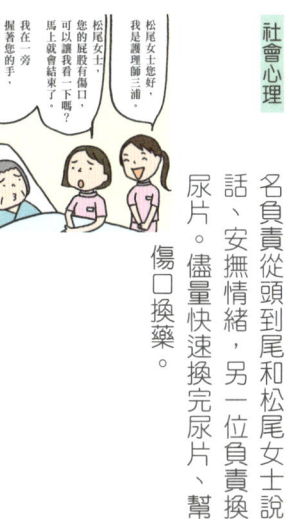

用言語溝通對松尾女士來說是件困難的事情。當護理師想要告知訊息卻無法傳達時，松尾女士就會覺得「對方突然要做什麼」，而感到害怕恐懼。因此，加入肢體動作輔助說明，再仔細觀察松尾女士的反應，才知道她是否了解。

### CARE PLAN 3 — 換尿片前先營造緩和的氛圍
舒適（平靜）／融入／依附與連結
身體健康狀態／社會心理／生活經歷

進入病房時不要立刻換尿片，為了讓松尾女士放鬆心情，可利用對方喜歡的唱歌等方式先度過一段輕鬆的時間。

> 松尾女士您好，我是護理師菅原。我可以待在這邊一下子嗎？

### CARE PLAN 4 — 兩人一組換尿片
依附與連結
身體健康狀態／社會心理

為了在短時間完成換尿片和護理傷口，兩名護理師同行。一名負責從頭到尾和松尾女士說話、安撫情緒，另一位負責換尿片。儘量快速換完尿片、幫傷口換藥。

> 松尾女士您好，我是護理師三浦。可以讓我看一下嗎？馬上就會結束了。
> 松尾女士，您的屁股有傷口，握著您的手，請忍耐一下。
> 我在一旁。

### CARE PLAN 5 — 換尿片時要不時告知正在做什麼動作，結束後要表達感謝
依附與連結
身體健康狀態／社會心理／大腦障礙

換尿片之前和期間，一定要隨時一一告知接下來要做的動作和現在正在做的動作。結束後要感謝患者接受自己的照護。到最後都要留心，不要讓患者覺得換尿片是討厭或恐怖的經驗，而是舒適和滿足需求的感受。

## 還有其他實例！

### 討厭穿復健褲

**STEP1 傾聽想法**
- 患者討厭穿復健褲，穿上也會扯破。患者說：「我不想穿這個」。

**STEP2 收集資訊**
- 因腦梗塞住院中，身體右側輕癱。
- 罹患血管性失智症。
- 因為住院才穿復健褲。至今從未穿過復健褲。

**STEP3 發現需求**
- 考慮到患者本人覺得穿復健褲是一件很傷自尊心的行為。因此處理如下。
- 穿布的褲子替代復健褲，裡面放尿墊。
- 掌握排泄規律，引導患者去洗手間。
- 移至靠近洗手間的房間。
- 選擇即便麻痺也好穿脫的衣物。

---

## 想了解更多

### 預防皮膚撕裂傷

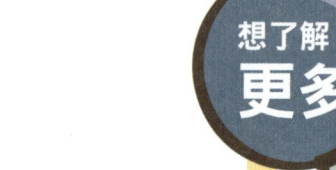

高齡者的皮膚很乾燥，甚至變得像紙一樣薄，撞到就會有瘀青（皮下出血），或像裂開一樣，這就是皮膚撕裂傷。除了盡量避免摩擦或剪力（將物體一部分推往一個方向，物體另一部分推往相反方向的力量）的發生，以下事項要特別留意。

#### 皮膚撕裂傷的預防提案

**● 保濕**
為了預防皮膚乾燥，做好保濕很重要。建議使用刺激性低、延展性佳、好塗抹的保溼乳液。維持一天塗2次的習慣。

**● 保護肌膚**
避免肌膚露出，以減少乾燥或撞傷等刺激。多利用長袖、長褲、手套、袖套和保暖襪等等。

**● 留心摩擦**
長時間坐在椅子上或輪椅時，身體會漸漸往前滑，從屁股到大腿的內側會反覆受到拉扯及摩擦。建議可使用坐墊等用品讓身體固定。另外，撕開固定點滴的膠布時，不要一口氣撕掉，按著皮膚慢慢撕掉。

**● 調整生活環境**
將生活中一些容易撞到的地方（例如床邊護欄、桌角、櫃子邊角等等），使用海綿等柔軟材質包覆起來。

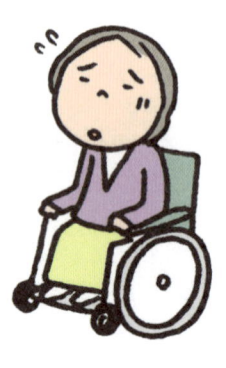

156

**column**

# 「邊做邊說明」的照護

**Good idea!**

失智症患者記憶障礙的特徵之一，
就是即便事先聽到說明、曾有過一次經驗，
仍舊會忘光。以及對不知道的事物感到不安。
因此不論是替患者換尿片、打點滴、量血壓等，
每次都要在動作前，一一說明接下來要做的事。
另外，即便是患者看不到的地方，
也要像實況轉播般告知現在正在做什麼。

**好處**

因為感覺「沒有時間……」
而總是倉促做完照護工作嗎？
但如果能夠像實況轉播般
一邊解說一邊動作，
不僅容易得到患者同意，
也能更順利完成喔！

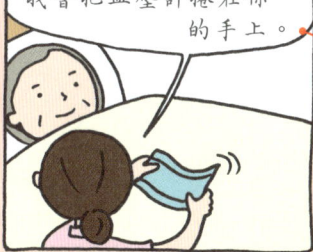

**例如 量血壓時**

請讓我看一下身體狀況。先量右手血壓。我會把血壓計捲在你的手上。

### 從說明要做什麼開始
先告知接下來要做的事。

### 不要「做的當下」而是「做之前」說明
很多護理師是一邊把血壓計臂帶捲在手臂，一邊說「捲起來了」。但是，更好的做法是要正面看著對方的臉說：「要捲起來了」，取得對方同意後再捲起。有人會因為「突然開始捲」的動作而嚇到，就用手揮開，所以要一步一步處理。

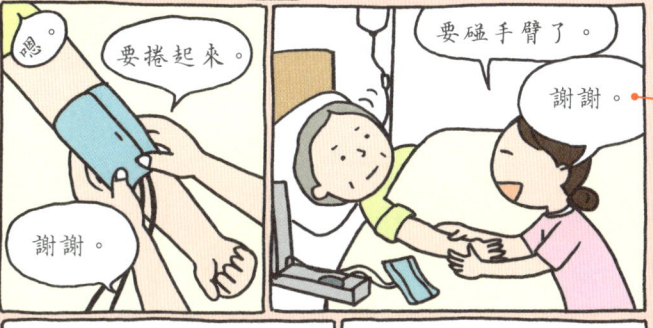

嗯。
要捲起來。
謝謝。

要碰手臂了。
謝謝。

### 結束後表示感謝
每次都要對患者的配合表達感謝。因為愉快地完成，也加深了兩者之間的信賴關係。下次接受相似的照護作業時，對方抱持的心情也會不同。

多虧美智子女士的努力配合才能量好，謝謝。我要把血壓計拆開囉。

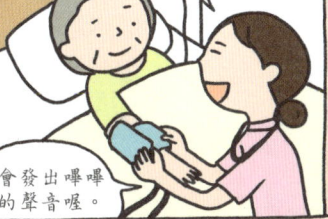

它會鼓起來，發出咻咻的聲音。不要嚇到喔，我就在旁邊。

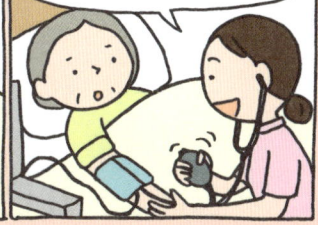

會發出嗶嗶的聲音喔。

# 不想洗澡

▶ 山下小春女士的案例

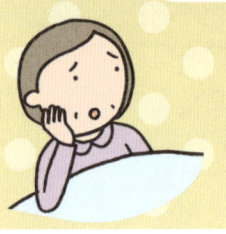

洗澡

山下小春：88歲，因肺炎住院。患有阿茲海默型失智症。

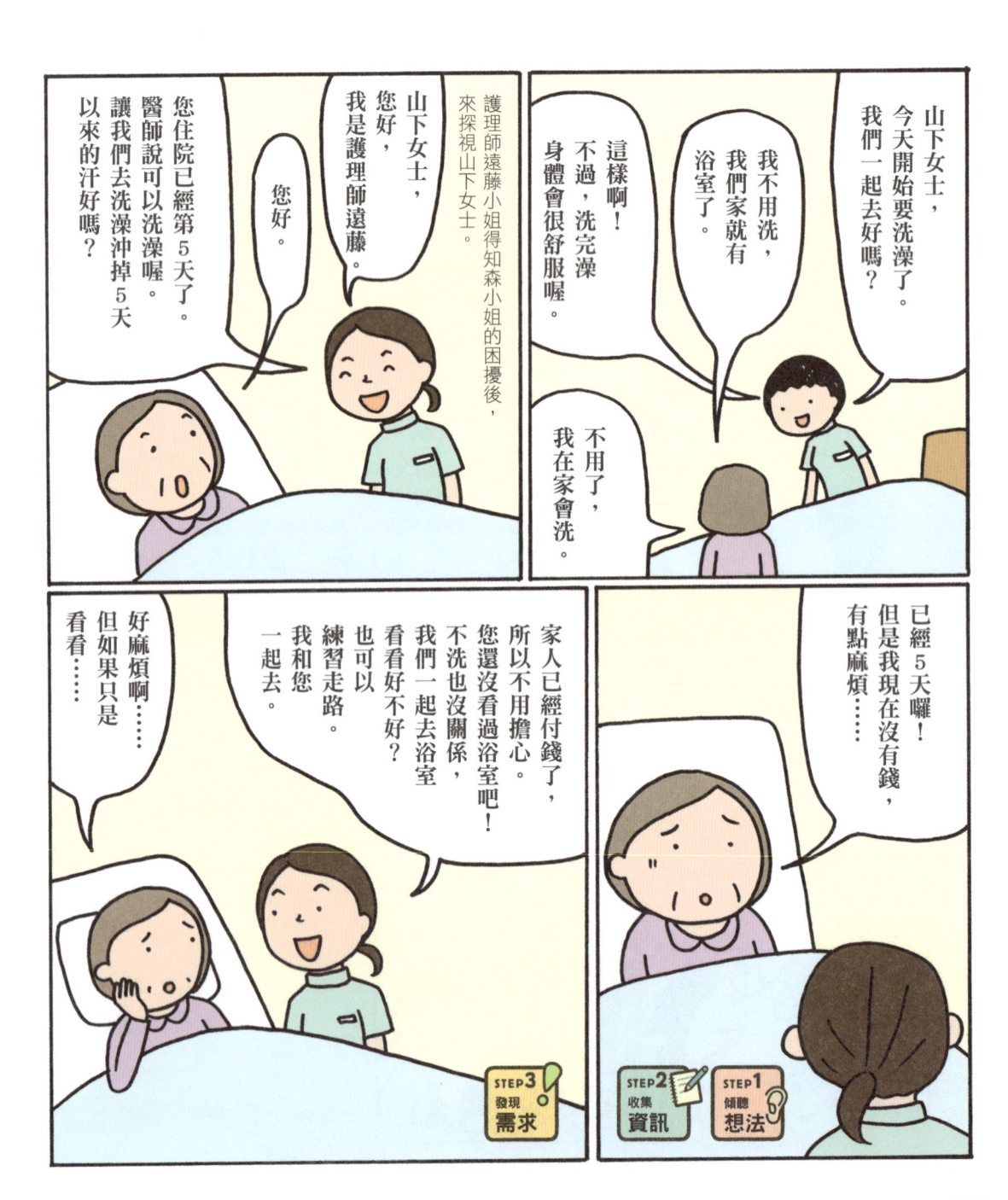

---

**第1格：**
山下女士，今天開始要洗澡了。我們一起去好嗎？

我不用洗，我們家就有浴室了。

這樣啊！不過，洗完澡身體會很舒服喔。

不用了，我在家會洗。

**第2格：**
護理師遠藤小姐得知森小姐的困擾後，來探視山下女士。

山下女士，您好，我是護理師遠藤。

您好。

您住院已經第5天了。醫師說可以洗澡喔。讓我們去洗澡沖掉5天以來的汗好嗎？

**第3格：**
已經5天囉！但是我現在沒有錢，有點麻煩……

STEP1 傾聽想法
STEP2 收集資訊

**第4格：**
家人已經付錢了，所以您不用擔心。您還沒看過浴室吧！不洗也沒關係，我們一起去浴室看看好不好？也可以練習走路。我和您一起去。

好麻煩啊……但如果只是看看……

STEP3 發現需求

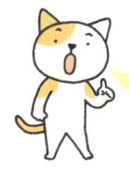

# 3步驟實踐山下女士的照護！

**這樣的照護 NG！**
✗ 和患者說：「變臭了，去洗澡。」

思索「**為什麼？**」著眼於「**困擾之處**」！

**為什麼「不想洗澡」？**

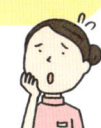

## 對「不想洗澡」的人來說，可能有這樣的困擾

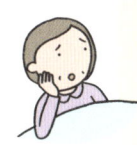

- 在人前赤裸很害羞。
- 討厭被強行脫去衣物。
- 不喜歡和異性護理師一起去。
- 和平常洗澡時間不同。
- 其他

## 解說

### STEP 1 傾聽想法
一邊告知洗澡的目的 一邊了解心情

- 患者說：「我在家會洗。」好像不想在醫院的浴室洗。
- 告知患者已經有5天沒有洗澡了，患者的反應是「一定要洗嗎？」
- 患者說：「很麻煩」、「沒有錢不能洗」。

**患者覺得去洗澡很麻煩，而且以為沒有錢不可以洗。**

### STEP 2 收集資訊
也要確認洗澡的習慣

- **身體健康狀態** 因肺炎住院，持續治療中。
- **社會心理（環境）** 環境改變。緊急住院，
- **生活經歷** 幫自營業的先生擔任會計。
- **性格** 沉穩。
- **大腦障礙** 罹患阿茲海默型失智症。有記憶障礙。覺得洗澡很麻煩，以往都4天洗一次（由家人口中得知）。

**習慣4天洗一次澡。**

### STEP 3 發現需求
製造洗澡的機會 別讓患者感到不安

- 為了避免患者對洗澡感到不安，必須向患者說明洗澡的原因，並了解為什麼對方不喜歡。

**CARE PLAN**
舒適（平靜）/ 參與

大腦障礙 / 社會心理

**先一起去看浴室 再試著勸說**

透過邀請患者去看看醫院的浴室，若患者產生「可以洗嗎」的想法，便能試著勸說。在浴室裡請讓患者觸碰暖呼呼的熱水。

# 還有其他實例！

**POINT！** 重要的是讓患者「心情愉悅」地完成。若有一點強迫的感覺，下一次就會更不想接受。

## 因為太冷不喜歡洗澡

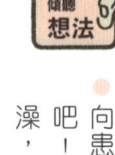

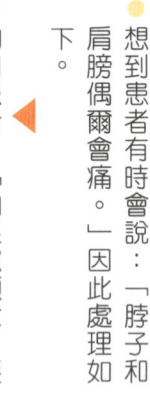

**STEP1 傾聽想法**

護理師對患者說：「請讓我幫您擦身體」。患者表示：「好冷、不要」、「不擦澡也沒關係」。

**STEP2 收集資訊**

因肺炎住院中。
罹患阿茲海默型失智症。
平常一週洗一次澡。

**STEP3 發現需求**

患者從被單出來時裸著身體會很冷，所以說不要。處理如下。

▶ 勸患者：「只換內衣可以嗎？」患者說：「不想換衣服」。
「用溫毛巾擦臉就好」說完，將毛巾交給患者擦臉。接著詢問：「舒服嗎？」回覆：「欸」。
詢問患者：「可以用毛巾擦手嗎？」患者說：「可以喔！」所以用溫毛巾包覆手，之後再輕輕擦到手臂。
從隔天起慢慢擦拭身體，願意接受擦拭的部分越來越多。

## 想回家再洗澡

**STEP1 傾聽想法**

向患者說：「我們來擦拭身體吧！」患者說：「回家就會洗澡，不用擦」。

**STEP2 收集資訊**

一人生活。
負責的照顧經理也沒辦法確定患者可以在自家洗澡。

**STEP3 發現需求**

想到患者有時會說：「脖子和肩膀偶爾會痛。」因此處理如下。

▶ 詢問患者：「如果您願意，要不要按摩一下脖子和肩膀？」
「這樣啊，那就麻煩您了。」因為得到了患者同意，用溫毛巾從脖子蓋到肩膀後，開始按摩肩頸。患者懷念地說：「以前我也有請人按過呢！」趁勢接著問：「要不要順便擦背？」「這樣挺舒服的，請幫忙擦一下」結果也獲得了擦背的同意。

## 不喜歡淋熱水

**STEP1 傾聽想法**

患者洗澡淋熱水時，會用手腳護著身體，感覺變得僵硬。

**STEP2 收集資訊**

因失智症關係，表情都沒有變化，也很難活動身體和說話。
考慮到患者是不是因為難以掌握周邊狀況，所以突然從肩膀淋下熱水時，會害怕、不舒服。因此處理如下。

**STEP3 發現需求**

▶「接下來要淋熱水了。先從腳邊開始慢慢淋，這樣可以嗎？」說完之後等候反應，患者的身體不再僵硬，也不再出現不開心的表情，所以從腳邊開始慢慢淋上熱水。患者不再用手腳護著身體。接著詢問：「要稍微往上淋熱水囉！」接著從膝蓋淋，一邊持續詢問再從腰部淋，最後從肩膀淋。

160

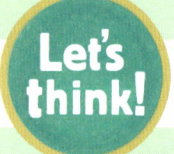

## Let's think! 希望大家傾聽失智者的困擾所在

column

　　日本愛知縣名古屋市的西區公所設立了一個針對失智症當事人的諮詢窗口，名為「橘色大門分享名古屋」。在這裡擔任代表的是山田真由美女士，她在51歲時被診斷出罹患了阿茲海默型失智症，雖然沒有明顯的記憶障礙，但是有空間認知功能障礙，因此日常生活中有時需要協助。

　　「因膽結石手術住院時，有告知護理師自己做不到哪些事。卻未受到理解。住院生活的期間完全搞不清狀況，真的很令人難受。」因為有過在醫院受到驚嚇的經驗，有段時間山田女士對任何事都提不起勁，連演講活動都暫停了。

　　山田女士表示：「即便是失智症，症狀也是因人而異。這個人有哪些症狀？對什麼事會產生困擾？希望醫院工作人員可以多花一點時間傾聽。我覺得這樣才能做到適合這個人的照護。」以下我們介紹山田女士住院時的部分體驗和感想。

### 對失敗有心理創傷
不能好好坐在洗手間的馬桶上，也不能順利取用衛生紙……這些事在家裡明明就可以做到。上洗手間的失敗經歷成為心理創傷，尤其半夜的時候會看著天花板想著：「要什麼時候和護理師說想去洗手間」。

### 上洗手間時不喜歡男性協助
半夜要求協助去洗手間時，來的是男性護理師，這讓我很不喜歡再受到輔助。所以之後為了減少去洗手間的次數，就儘量不喝水。

### 明明已經告知……
護理師說：「要先擦臉喔」，然後把毛巾交給我。但是我有空間認知功能障礙，不能好好使用毛巾，讓我非常困擾。

### 一直被提醒，變得很想回家
打點滴很不舒服，手會無意識地動來動去。護理師也來好幾趟，多次調整點滴，並提醒我說：「請不要動」。真的覺得很煩，想快點回家。

### 可以一個人回房間……
只要記得自己的病房號碼，我就可以一個人回去，護理師卻要陪我走回病房。我希望受到協助的明明是別的事……這件事讓我覺得，護理師的照護偏離了我的需求。

---

**山田真由美**　1960年出生於名古屋市。51歲被診斷有阿茲海默型失智症後，參加了該市的早發性失智症當事人與家庭交流會「ayumi會」，接著擔任名古屋市西區社區整體照護推進會議失智症專門部會委員，每月在西區公所召開「橘色大門分享名古屋」，為2018年愛知縣失智症實施策略推進會議工作小組委員。

# 睡眠

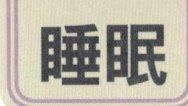

## 睡不著

▶影山孝治先生的案例

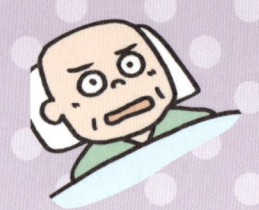

影山孝治：83歲，因肺炎住院。因為晚上睡不好，睡前會服用短時效的安眠藥。患有阿茲海默型失智症。

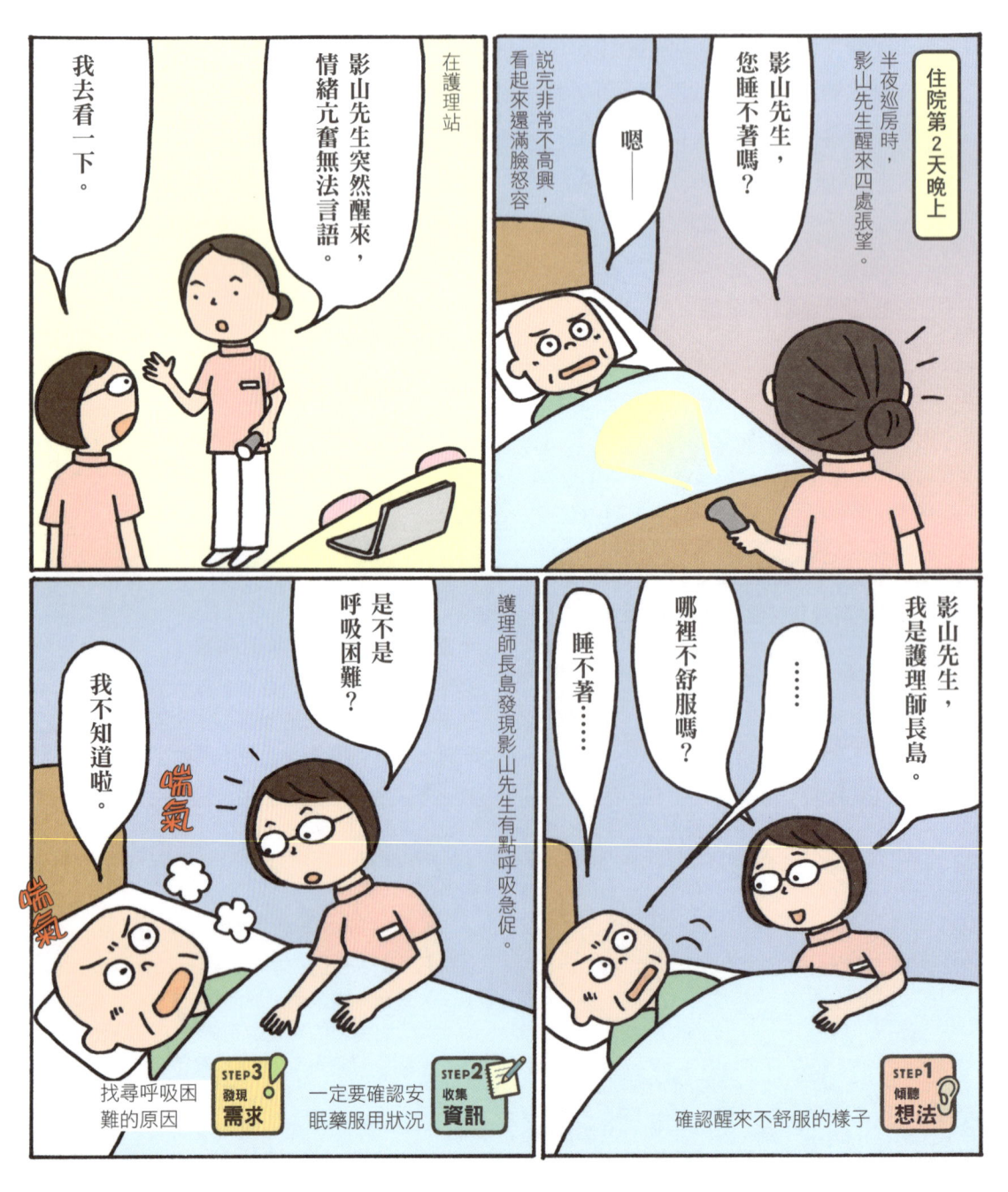

---

**住院第2天晚上**

半夜巡房時，影山先生醒來四處張望。

「影山先生，您睡不著嗎？」

「嗯──」

說完非常不高興，看起來還滿臉怒容。

---

「影山先生，我是護理師長島。」

「……」

「哪裡不舒服嗎？」

「睡不著……」

**STEP1 傾聽想法**：確認醒來不舒服的樣子

---

在護理站

「影山先生突然醒來，情緒亢奮無法言語。」

「我去看一下。」

---

護理師長島發現影山先生有點呼吸急促。

「是不是呼吸困難？」

「我不知道啦。」

喘氣 喘氣

**STEP2 收集資訊**：一定要確認安眠藥服用狀況

**STEP3 發現需求**：找尋呼吸困難的原因

162

Part 3 睡不著

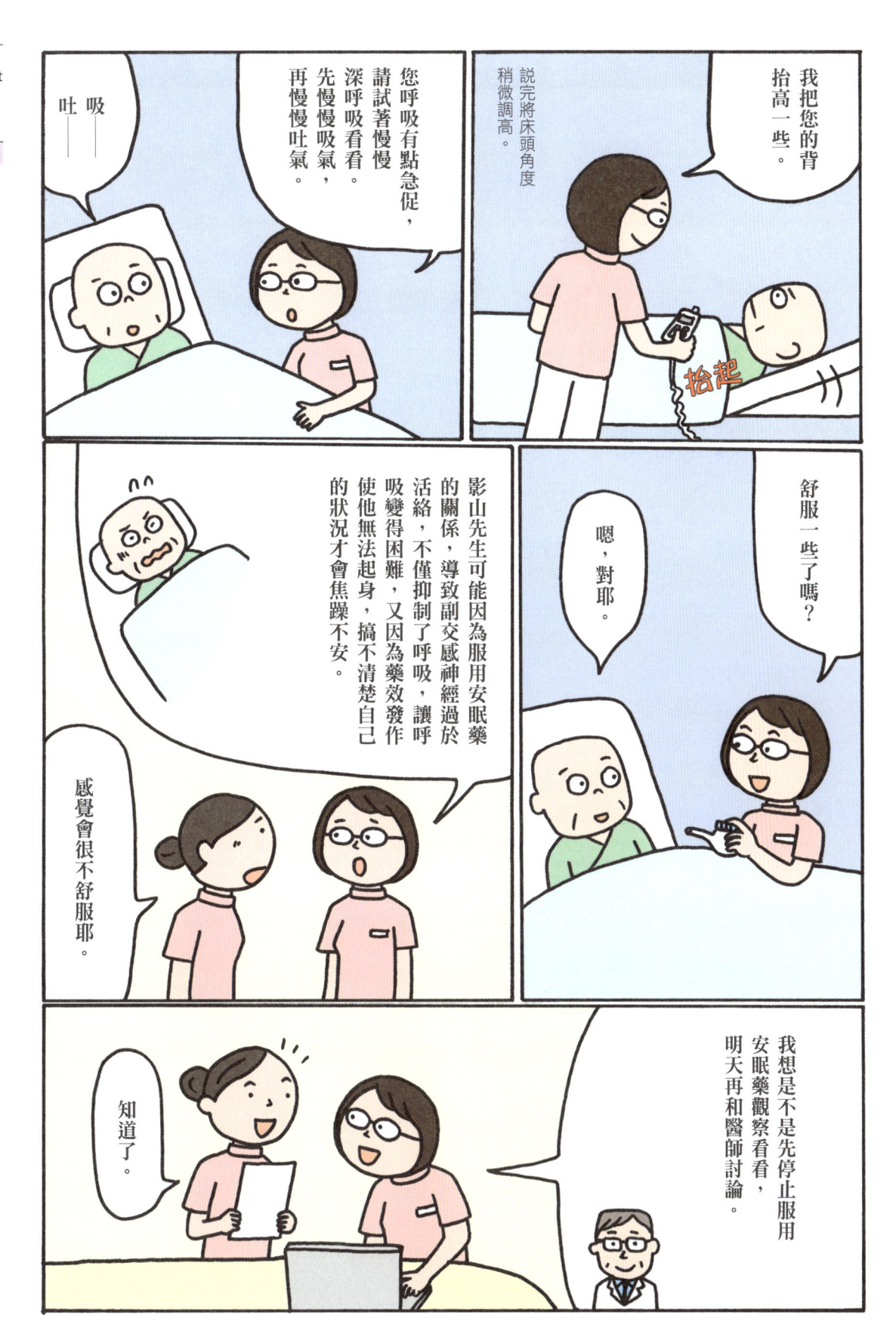

「我把您的背抬高一些。」

說完將床頭角度稍微調高。

吸——
吐——

「您呼吸有點急促，請試著慢慢深呼吸看看。先慢慢吸氣，再慢慢吐氣。」

「舒服一些了嗎？」

「嗯，對耶。」

「影山先生可能因為服用安眠藥的關係，導致副交感神經過於活絡，不僅抑制了呼吸，讓呼吸變得困難，又因為藥效發作使他無法起身，搞不清楚自己的狀況才會焦躁不安。」

「感覺會很不舒服耶。」

「我想是不是先停止服用安眠藥觀察看看，明天再和醫師討論。」

「知道了。」

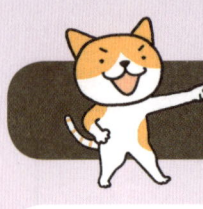

## 3步驟實踐影山先生的照護！

為什麼「睡不著」？

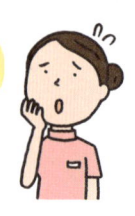

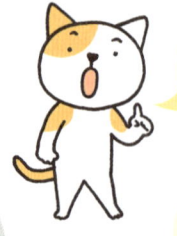

思索「**為什麼？**」著眼於「困擾之處」！

### 這樣的照護 NG！

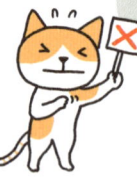

✗ 用威脅口氣說：「不睡覺病情會更加惡化喔！」
✗ 護理師將患者帶到護理站之後卻置之不理。
✗ 護理師立刻對患者用藥。
✗ 患者躺在床上喃喃自語「睡不著」，但是護理師要協助其他人去洗手間，所以假裝沒聽到延後處理。

### 對「睡不著」的人來說，可能有這樣的困擾

- 肚子餓。
- 口渴。
- 難受、疼痛、搔癢。
- 想去洗手間。
- 不知道現在幾點。
- 想念家人。
- 這是平常起床時間，卻被要求睡覺。
- 其他

## 解說

### STEP 1 傾聽想法
**確認醒來不舒服的樣子**

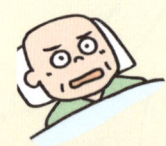

- 突然起床。
- 說話不流利。
- 情緒亢奮，非常不高興，看起來也像在生氣。
- 詢問：「有沒有哪裡不舒服？」回答：「睡不著」。
- 呼吸急促。
- 詢問：「是不是呼吸困難？」回答：「我不知道啦」。

← 沒有自覺但是看起來呼吸困難。

### STEP 2 收集資訊
**一定要確認安眠藥服用狀況**

- 身體健康狀態　因肺炎住院中。由於晚上睡不著，每天定時吃安眠藥。
- 社會心理（環境）　環境改變。緊急住院，
- 生活經歷　辭職後沒有特別的興趣，大多一人生活。
- 性格　職人精神（做事堅持、自我要求高）。
- 大腦障礙　罹患阿茲海默型失智症。

← 吃了安眠藥卻會半夜醒來。

Part 3 睡不著

## STEP 3 發現需求

### 找尋呼吸困難的原因

患者看起來情緒亢奮，進一步觀察發現他的呼吸急促、有困難，必須馬上想辦法讓患者呼吸變順暢。
找尋導致呼吸困難的原因。

---

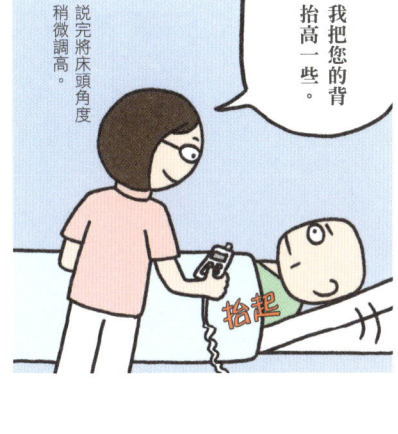

**CARE PLAN 1**

參與：身體健康狀態、大腦障礙

#### 也要注意脫水現象 適當補充水分

高齡者有時不會感到口渴，因此不會主動喝水，容易發生脫水症狀。藉由茶等補充水分，也可以降低亢奮的情緒。

> 舒服一些了嗎？
> 嗯，對耶。

---

**CARE PLAN 2**

參與：身體健康狀態、大腦障礙

#### 把背部抬高 讓呼吸變順暢

影山先生告訴護理師睡不著，而且觀察他的呼吸看起來也很痛苦，所以馬上調節床頭角度、抬高頭部（橫膈膜往下可使呼吸順暢）。
造成呼吸不順的原因，可能是睡覺時副交感神經活絡，而血液循環作用減弱的關係。

> 我把您的背抬高一些。
> 說完將床頭角度稍微調高。
> 抬起

---

**CARE PLAN 3**

參與：身體健康狀態、社會心理、大腦障礙

#### 尋找因呼吸困難 半夜醒來的原因

即便在睡覺，當人感到呼吸不順時，也會立刻醒來深呼吸。但是影山先生服用了安眠藥，所以沒辦法立刻清醒，就持續著痛苦的狀態，或許是難受到無法忍耐的地步了而突然醒來，如果是這樣的情況，先暫停服用安眠藥也是一種方法，為此必須找醫師討論看看。

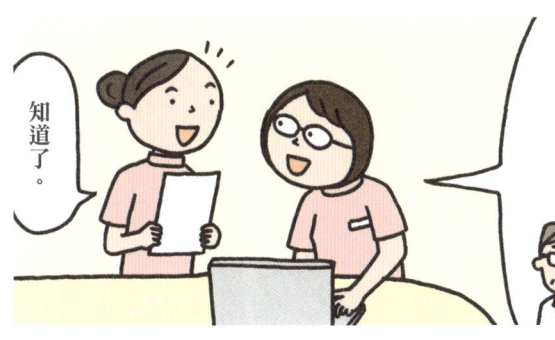

> 我想是不是先停止服用安眠藥觀察看看，明天再和醫師討論。
> 知道了。

165

## 還有其他實例！

### 肚子不舒服

**STEP1 傾聽想法**
- 一整天都心神不寧。
- 連半夜都一下睡、一下醒，反反覆覆，整個人無法靜下來。

**STEP2 收集資訊**
- 腹瀉，每天都拉出一點水便。
- 最近不太吃飯也不運動。
- 睡前會使用促進腸子蠕動的便秘藥。
- 腸蠕動的聲音聽起來緩慢，觸碰下腹部好像有大便硬塊。

**STEP3 發現需求**
- 先努力促進排便。
- 調整引發症狀的藥物。

### 睡前沒喝茶

**STEP1 傾聽想法**
- 詢問患者：「睡不著嗎？」對方回答：「睡不著」。

**STEP2 收集資訊**
- 聽家人說，患者平常睡覺前會喝一杯番茶。

**STEP3 發現需求**
- 考慮到可能是患者睡前沒有喝茶，所以變得睡不著。因此處理如下。
- 請家人將患者平常睡前喝茶時使用的茶杯帶到醫院。睡前，在平常慣用的茶杯裡裝入番茶，拿給患者。喝完一杯後慢慢睡著了。

### 希望有人陪

**STEP1 傾聽想法**
- 患者抱怨：「睡不著」。

**STEP2 收集資訊**
- 患者為102歲的女性。
- 有服用安眠藥。
- 聽家人說，患者沒有人陪就睡不著覺。接著詢問有沒有音樂、娃娃或其他可以助眠的事物，家人回答：「除了人，其他東西都沒用。沒人陪，她就不放心」。

**STEP3 發現需求**
- 睡覺時沒人陪，患者就會不安，導致睡不著。得到這項資訊後，處理如下。
- 護理師們每隔10分鐘就去探視患者，一邊談天一邊輕輕拍背，持續1個小時左右，直到患者漸漸睡著。患者在打瞌睡時還喃喃細語著「謝謝你，哥哥」、「謝謝你，姐姐」。

166

## column

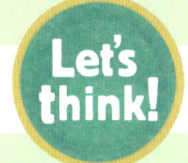

### Let's think! 服用安眠藥時要小心跌倒

湘南いなほ 醫院院長　內門大丈

　　有接受安眠藥處方的失智症患者，尤其要注意頭暈造成跌倒。BZD（Benzodiazepine）類安眠藥、抗焦慮藥和非BZD（Non-Benzodiazepine）類安眠藥都有鎮靜和肌肉鬆弛的作用，所以服用後容易頭暈，提高跌倒和骨折的風險。當夜間想去洗手間而下床時，必須格外留意。

　　失智症患者失眠時，安眠藥非第一優先選擇，建議先試試非藥物的治療法。非得使用的話，請避免使用BZD類安眠藥和抗焦慮藥，即使是非BZD類安眠藥，也要在其中選擇對高齡者來說相對安全的藥物。

　　最近，Ramelteon和Suvorexant此兩款安眠藥使用的情況增加。根據報告指出，這兩款藥比較不會產生抗藥性，即使長期使用也容易維持效果，可以有效預防譫妄症發作[※1、※2]、肌肉鬆弛作用較少等等。即便如此，也非完全沒有副作用。使用任何安眠藥之前，請務必確認副作用與使用方法，絕不可以隨意用藥。

※1　Hatta K, et al:JAMA Psychiatry. 2014;71(4): 397-403.
※2　Hatta K, et al:J Clin Psychiatry. 2017;78(8): e970-9.

### 安眠藥、抗焦慮藥的種類和副作用

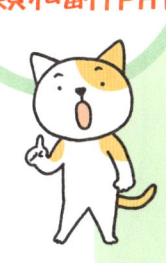

**安眠藥、抗焦慮藥**

**代表性藥名**
- BZD類安眠藥和抗焦慮藥　Flurazepam、Diazepam、Triazolam、Etizolam
- 非BZD類安眠藥　Zopiclone、Zolpidem、Eszopiclone
- 對高齡者相對安全的安眠藥　Ramelteon、Suvorexant

**副作用與建議用法**
- BZD類安眠藥和抗焦慮藥很容易在75歲以上的高齡者、中度以上失智症患者身上出現副作用，例如，譫妄、過度鎮靜、運動失衡、跌倒、智能低下的風險提高，所以不建議使用。若要使用，儘量限制在短時效、最低所需劑量。
- 尤其Triazolam有健忘風險，不應該使用。
- 非BZD類安眠藥也有相同副作用，尤其鎮靜作用等容易造成頭暈。不要隨意長期投藥，而要評估減量和停止用藥。限於少量使用。

參考資料：
・厚生勞動省《家庭醫師針對精神行為症狀的精神藥物使用指南》
・日本老年醫學會「日本醫療研究開發機構研究費與高齡者藥物治療安全性相關研究」研究班《高齡者安全藥物療法指南2015》
・順天堂大學醫學部附屬順天堂醫院mental clinic
https://www.juntendo.ac.jp/hospital/clinic/mental/activity/research/achievement/typical/ach_topics02.html

# 幻覺

## 看到不存在的人

▶ 原田昌弘先生的案例

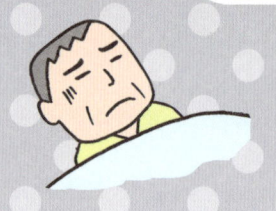

原田昌弘：76歲，因癲癇發作住院。雖沒有診斷為失智症，但最近健忘變得嚴重，家人也很擔心。

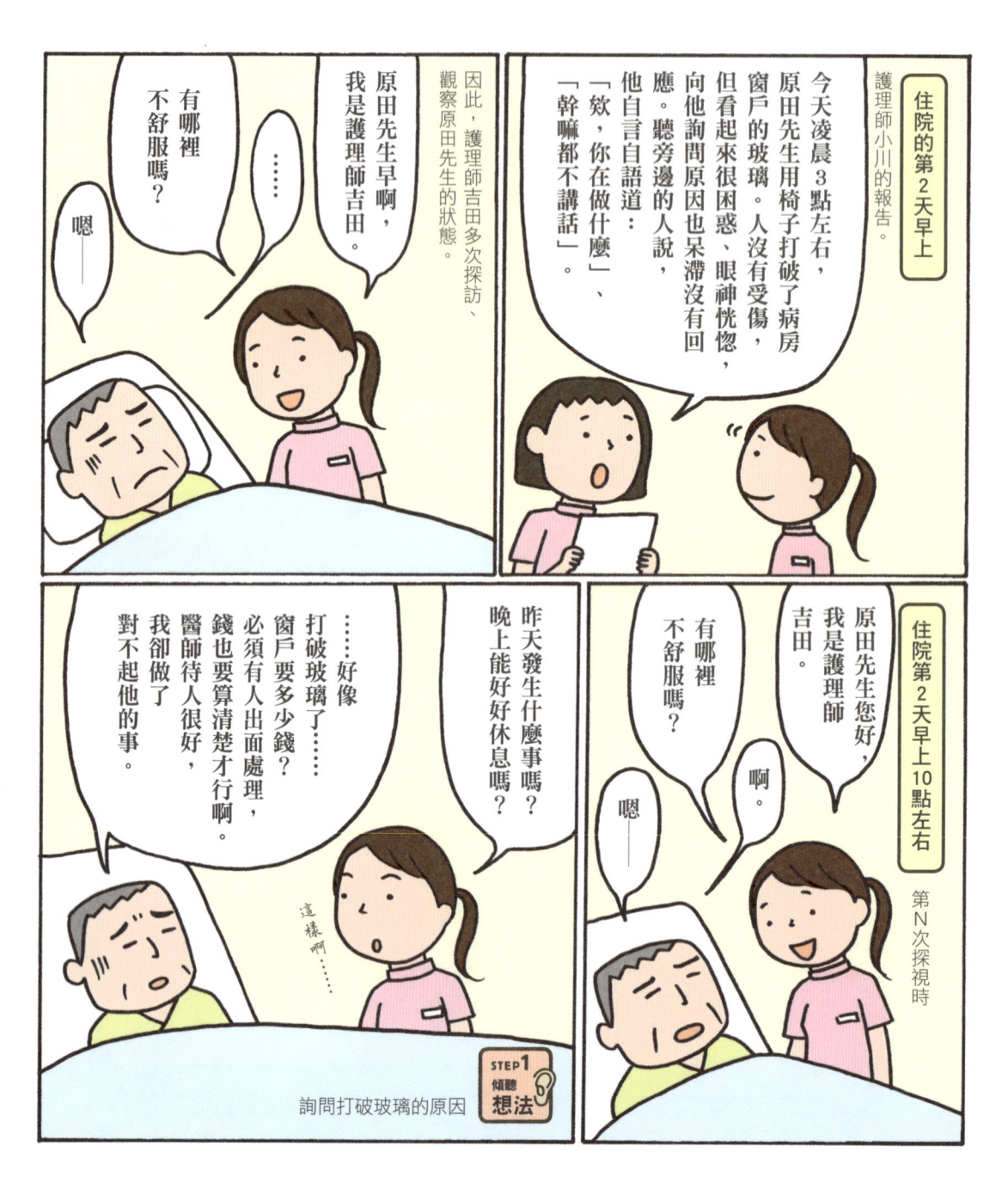

**住院的第2天早上**

護理師小川的報告。

今天凌晨3點左右，原田先生用椅子打破了病房窗戶的玻璃。人沒有受傷，但看起來很困惑、眼神恍惚，向他詢問原因他也呆滯沒有回應。聽旁邊的人說，他自言自語道：「欸，你在做什麼」、「幹嘛都不講話」。

因此，護理師吉田多次探訪、觀察原田先生的狀態。

原田先生早啊，我是護理師吉田。

……

有哪裡不舒服嗎？

嗯—

**住院第2天早上10點左右**

第N次探視時

原田先生您好，我是護理師吉田。

啊。

有哪裡不舒服嗎？

嗯—

昨天發生什麼事嗎？晚上能好好休息嗎？

……好像打破玻璃了……窗戶要多少錢？必須有人出面處理，錢也要算清楚才行啊，醫師待人很好，我卻做了對不起他的事。

這樣啊……

**STEP 1 傾聽想法**

詢問打破玻璃的原因

168

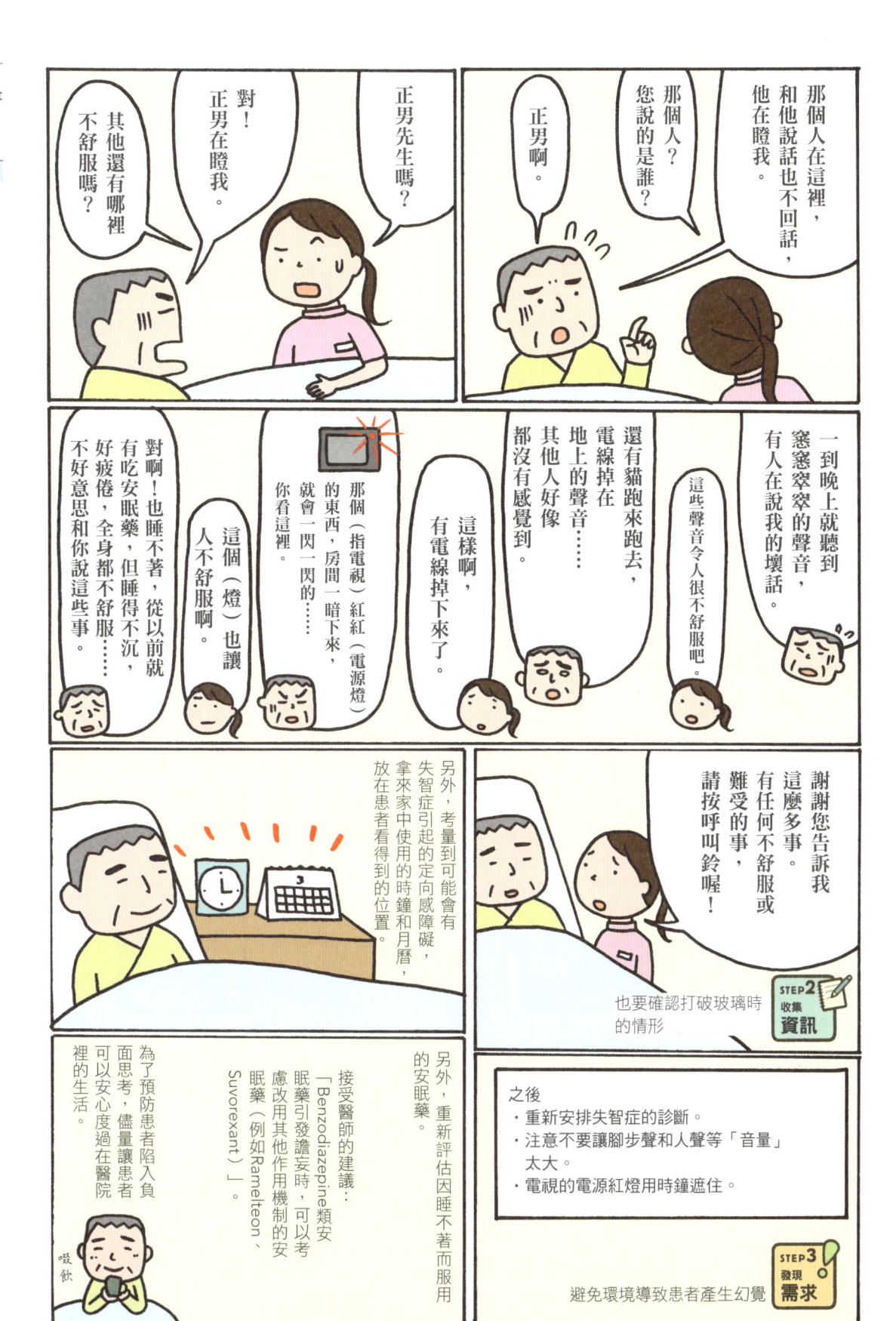

Part 3 看到不存在的人

— 那個人在這裡,和他說話也不回話,他在瞪我。
— 那個人?您說的是誰?
— 正男啊。
— 正男先生嗎?
— 對!正男在瞪我。
— 其他還有哪裡不舒服嗎?

— 一到晚上就聽到窸窸窣窣的聲音,有人在說我的壞話。
— 這些聲音令人很不舒服吧。
— 還有貓跑來跑去,電線掉在地上的聲音……其他人好像都沒有感覺到。
— 這樣啊,有電線掉下來了。
— 那個(指電視)紅紅(電源燈)的東西,房間一暗下來,就會一閃一閃的……你看這裡。
— 這個(燈)也讓人不舒服啊。
— 對啊!也睡不著,有吃安眠藥,但睡得不沉,好疲倦,全身都不舒服……不好意思和你說這些事。

— 謝謝您告訴我這麼多事。有任何不舒服或難受的事,請按呼叫鈴喔!

也要確認打破玻璃時的情形

STEP2 收集資訊

另外,考量到可能會有失智症引起的定向感障礙,拿來家中使用的時鐘和月曆,放在患者看得到的位置。

之後
・重新安排失智症的診斷。
・注意不要讓腳步聲和人聲等「音量」太大。
・電視的電源紅燈用時鐘遮住。

接受醫師的建議:「Benzodiazepine類安眠藥引發譫妄時,可以考慮改用其他作用機制的安眠藥(例如Rameteon、Suvorexant)」。

另外,重新評估因睡不著而服用的安眠藥。

為了預防患者陷入負面思考,儘量讓患者可以安心度過在醫院裡的生活。

STEP3 發現需求
避免環境導致患者產生幻覺

# 3步驟實踐原田先生的照護！

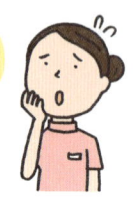

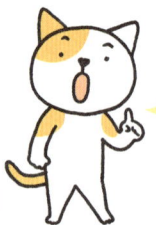

## 為什麼「看到不存在的人」？

思索「**為什麼？**」著眼於「困擾之處」！

**這樣的照護 NG！**

- ✘ 對患者否定說：「沒這回事」。
- ✘ 全怪罪在失智症上，抱持「因為有失智症，真沒辦法」的想法。
- ✘ 不能體貼患者難受的心情，只是口頭應對：「不要擔心」。
- ✘ 以嘲笑口吻說：「因為癡呆（才看得到吧）」。

### 對「看到不存在的人」的人來說，可能有這樣的困擾

- 有不認識的人很可怕。
- 有蟲覺得噁心。
- 聽到有人說自己的壞話。
- 被認為自己在說謊。
- 腦部可能出現異常。
- 想著「又出現怎麼辦」很不安。
- 嚇到差點跌倒。
- 其他

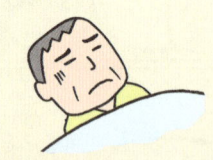

## 解說

### STEP1 傾聽想法
詢問打破玻璃的原因

- 患者說：「打破玻璃了」，錢也要算清楚，覺得自己對不起醫師。患者也表示是因為正男（女婿）在瞪自己。
- 晚上聽到有人在說自己壞話。還聽到腳步聲等聲音，看到很多東西。
- 服用安眠藥卻睡不著，很難受。

→ 有視幻覺和幻聽，睡不著，覺得難受。

### STEP2 收集資訊
也要確認打破玻璃時的情形

- **身體健康狀態** 因癲癇發作而住院，使用抗癲癇藥物中。
- **社會心理（環境）** 緊急住院，環境改變。
- **生活經歷** 妻子過世，和女兒、女婿一起生活。和女婿關係似乎不佳。
- **性格** 待人和氣。
- **大腦障礙** 尚未診斷為失智症，但健忘變嚴重。

→ 可能因為譫妄產生幻覺。

170

# STEP 3 發現需求

## 避免環境導致患者產生幻覺

把「玻璃打破了，覺得背叛了對自己很好的醫師。」這是生病的症狀，視幻覺引發的感他放心。告訴患者不需要自責，請他放心。

調整環境，避免成為引發視幻覺的因素。

和患者建立良好關係，以方便諮詢。

為了預防譫妄，加入定向感障礙的輔助照護。

### CARE PLAN 1

**留意腳步聲和說話聲等「聲音」**

大腦障礙／舒適（平靜）／依附與連結

半夜窸窸窣窣的說話聲，讓原田先生覺得有人在說自己的壞話。所以工作人員儘量注意彼此之間的談話音量，並且放輕腳步聲。

> 這些聲音令人很不舒服吧。
> 一到晚上就聽到窸窸窣窣的聲音，有人在說我的壞話。

### CARE PLAN 2

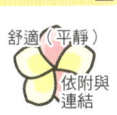

**遮住電視的紅燈**

大腦障礙／舒適（平靜）／依附與連結

關燈後，原田先生看到電視的紅燈時會覺得在閃爍，所以用時鐘遮住那裡。

> 那個（指電視）紅紅的東西，房間一暗下來就會一閃一閃的……你看這裡。
> 這個（燈）也讓人不舒服啊。

### CARE PLAN 3

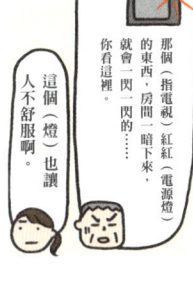

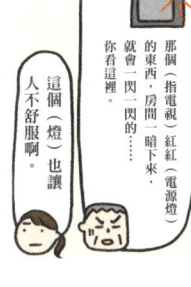

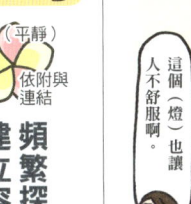

**頻繁探視建立容易談話的關係**

社會心理／舒適（平靜）／依附與連結

原田先生極其在意自己所見的視幻覺，這樣持續下去的話，他會很難受，所以要一直頻繁探視，讓他說出自己在意的事和感覺到的事。

### CARE PLAN 4

**重新檢視安眠藥**

身體健康狀態／參與

因為出現譫妄症狀，針對安眠藥（會影響腦功能的種類）的使用情況向醫師諮詢。建議暫停服用藥物，或採取可以讓患者自然睡眠的方法。

### CARE PLAN 5

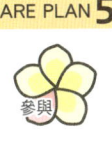

**安排認知功能檢查**

大腦障礙／參與

住院一段時間後，等到患者穩定時，透過神經心理檢查及影像檢查等，檢測是否罹患失智症。發現原田先生的認知功能降低，所以開始申請照護保險，規劃未來的照護計劃。

# 還有其他實例！

## 有裸體男好可怕

**STEP1 傾聽想法**
- 患者表示：「昨天睡不著。」於是詢問患者：「有什麼心事嗎？」回答：「半夜有裸男站著」、「好可怕」。

**STEP2 收集資訊**
- 因尿道感染住院中。
- 罹患路易氏體失智症。
- 詢問同病房的人是否也看到有裸男闖入。他們回覆，進來的人是其他病房的人，從洗手間離開卻找不到自己的病房。

**STEP3 發現需求**
- 護理師如果從路易氏體失智症患者那聽聞：「半夜有裸男站著」，又沒有仔細確認，很容易會以為是患者的視幻覺而回應：「沒關係喔！」但是，究竟是視幻覺，還是只要調整周邊環境就好，必須確認事實後才能下決定，不可有先入為主的想法。

## 去世的家人出現

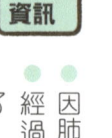

**STEP1 傾聽想法**
- 患者在行動時會避開床邊一角，詢問他：「這邊有什麼嗎？」回覆：「〇〇（應該已經去世的家人）有時會睡在這邊」、「其他的人好像都看不到，所以我才沒有說」。

**STEP2 收集資訊**
- 因肺炎住院中。
- 經過點滴和氧氣治療，退燒了，身體狀況逐漸穩定。
- 罹患路易氏體失智症。

**STEP3 發現需求**
- 考慮到患者產生幻覺，因此處理如下。
- 不否定幻覺的存在。讓患者覺得可以安心和護理師說，維持信賴關係。
- 如果患者感到害怕，一起確認是否實際存在。
- 為了避免跌倒，調整患者所說已逝家人睡覺的位置環境。

## 看到陷阱

**STEP1 傾聽想法**
- 患者跌倒在地墊上（具有離床警示功能）旁，他說：「以為會掉下去，想跳過去」。

**STEP2 收集資訊**
- 因心臟功能衰竭住院中。
- 沒有麻痺等情況，可以行走，卻反覆跌倒。
- 不太會按呼叫鈴，為了掌握排尿需求而設置了離床警示地墊。
- 罹患阿茲海默型失智症。有視空間功能障礙和失認症。

**STEP3 發現需求**
- 考慮到患者可能因為視空間功能障礙，把黑色地墊看成陷阱，結果想跳過去而跌倒。處理如下。
- 在地墊上用白色膠帶劃線（像斑馬線一樣）。
- 一起踩在地墊上，讓患者知道這不是陷阱。

172

**column**

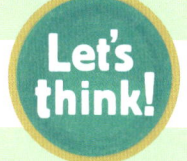

## Let's think! 理解本人的感受,回應也會改變!

東京慈惠會醫科大學　精神醫學講座教授　繁田雅弘

　　罹患失智症的人會出現記憶障礙等症狀,不過我覺得最該重視的是「本人的感覺」。例如當一個人罹患了失智症,和別人聊天時會健忘地反覆說出相同的話而不自知,但是當周圍的人面露詫異時,本人便會透過這些表情而發覺,結果倍感尷尬。這樣一來就會出現下面所列的感受(自覺症狀)。

　　如果說周圍的人能對此有所理解,我想,失智者們可以從話語間感受到這份體諒;如果大家不能理解,一切將只流於表面功夫。一旦大家都能夠理解失智者本人會有的感受,就不會再使用「精神行為症狀」一詞。我認為這樣的相處,才稱得上是「好的醫療」、「好的照護」。

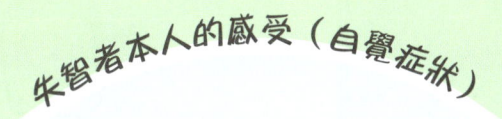

### 失智者本人的感受(自覺症狀)

- 不知所措(不知道、混亂……)
- 消沉(反覆失敗)
- 不安(不知道、不會……)
- 不甘心(對於發病和症狀)
- 自責(為何會失敗!造成他人麻煩了嗎……)
- 無力(持續失敗,感到挫敗)
- 焦躁(找不到重要的物品而焦慮……)
- 情緒變動(被當成傻瓜的心情進入腦中)
- 被害妄想(為何找不到?覺得有人偷走……)
- 簡單的事也暗藏努力

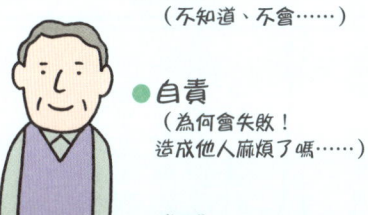

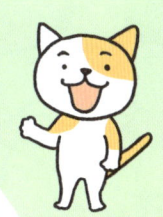

# 憂鬱

## 好像很憂鬱

▶ 賀茂愛子女士的案例

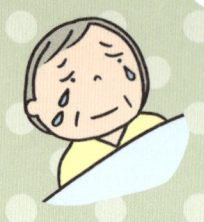

賀茂愛子：77歲，因腦梗塞住院。這回是第2次腦梗塞，家人表示第1次發生後就無法對話。患有血管性失智症。

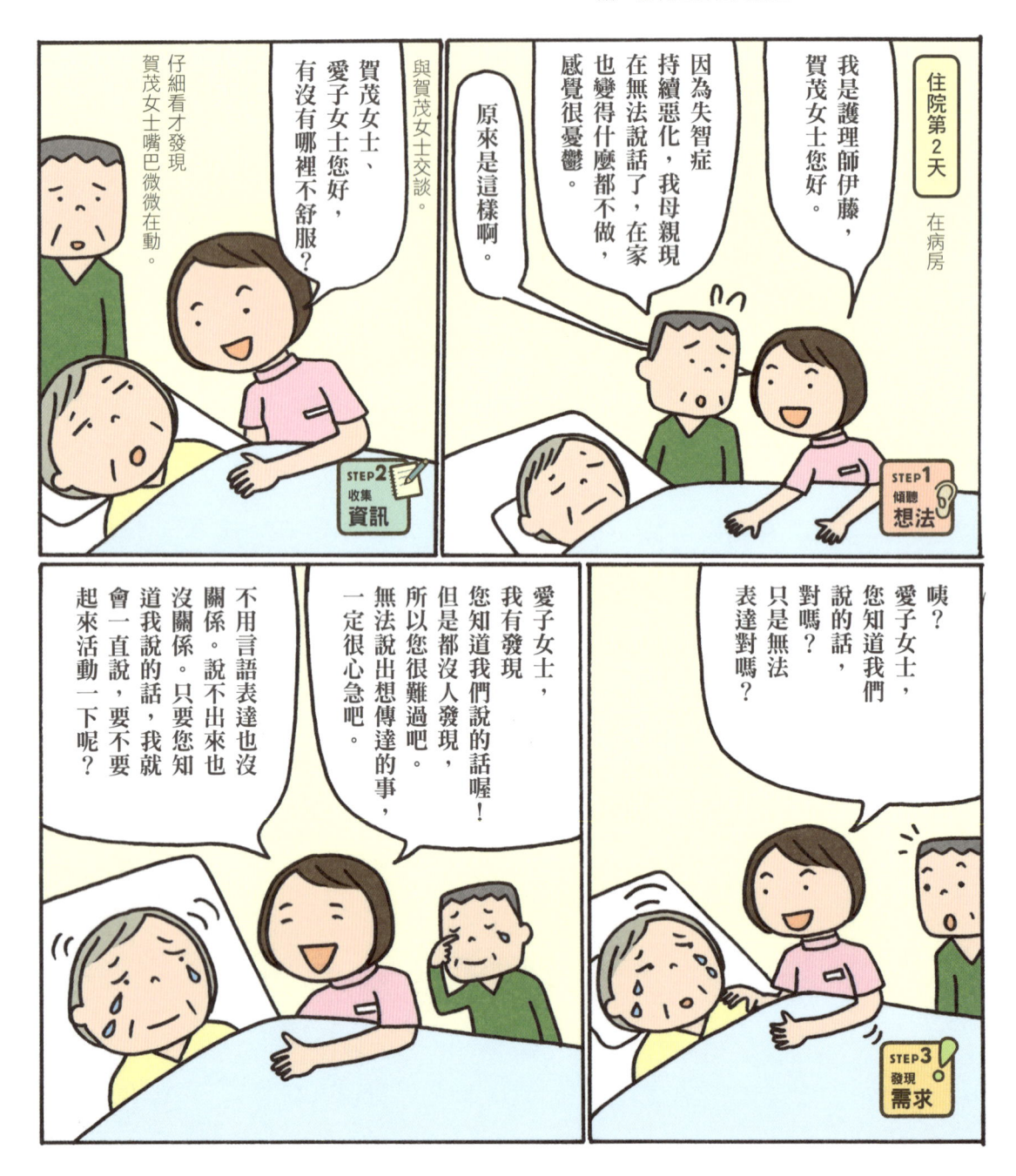

**住院第2天 在病房**

STEP1 傾聽想法

我是護理師伊藤，賀茂女士您好。

因為失智症持續惡化，我母親現在無法說話了，在家也變得什麼都不做，感覺很憂鬱。

原來是這樣啊。

STEP2 收集資訊

與賀茂女士交談。

賀茂女士、愛子女士您好，有沒有哪裡不舒服？

仔細看才發現賀茂女士嘴巴微微在動。

咦？愛子女士，您知道我們說的話，對嗎？只是無法表達對嗎？

STEP3 發現需求

愛子女士，我有發現您知道我們說的話喔！但是都沒人發現，所以您很難過吧。無法說出想傳達的事，一定很心急吧。

不用言語表達也沒關係。說不出來也沒關係。只要您知道我說的話，我就會一直說，要不要起來活動一下呢？

174

Part 3 好像很憂鬱

### 這樣的照護 NG！

✗ 護理師表示：「和你說要量體溫也聽不懂吧！」然後不說一聲就開始量體溫。

✗ 因為患者幾乎沒有反應，所以不邀請他參加娛樂活動。

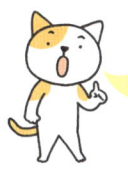

## 3步驟實踐賀茂女士的照護！

思索「**為什麼？**」著眼於「**困擾之處**」！

為什麼「好像很憂鬱」？

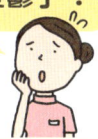

### 對「好像很憂鬱」的人來說，可能有這樣的困擾

- 無法完整表達自己的心情。
- 別人無法理解自己。
- 發出訊息了，卻沒人想理解。
- 大家都沒發現自己難受、冷、害怕、孤單等心情。
- 做得到的事卻被認為做不到。
- 被忽視，覺得不被當成「人」對待。
- 提不起勁。
- 其他

## 解說

### STEP 1 傾聽想法

**不要認定對方憂鬱，請試著交談**

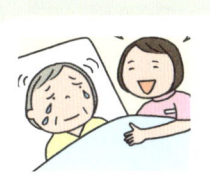

- 說話時，可看到患者的嘴巴微微在動。患者會正視他人的目光。
- 即使無法言語，可能也有想傳達的事。

### STEP 2 收集資訊

**確認是否被診斷為憂鬱，以及是否受藥物影響**

- 身體健康狀態　發生兩次腦梗塞，無法對話，看起來很憂鬱的樣子。
- 社會心理（環境）　緊急住院，環境改變。
- 生活經歷　家庭主婦。
- 性格　沉穩。
- 大腦障礙　罹患血管性失智症。

← 聽家人表示，患者的失智症持續進展，無法說話，有憂鬱傾向。

### STEP 3 發現需求

**確認雙方可溝通，讓患者安心**

- 與患者談話時，可看到對方的嘴巴稍微在動，也會承接他人的目光，找尋交流想法的可能性。
- 可能是表達型失語症（可以理解他人說的話，卻無法用語言表現自己的想法），找醫師諮詢、討論看看復健的方法。

### CARE PLAN 1

大腦障礙

依附與連結

**告知患者有發現她的心情**

向患者確認「您知道我們說的話，對嗎？」發覺可以溝通時，用言語告知「我有發現喔！」並且表示「無法發出聲音也沒關係」，告知患者可以利用目光和點頭溝通。

175

# 還有其他實例！

## 人變呆滯

**STEP1 傾聽想法**
- 目光呆滯，無精打采。

**STEP2 收集資訊**
- 因心臟功能衰竭住院。
- 有使用利尿劑。
- 2週內體重從47公斤降到40公斤。
- 有幾天可以自己吃飯，有幾天無法自己吃飯。
- 觀察排尿量和體重變化。沒精神的日子排尿量多，體重也減輕。
- 罹患路易氏體失智症。

**STEP3 發現需求**
- 考慮患者可能因為脫水而有「低血鈉症」，使人變得呆滯。因此處理如下。
▶ 可能是血液中的藥物濃度變高，所以減少藥量。

## 覺得食物不好吃

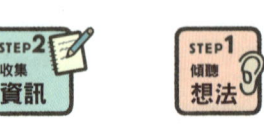

**STEP1 傾聽想法**
- 沒有食慾，無精打采。
- 用餐時詢問：「好像都沒有吃耶。」對方回覆：「不好吃」。

**STEP2 收集資訊**
- 因低血鈉症住院中。給予電解質補充，改善數值。
- 罹患路易氏體失智症。
- 聽家人說原本很愛吃東西，是美食家。

**STEP3 發現需求**
- 考慮到患者可能因路易氏體失智症，嗅覺變不靈敏，所以覺得醫院的清淡餐點不好吃。因此處理如下。
▶ 與營養師討論過後，決定提供以醋、香草和辛香料等入菜的餐點。
▶ 為了讓患者能開心地進食而尋求協助，例如向家人說明狀況，請家人帶調味料等等。
▶ 患者的飲食攝取情況有進步，也變得常常笑了。

## 無法說話，忍受悲傷

**STEP1 傾聽想法**
- 非常沒有精神，悶悶不樂。
- 因為失語，無法流利說話，即使詢問「哪裡不舒服嗎？」也只低著頭。

**STEP2 收集資訊**
- 76歲女性。
- 因腦出血住院，出現失語和麻痺症狀。
- 也出現血管性失智症的症狀。
- 以前在自家協助摘採草木與運送的工作。

**STEP3 發現需求**
- 考慮到必須提供患者精神方面的支援。因此處理如下。
▶ 為了能鼓勵積極復健，告知患者大家有發現她做得到哪些事，一起為她開心。
▶ 家人來會面時，與患者圍成一圈，以本人為話題談論「是怎麼樣的母親呢」等等，並且告知家人復健狀況。
▶ 患者心情無法平靜時，和家人聯絡。

176

**column**

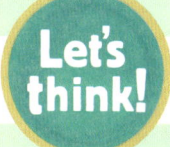

## Let's think! 提供支持力量的「橘色咖啡廳」

設有失智症醫療中心的西香川醫院（日本香川縣三豐市），其院區內有一家每週開一次的「橘色咖啡廳」。這棟建築原本是醫院職員的住宅，現在則擴展成給失智症患者及家人帶來支持力量的地方。在這裡不定期出勤、提供諮詢服務的人員，是同為失智者的渡邊康平先生。這裡的特色是「同儕諮商」（向處境相同的同伴諮商），歡迎所有失智者及家人來訪。來到這裡的人，有期待每週一次咖啡聚會的人，以及「剛剛接受診療，醫師建議來這裡」的初次參加者。

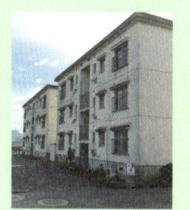

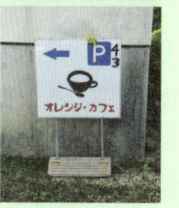

**初次參加者**：「在旁人眼中雖稱之為失智症，我卻不這麼認為。如果忘東忘西就是失智症，那我的確是。然而，正因為有了這樣的病，我想知道什麼是真正的失智症？」

**渡邊先生**：「有很多人罹患失智症卻依舊精神奕奕，還會出國旅行呢，能做到的事其實很多。有失智症不代表什麼都不行，自己擁有的能力依舊在，並沒有消失。我也認為罹患失智症只是失去一部分，應該要盡量放開胸懷。」

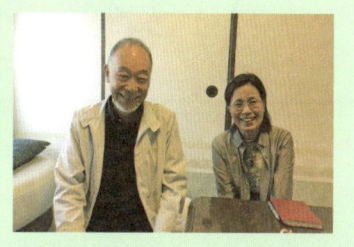

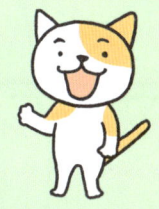

在橘色咖啡廳裡，自己的想法、想問的事情都可以自然地和在場的人士討論。渡邊先生表示：「之前曾有一位沒精神也無法說話的失智者和其夫人來訪。他的夫人說，這個人變得什麼都不會，老是忘東忘西的，意志很消沉。但是我向他的夫人說，自己罹患失智症時也會感到絕望、被責備不會做事會很難過、變得消極，但其實做得到的事還有很多。當時夫婦倆都很專心聽我說話。接著到了下一週，那位先生滿臉笑容、精神奕奕，還說了很多話。這件事讓我強烈感受到，這就是我能為失智者和家人做的事」。

這間咖啡廳之所以能存在至今，有賴診斷後歷經絕望又重生的渡邊先生，以及支持這一切的渡邊太太，往後也將持續給予大家協助。

咖啡廳裡有廚房、有和室，想坐哪兒、和誰說話，一切自由。從菜單選好喜歡的飲品，就會送上由職員和志工調製的美味咖啡和冰涼果汁。

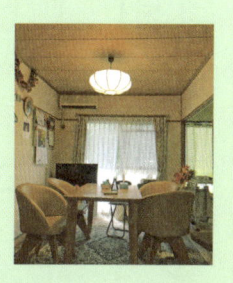

## 行動與心理

# 想脫衣服

▶ 東武彥先生的案例

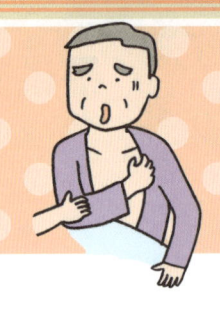

東武彥：78歲，因腸阻塞住院中。止痛藥服用至手術第2天。患有阿茲海默型失智症。

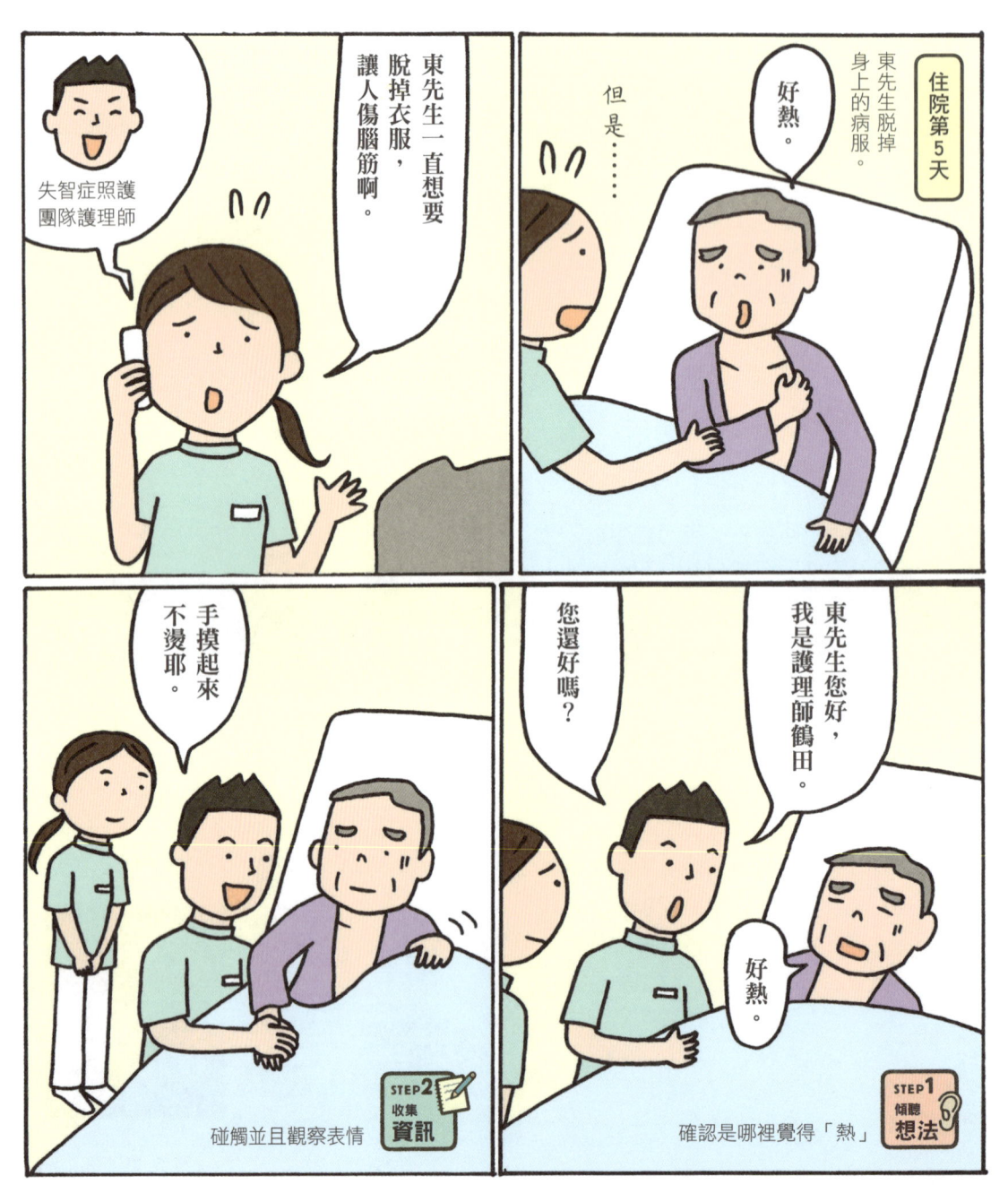

---

**住院第5天**

東先生脫掉身上的病服。

好熱。

但是……

東先生一直想要脫掉衣服，讓人傷腦筋啊。

失智症照護團隊護理師

---

東先生您好，我是護理師鶴田。

您還好嗎？

好熱。

**STEP1 傾聽想法**
確認是哪裡覺得「熱」

---

手摸起來不燙耶。

**STEP2 收集資訊**
碰觸並且觀察表情

178

Part 3 想脫衣服

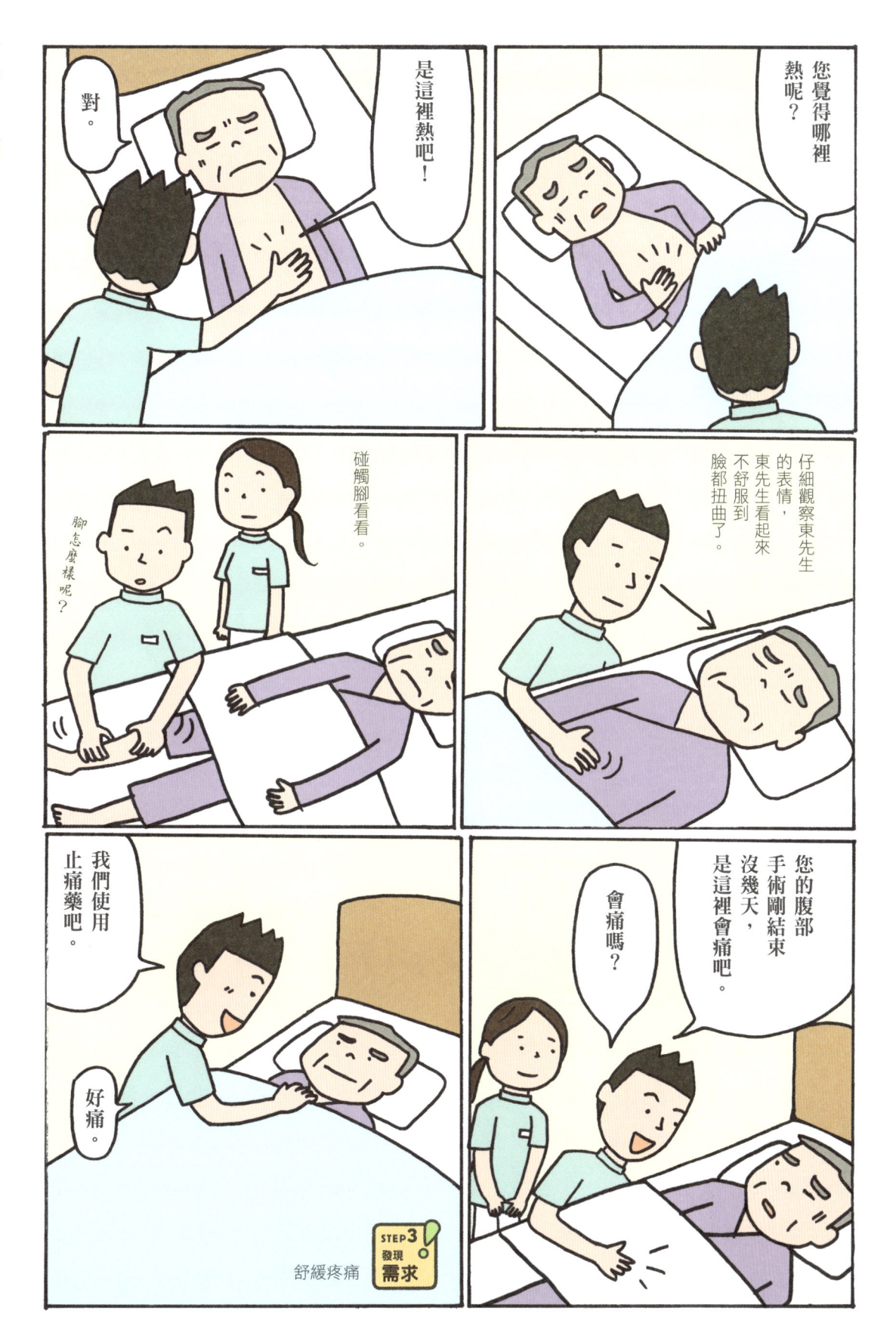

179

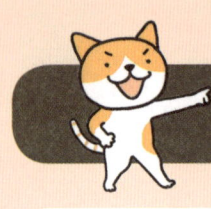

# 3步驟實踐東先生的照護！

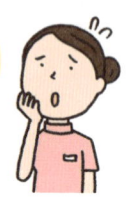

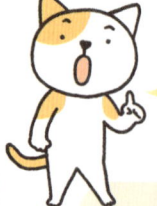

為什麼「想脫衣服」？

思索「**為什麼？**」
著眼於「困擾之處」！

**這樣的照護 NG！**

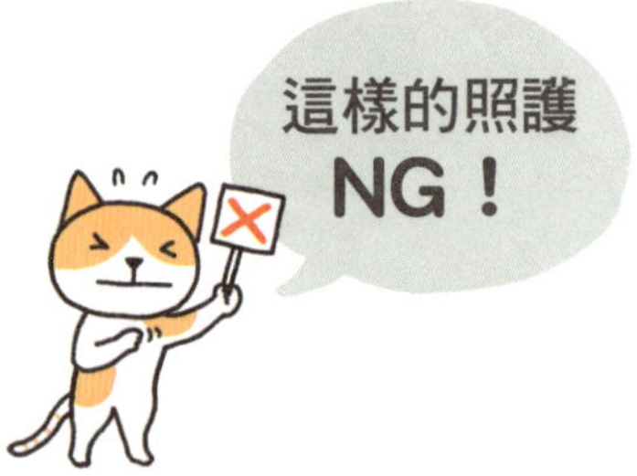

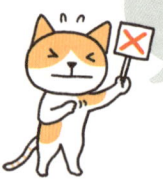

✗ 將患者貼上「這個人有脫衣癖」的標籤。
✗ 為了避免患者脫掉衣服，可以把原本的兩件式衣服換成連身服。

### 對「想脫衣服」的人來說，可能有這樣的困擾

- 感覺熱。
- 感覺痛。
- 感覺癢。
- 想去洗手間。
- 碰到衣服不舒服。
- 討厭尿片。
- 身上穿的不是自己的衣服。
- 其他

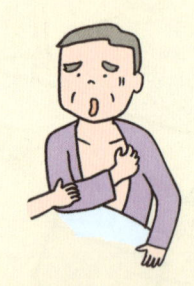

## 解說

### STEP1 傾聽想法
確認是哪裡覺得「熱」

- 一邊說「熱」，一邊敞開胸口。
- 手不會燙。
- 詢問「哪裡熱」的時候，對方摸著肚子。

說「熱」的地方在肚子。

### STEP2 收集資訊
碰觸並且觀察表情

**身體健康狀態** 因腸阻塞住院中。止痛藥服用至手術第2天即停止。

**社會心理（環境）** 緊急住院，環境改變。

**生活經歷** 上班族，不論做任何事都沒有怨言，默默照顧工作。

**性格** 沉穩。

**大腦障礙** 罹患阿茲海默型失智症，有服用愛憶欣膜衣錠。

← 手術後的第5天，沒有說會痛，所以沒使用止痛藥。

180

Part 3　想脫衣服

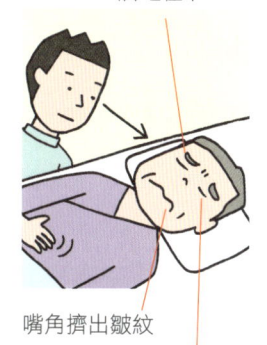

## STEP 3 發現需求

### 舒緩疼痛

若罹患了失智症，即使有想傳達的事，有時也無法選用正確的詞語去表現。東先生說「好熱」，問了哪裡熱卻說是肚子。得到這樣的回答後，應該接著思考「真的是肚子熱嗎？」必須找出東先生真正想表達的事。

---

**CHECK 1　確認手腳有沒有發熱**

手摸起來不燙耶。

因為東先生說「好熱」，所以要先確認手腳有沒有發燙。誠實回應患者的抱怨很重要。

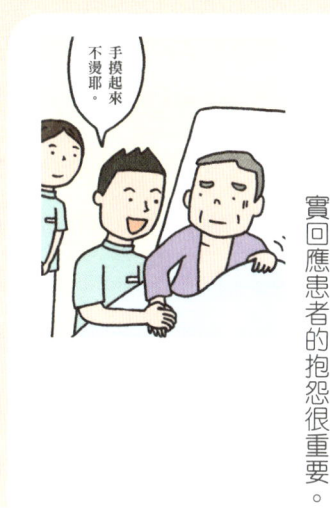

---

**CHECK 2　確認是不是真的「熱」**

是這裡熱吧！　對。

東先生說「熱」的地方在肚子。因此試著觸碰，仔細確認「熱」的地方究竟在哪裡（確認位置）。

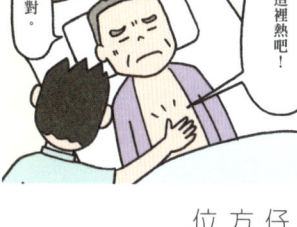

---

**CARE PLAN 1　確認是否不是「熱」而是「痛」**

大腦障礙／身體健康狀態
舒適（平靜）
依附與連結

考慮到東先生剛動完手術，或許是手術的部位在發痛，所以也要詳細說明曾接受手術這件事，試著向他確認是「痛」不是「熱」。這時因為記憶衰退的關係，可能會忘記曾動過手術，所以要詳細說明曾接受手術這件事，「您的腹部手術剛結束沒幾天，是這裡會痛吧。」再加以確認。

---

**CHECK 3　觀察表情變化**

眉間起皺紋
眉毛往下
嘴角擠出皺紋
眼睛緊閉

仔細觀察東先生的表情，比起熱，看起來好像是因為痛才會出現表情扭曲。

---

**CARE PLAN 2　提供止痛的方法**

身體健康狀態
參與

我們使用止痛藥吧。　好痛。

得知東先生不是熱，而是腹部疼痛後，和醫師討論要用什麼樣的止痛藥。

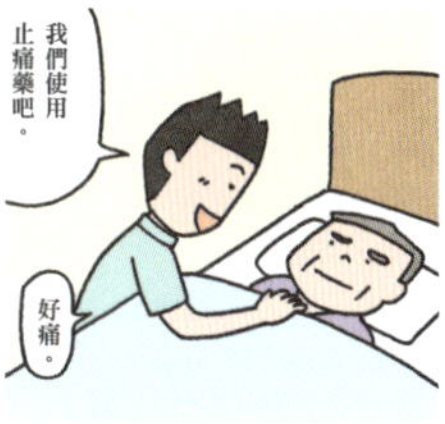

## 還有其他實例！

### 討厭腰部被繫起的感覺

- 患者將上衣和褲子反覆穿脫。詢問為什麼，卻不知道理由。

**STEP1 傾聽想法**
- 罹患阿茲海默型失智症，難以用言語完整表達想法。

**STEP2 收集資訊**
- 聽家人說，患者討厭褲子的腰部繫帶，平常睡覺都穿袍子（睡衣款）加兜襠布（T字形布條，妻子手作）。接受透析治療（洗腎）中。

**STEP3 發現需求**
- 考慮患者可能是因為醫院的病服會把腰部繫緊，討厭這種感覺才一直想把衣服脫掉。因此處理如下。
- 將上下兩件式睡衣改成睡袍款式。裡面不穿內褲而是改穿家裡帶來的兜襠布。
- 並將病床營造成類似日常的生活環境後，患者不再脫衣服。

## 想了解更多

### 「痛」的評估準則

大家是不是會隨意猜測：「人失智了，所以應該不會覺得痛？」因為抱著這樣的想法去看待失智症患者，所以即便是在患者身上施作治療等，有時大家也會忽視患者「痛」的感受。如此一來，可能會引發患者的精神行為症狀或譫妄。可是，大家這時只會注意患者「大呼小叫」和「拒絕照護」的反應，而沒發現產生這些行為的原因其實是「痛」。因此，難受的痛感沒有得到紓解，以致雙方陷入僵局。

所以，痛的評估相當重要。美國老年學會（AGS）指出，在評估失智症高齡者的疼痛時，應以「自我評估」為重點。透過下面 6 個觀點當做觀察評估的標準很有用。

**1 表情**
表情是否扭曲等。

**2 言語・聲音**
是否有說什麼抱怨的話等。

**3 身體動作**
是否因為難以忍受疼痛而身體僵硬等。

**4 與人互動關係的變化**
是否拒絕照護或無意識揮動手腳等。

**5 日常的行為變化**
食慾是否不好等。

**6 精神狀態的變化**
是否處於無法平靜的狀態等。

American Geriatric Society, The management of persistent pain in older adults, J Am Geriatric Soc 50:S205-224, 2002

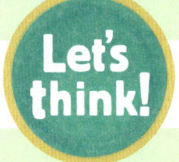

## Let's think! 有發現失智者所謂的「痛」嗎？

column

> 手術後的妻子喊著：「好痛！好痛！」
> 是因為止痛劑藥效過了，才感覺到疼痛嗎？
> 護理師說：「患者一邊呼喚老公一邊喊痛，
> 一直大聲喊叫。現在要從ICU移到普通病房。」
> 往病房移動途中，
> 妻子的喊叫聲都沒有停止過，
> 到了病房喊得更大聲。
> 我不知道到底是不是很痛？
> 但是，我聽著妻子不斷喊叫著⋯⋯

### 不被接納的「喊痛」聲

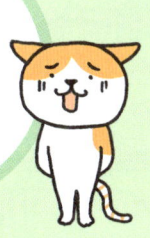

這起事件是有失智症的妻子因髖部骨折住進骨外科醫院時，丈夫小野武先生的親身經歷。

那天將妻子送至急診，在ICU（加護病房）接受治療後，妻子便被戴上連指手套，軀幹也綁著皮帶，連續臥床了好幾天。數天後打點滴取下連指手套，也是從這時起一直喊「痛」，人看起來痛到快崩潰了。經過10天左右，在可以出院的情況下，將妻子轉院到失智症專門精神科醫院。在此接受治療期間，護理師們與妻子聊天、給予照護，妻子好像不再連連喊「痛」。

丈夫至今仍舊不知道住進骨外科醫院時，妻子是否有接受到適當的止痛治療。雖然不知道妻子是不是真的自始自終感到疼痛，但是妻子移到個人病房後，若自己有陪在一旁過夜就沒事了，丈夫似乎對此感到很後悔。

當失智症患者說「痛」的時候，你會做什麼呢？請評估患者究竟哪裡痛，或是盡快發現患者藉由喊「痛」抱怨的其他事，請好好正視這個人的需求，並且解決這個人的困擾吧！

# 行動與心理

## 生氣易怒

▶ 藤澤三郎先生的案例

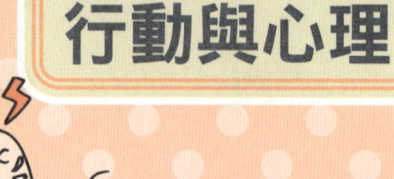

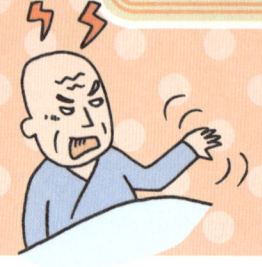

藤澤三郎：81歲，因腦梗塞住院中。對話有時無法順利回覆，有時回應時間較久。患有阿茲海默型失智症。

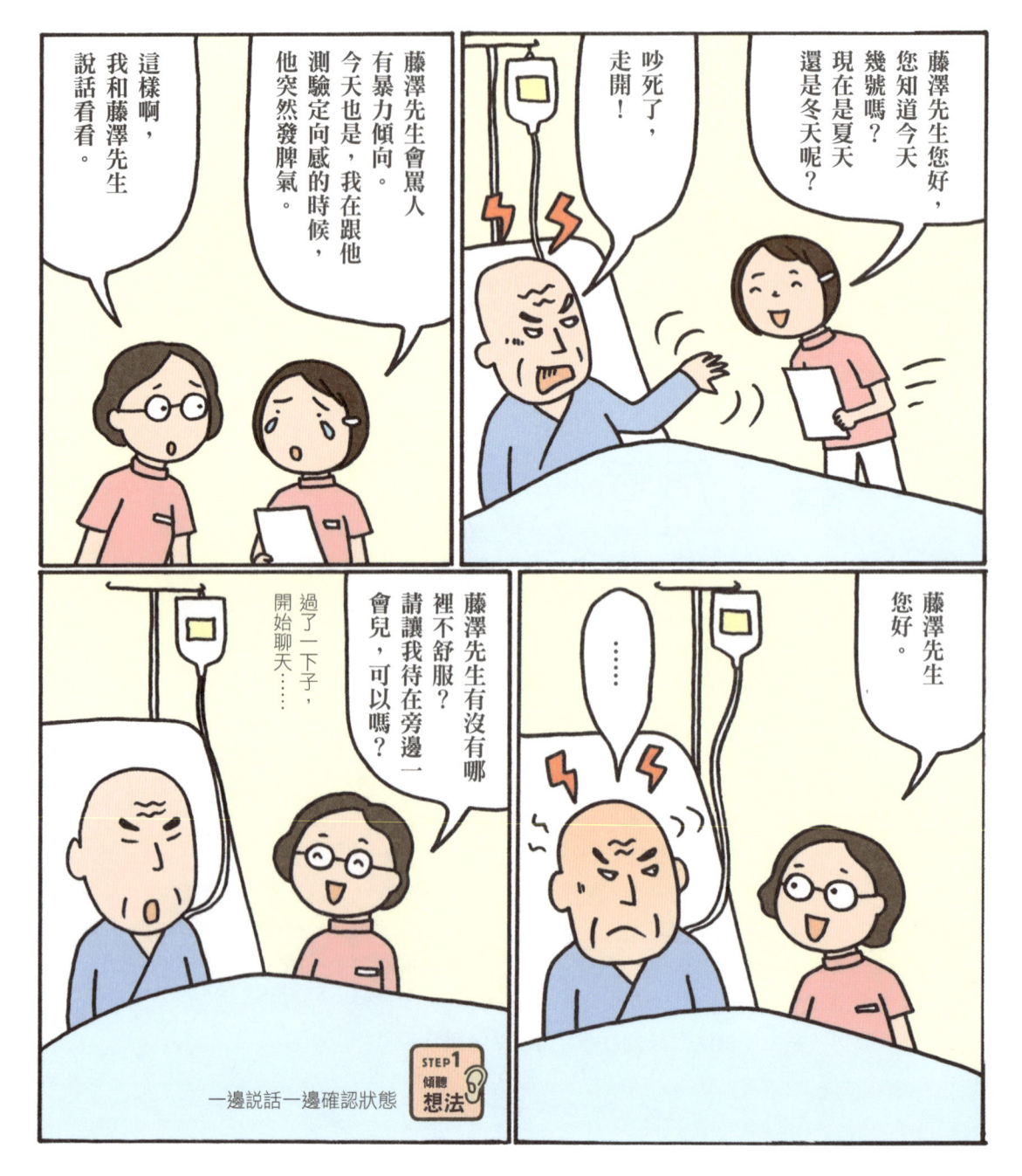

---

**第一格：**
「藤澤先生您好，您知道今天幾號嗎？現在是夏天還是冬天呢？」
「吵死了，走開！」

**第二格：**
「藤澤先生會罵人，有暴力傾向。今天也是，我在跟他測驗定向感的時候，他突然發脾氣。」
「這樣啊，我和藤澤先生說話看看。」

**第三格：**
「藤澤先生您好。」
「……」

「藤澤先生有沒有哪裡不舒服？請讓我待在旁邊一會兒，可以嗎？」

**STEP 1 傾聽想法**

**第四格：**
過了一下子，開始聊天……

一邊說話一邊確認狀態

Part 3 生氣易怒

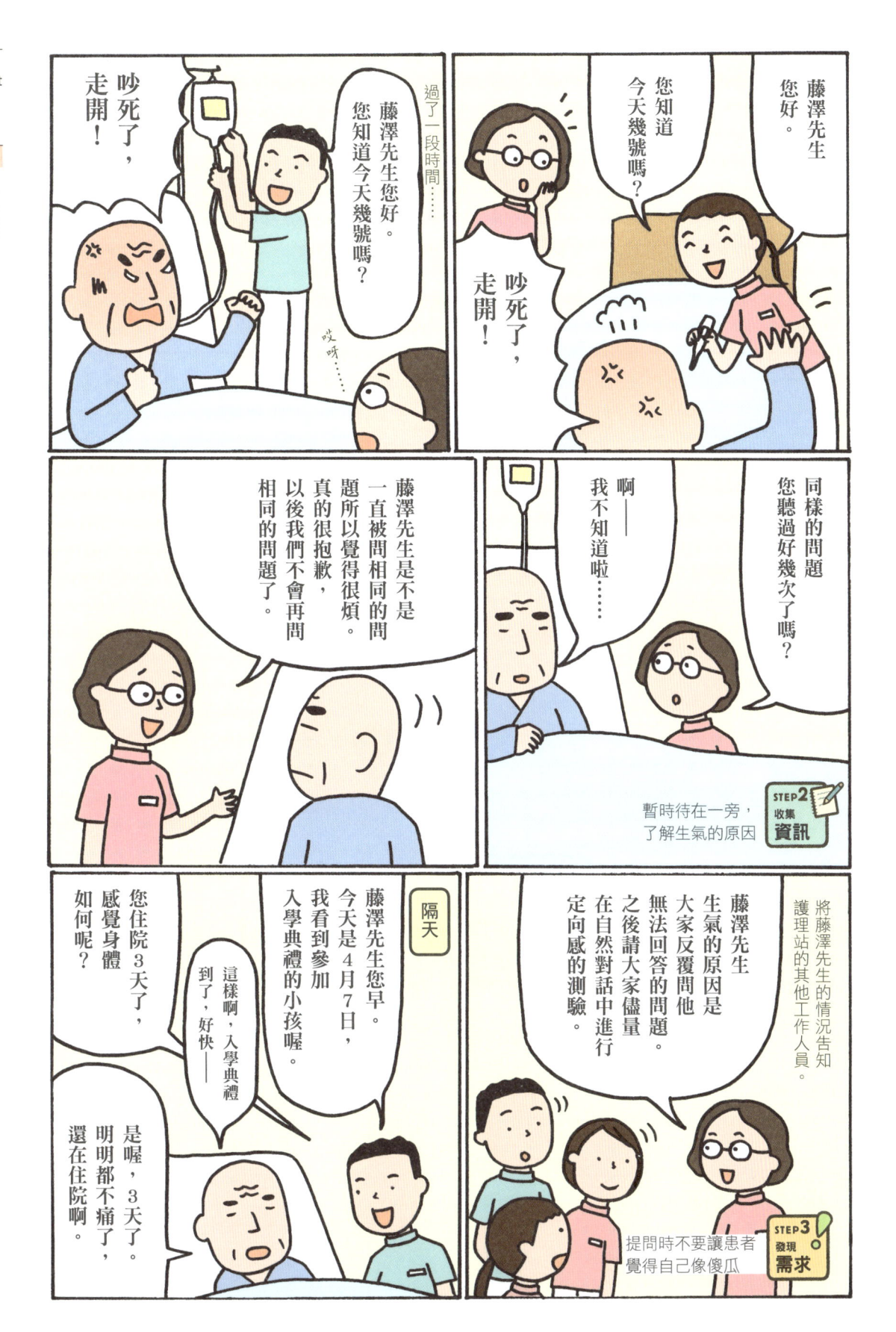

藤澤先生您好。

您知道今天幾號嗎？

吵死了，走開！

藤澤先生您好。

您知道今天幾號嗎？

吵死了，走開！

哎呀……

過了一段時間……

同樣的問題您聽過好幾次了嗎？

啊——我不知道啦……

藤澤先生是不是一直被問相同的問題所以覺得很煩。真的很抱歉，以後我們不會再問相同的問題了。

**STEP 2 收集資訊**
暫時待在一旁，了解生氣的原因

將藤澤先生的情況告知護理站的其他工作人員。

藤澤先生生氣的原因是大家反覆問他無法回答的問題，之後請大家儘量在自然對話中進行定向感的測驗。

隔天

藤澤先生您早。今天是4月7日，我看到參加入學典禮的小孩喔。

您住院3天了，感覺身體如何呢？

這樣啊，入學典禮到了，好快——

是喔，3天了。明明都不痛了，還在住院啊。

**STEP 3 發現需求**
提問時不要讓患者覺得自己像傻瓜

185

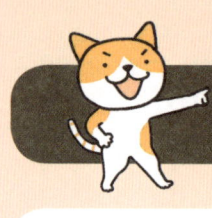

# 3步驟實踐藤澤先生的照護！

## 為什麼「生氣易怒」？

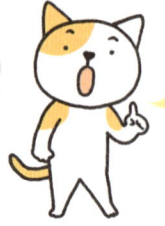

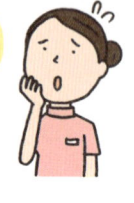

思索「**為什麼？**」著眼於「**困擾之處**」！

### 這樣的照護 NG！

✗ 在患者身上貼上「這個人愛生氣」的標籤。
✗ 護理師在患者生氣時，把他安置在遠離大家的地方，患者冷靜後仍置之不理。
✗ 因為患者發脾氣而跟著生氣。
✗ 患者生氣時，對他說「我說什麼也沒用吧！」好像在藐視對方缺乏理解能力。
✗ 患者看起來像在找東西而到處走動時，出言制止說：「請回房間」。

### 對「生氣易怒」的人來說，可能有這樣的困擾

- 疼痛、難受、想睡。
- 冷、熱、吵、暈、臭。
- 害羞、害怕、寂寞、悲傷、驚嚇。
- 因便秘和空腹而焦躁。
- 被迫做討厭的事。
- 做不到想做的事。
- 想起過往不好的經驗。
- 其他

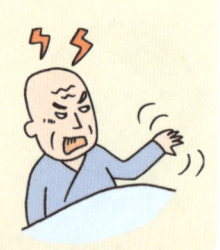

## 解說

### STEP 1　傾聽想法

一邊說話
一邊確認狀態

- 向患者說著「請讓我待在旁邊一會兒」，然後坐在旁邊，開始聊天：「聽說藤澤先生家裡務農，有種什麼嗎？」之後患者稍微減少怒氣，漸漸平靜。

→ 聊天期間沒有生氣。

### STEP 2　收集資訊

暫時待在一旁，了解生氣的原因

- 身體健康狀態　因腦梗塞住院。
- 社會心理（環境）　緊急住院，環境改變。
- 生活經歷　與妻子兩人生活。
- 性格　沉默寡言。
- 大腦障礙　罹患阿茲海默型失智症。

陪伴藤澤先生的期間，其他護理師探視時，每個人都會問「您知道今天幾號嗎？」等相同問題，藤澤先生一聽就會生氣。

→ 對確認定向感障礙程度的提問感到生氣。

186

# STEP 3 發現需求

## 提問時不要讓患者覺得自己像傻瓜

護理師們為了確認定向感障礙程度而提問，結果惹怒藤澤先生。藤澤先生碎念著：「我不知道啦！」因此，不要反覆問對方無法回答的問題，而是採用現實導向療法，在自然的對話中進行測試。

由於剛住院沒多久，為了讓藤澤先生安心待在醫院，護理師必須花點時間與他建立關係。

---

### CARE PLAN 1
**大腦障礙／社會心理**
舒適（平靜）／個人特色

## 不要再犯令患者生氣的原因

必須讓所有護理人員都了解，藤澤先生發怒是因為大家為了確認他的定向感障礙程度，反覆詢問他無法回答的問題。因此，大家要有共識絕對不要再反覆問相同的問題。即便只有一個人重複相同的事，也會打壞與藤澤先生的信賴關係。

---

### CARE PLAN 2
**大腦障礙**
參與

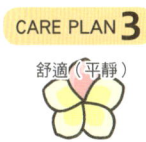

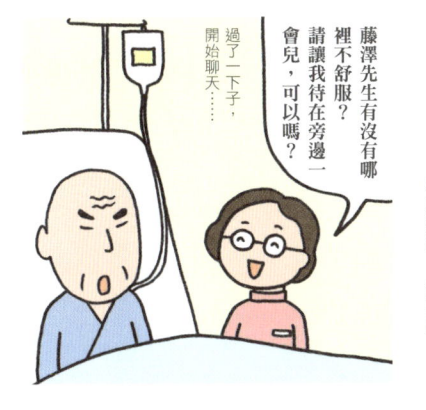

## 採取有技巧的現實導向療法

想確認患者的定向感障礙程度時，可利用「現實定向感訓練」（現實定向感訓練）的話術。

例如，以「天氣變冷了」談論季節性的話題。如果對方回覆：「外面會很冷嗎？已經冬天了嗎？」就告知：「對，12月了，已經冬天了。天氣預報說今天有霸王寒流來襲」。透過這些談話可以知道患者對季節感談話很模糊，但是告知已經冬天了、有寒流來襲，可以輔助定向感。

在中午用餐時間，發餐時也不要說「吃飯了」，而是說「吃午飯了」，患者就可以知道現在是中午。如果對方回覆：「蛤……？中午嗎？我都不知道時間……」就要懷疑有定向感障礙。

---

### CARE PLAN 3
**社會心理**
舒適（平靜）

## 儘量多探視抽出時間陪在一旁

為了讓藤澤先生安心在醫院生活，重要的是與其建立信賴關係。為此，除了例行性探視之外，也要抽空常來病房聊天、觀察狀態。因為藤澤先生屬於話少的人，所以不要自顧自地一直說話，等待對方說話也很重要。雖然我們難免會只著重在這個人的症狀，但詢問他的「想法」和「感覺」也很要緊。即使對方感覺很平靜時也要探視、詢問。

# 還有其他實例！

## 身體有疼痛很難受

**POINT！**「因為有失智症不會覺得痛」，是一個大大的錯誤認知。對方明明不舒服、表情難受，卻沒有詢問「哪裡不舒服嗎？」延遲了患者對疼痛的控制，也導致心情無法穩定下來。

**STEP1 傾聽想法**
從其他護理師口中得知，「住院當天晚上在罵人，讓人傷腦筋」，還說「××× ，叫你主管來！」……看了相關記錄之後，來探視這名患者，指著腹部說：「這裡痛」。對方指著腹部說：「覺得哪裡不舒服嗎？」詢問：

**STEP2 收集資訊**
因肺炎住院中。不知道什麼原因尿道撕裂，所以做了膀胱造口。未使用止痛劑。住院沒多久神智嚴重混亂，發生譫妄。

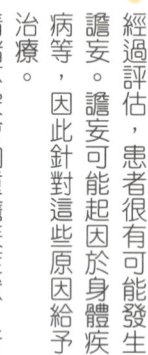

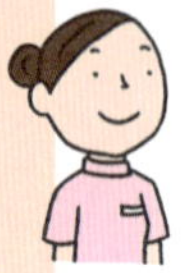

**STEP3 發現需求**
考慮患者可能是因為無法克制疼痛而遷怒，因此處理如下。
● 給患者使用止痛劑。患者感覺舒服很多，晚上也能睡得好了。

## 面對一切一無所知，感到不安

**STEP1 傾聽想法**
護理報告上寫著：「患者會突然大叫發怒，情緒不穩」。總是四處張望，顯得心神不寧的樣子。

**STEP2 收集資訊**
因骨折住院中。罹患阿茲海默型失智症。有記憶障礙、定向感障礙。家人說：「和平常的樣子不同，看起來很亢奮」。

**STEP3 發現需求**
考慮患者譫妄的可能性很高，因此處理如下。
● 經過評估，患者很有可能發生譫妄。譫妄可能起因於身體疾病等，因此針對這些原因給予治療。
● 情緒不安會加重譫妄症狀，所以儘量陪在一旁，交談、聊天等等，並針對變差的定向感給予輔助。讓患者覺得「我們是同伴」很重要。
● 也請家人盡可能陪在身邊。

## 不想接受協助

**STEP1 傾聽想法**
被他人協助時會用手揮開，發怒，嘀嘀咕咕的不知所云。因腦梗塞住院中。左半邊出現麻痺。家人說自尊心高、沒耐性。

**STEP2 收集資訊**
因腦梗塞住院中。左半邊出現麻痺。家人說自尊心高、沒耐性。

**STEP3 發現需求**
考量到患者強烈希望盡可能由自己做任何事，但或許工作人員沒能完全順應患者這種想法。因此處理如下。
● 不要馬上提供協助，讓當事人去做「做得到」的事。真的遇到困難時先詢問：「需要幫忙嗎？」取得同意後才協助。
● 即便見到患者做不好，也不要用催促或指責的語氣說話。

188

# column

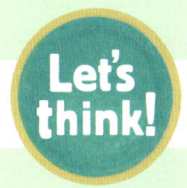

## Let's think! 何謂預防失智症？

量子科學技術研究開發機構　腦機能imaging研究部　主要研究員　島田齊

「該如何預防失智症？」是我在看診與演講時經常被問到的問題之一。在這樣的時刻裡，我切身感受到大家對失智症的高度關心和恐懼。

關於失智症的預防，其實已累積了不少科學研究數據。有報告指出「藉由改變引發病症風險的生活習慣，可能成功預防1/3以上的失智症[1]」。另外，美國阿茲海默症協會提倡的「有益大腦的10大習慣[2]」是一項基於最新研究成果，為減輕失智症風險所列的指導，對一般大眾來說淺顯易懂，大家可參考下表所列的內容。

不過，這些在科學上被視為有效的建議，或許讓不少人感到失望吧。不管哪一項看起來都很普通，就是一般認為有益身體又理所當然的事。「這些都是老生常談了」，而這正是失智症預防的困難所在。科學上認為有效的預防方法，就是全天下普羅大眾都熟知的事實，其中並無玄妙之處，但大家仍期望在世界中是不是存在什麼未知又驚人的簡單預防方法。

例如「只要攝取○○就可以預防失智症」或「不用運動、吃喜歡的食物、不要累積壓力就可以預防失智症」等等。如果抱持這樣的想法，我會覺得比起科學證據，各位更期盼的是找到「適合自己的神奇秘方」。但是，這樣的心願是一種潛在的危險，很容易成為惡質商業醫療的誘餌。

大家對於「絕對不會虧損的投資」會心存警戒，卻對「一般醫院不會告知的特別預防和治療方法」的話題興致勃勃，這樣的事實令人非常擔心。如果世界上真的存在可以守護您遠離失智症的方法，理所當然地就只有培養有益身體的好習慣，沒有所謂的簡單魔法，希望大家明白，這些未知的東西並不存在。

---

【參考文獻與資料】
本文中介紹的論文和阿茲海默症協會的網站網址如下。

1. livingston G, et al. Dementia prevention, intervention, and care. Lancet. 2017; 390 (10113):2673-2734.
2. https://www.alz.org/help-support/brain_health/10_ways_to_love_your_brain

島田齊
2003年千葉大學醫學部畢業，並進入同所大學的神經內科工作。2009年千葉大學研究所畢業。從2017年至今為放射線醫學綜合研究所職員，主要以失智症為對象，從事影像研究。還擔任神經內科醫師、失智症醫師、核醫學醫師，從事臨床事務。曾獲得Alzheimer's Imaging Consortium年度最佳論文獎（2014年）等各項大獎。極度熱愛貓和酒。

---

### 有益大腦的10大習慣 ( 10 ways to love your Brain )[2]

1. 運動（Break a sweat）
2. 持續學習（Hit the books）
3. 戒菸（Butt out）
4. 注意對血管有害的肥胖、高血壓、糖尿病（Follow your heart）
5. 小心頭部受傷（Heads up!）
6. 控制脂肪，多攝取蔬菜水果等保持健康均衡的飲食（Fuel up right）
7. 睡眠充足（Catch some Zzz's）
8. 留意情緒憂鬱，管理壓力（Take care of your mental health）
9. 維持與家人、朋友、鄰居等的社會交流（Buddy up）
10. 活絡智能刺激大腦（Stump yourself）

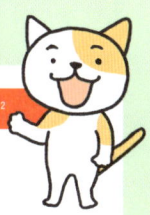

# 有攻擊反應

## 行動與心理

▶ 河西敏先生的案例

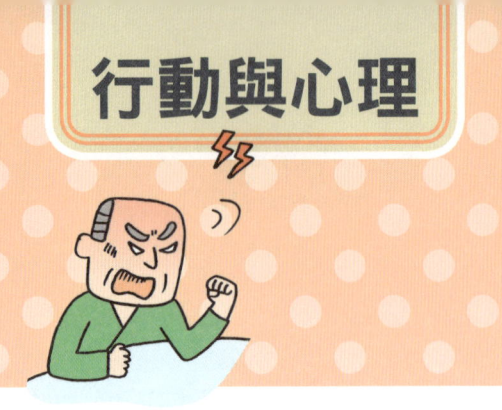

河西敏：77歲，因糖尿病血糖值變高，為了檢查而住院。患有額顳葉型失智症。

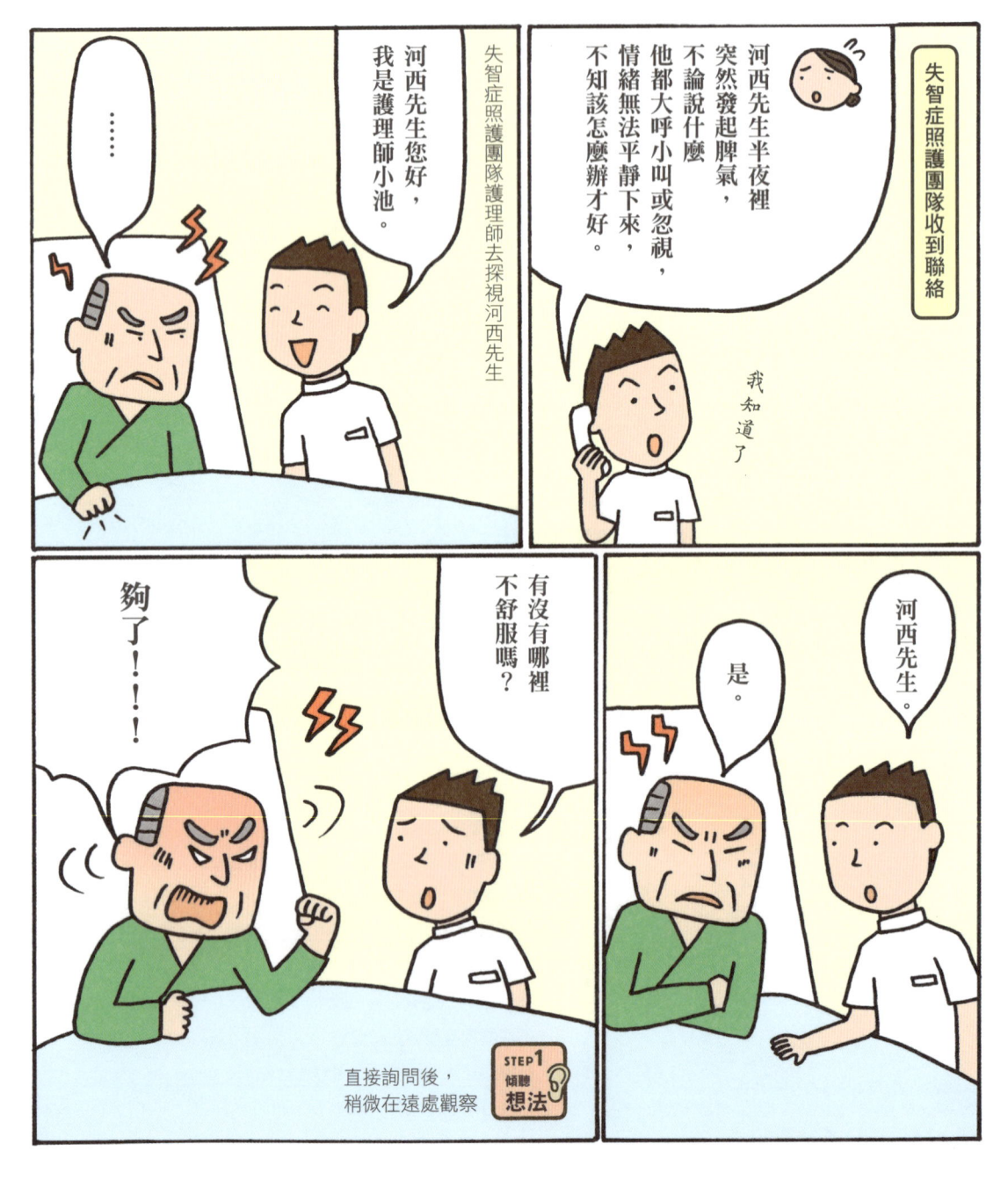

**失智症照護團隊收到聯絡**

河西先生半夜裡突然發起脾氣，不論說什麼他都大呼小叫或忽視，情緒無法平靜下來，不知該怎麼辦才好。

我知道了

**失智症照護團隊護理師去探視河西先生**

河西先生您好，我是護理師小池。

……

河西先生。

是。

有沒有哪裡不舒服嗎？

夠了！！！

**STEP 1 傾聽想法**

直接詢問後，稍微在遠處觀察

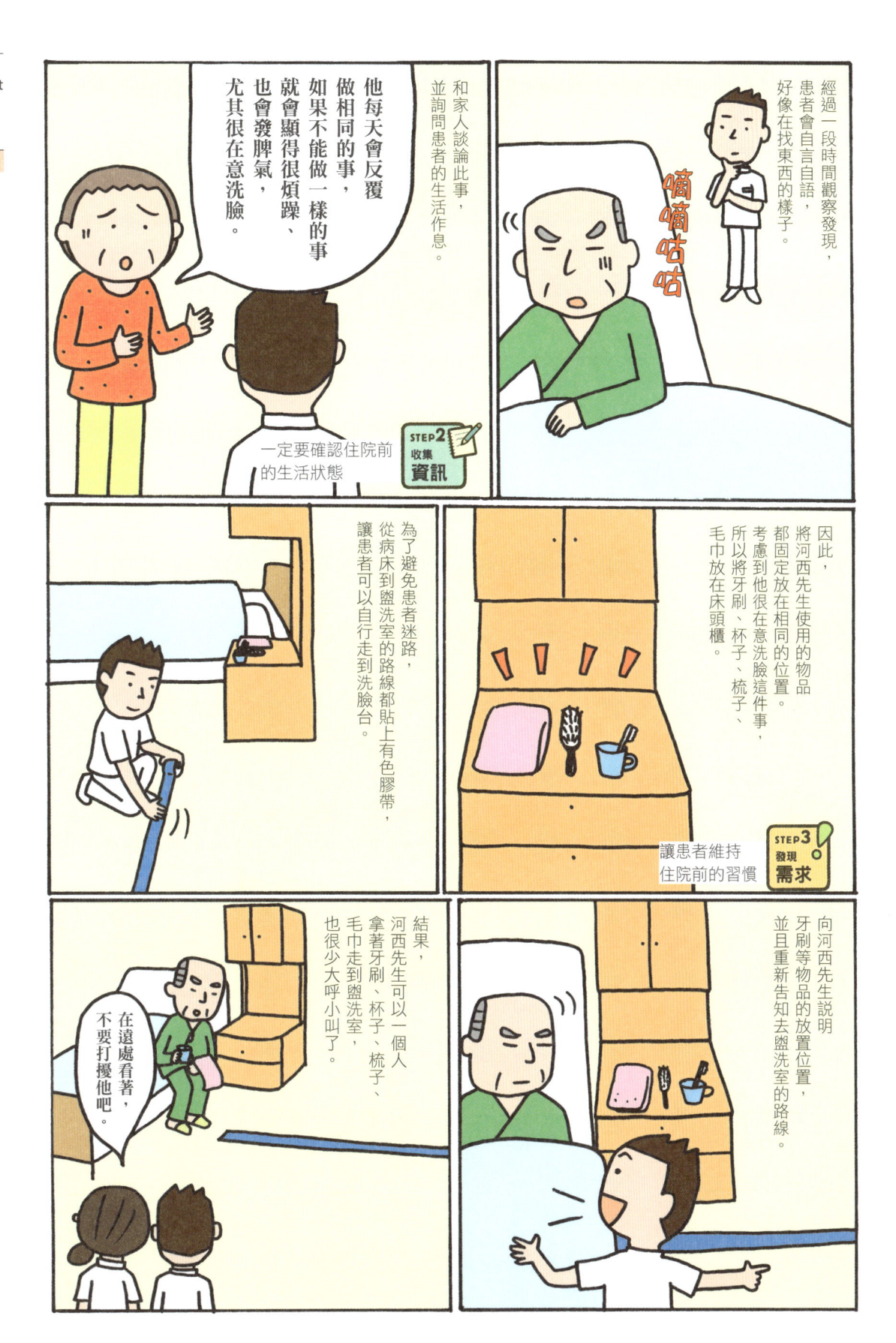

Part 3 有攻擊反應

經過一段時間觀察發現，患者會自言自語，好像在找東西的樣子。

嘀嘀咕咕

和家人談論此事，並詢問患者的生活作息。

他每天會反覆做相同的事，如果不能做一樣的事就會顯得很煩躁，也會發脾氣，尤其很在意洗臉。

STEP2 收集資訊
一定要確認住院前的生活狀態

因此，將河西先生使用的物品都固定放在相同的位置。考慮到他很在意洗臉這件事，所以將牙刷、杯子、梳子、毛巾放在床頭櫃。

為了避免患者迷路，從病床到盥洗室的路線都貼上有色膠帶，讓患者可以自行走到洗臉台。

STEP3 發現需求
讓患者維持住院前的習慣

向河西先生說明牙刷等物品的放置位置，並且重新告知去盥洗室的路線。

結果，河西先生可以一個人拿著牙刷、杯子、梳子、毛巾走到盥洗室，也很少大呼小叫了。

在遠處看著，不要打擾他吧。

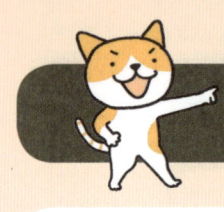

# 3步驟實踐河西先生的照護！

為什麼「有攻擊反應」？

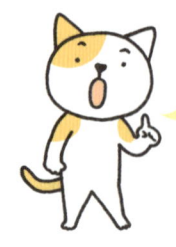

思索「**為什麼？**」著眼於「困擾之處」！

## 對「有攻擊反應」的人來說，可能有這樣的困擾

- 不能做想做的事。
- 自己的行為被強行制止。
- 平常使用的東西不在原本的位置。
- 不能持續每天的習慣。

其他

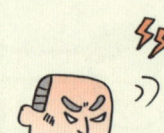

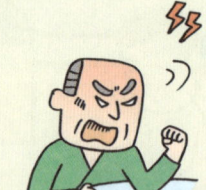

### 這樣的照護 NG！

✗ 患者走動時，站在面前阻擋。
✗ 請患者克制平常的習慣。

## 解說

### STEP 1 傾聽想法

直接詢問後，稍微在遠處觀察

雖然不耐煩，但是打招呼時，還是會回應：「好」。

聽到別人問：「有沒有哪裡不舒服？」生氣地回答：「夠了！」

隔一段距離觀察，發現會自言自語，好像在找東西。

→ 討厭別人來搭話。可能在找東西，而顯得焦躁不耐煩。

### STEP 2 收集資訊

一定要確認住院前的生活狀態

**身體健康狀態** 因糖尿病血值變高，為了檢查而住院。

**社會心理（環境）** 住院沒多久。

**生活經歷** 上班族。

**性格** 沉默寡言。

**大腦障礙** 額顳葉型失智症。半夜緊急

每天會反覆做相同的事，如果不能做一樣的事就會顯得很煩躁、也會發脾氣，尤其很在意洗臉。（由家人口中得知）

→ 對日常習慣有所堅持。

192

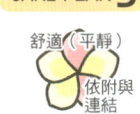

# STEP 3 發現需求

## 讓患者維持住院前的習慣

河西先生在住院前就有額顳葉型失智症的症狀之一「固著行為」（重複相同行為）。因此，必須將病房環境調整成他習以為常的樣子。

最好一邊在旁守護，一邊讓他做想做的事。如果有會影響他人的行為，必須和家人等詳細討論。

如果因為生病難以理解他人說話的意思，可以用肢體動作交流。

### CARE PLAN 1
**大腦障礙**
參與／依附與連結

**洗臉用品放在床頭櫃　在移動路線上貼膠帶指引**

河西先生對洗臉特別在意，所以請家人帶一套在家使用的洗臉用品，放在一眼可見的位置（床頭櫃）。接著，從病床到盥洗室的地面貼上醒目的有色膠帶，方便引導他走到盥洗室。

### CARE PLAN 2
**大腦障礙**
參與／依附與連結

**在旁守護，不要干涉**

舉例來說，假如河西先生在去盥洗室的途中迷路了，也不要立刻協助，先守在一旁就好。因為當患者有固著行為時，最討厭有人阻止行動，別人的干涉會導致本人驚慌。因此建議先觀察一陣子，困難真的無法解決時，才以自然的方式給予協助。

> 在遠處看著，不要打擾他吧。

### CARE PLAN 3
**大腦障礙**
舒適（平靜）／依附與連結

**物品一定要放回相同位置**

患者會因為無法做平日習慣的事而崩潰。所以，除了洗臉用品之外，河西先生使用的其他東西也一定要放回原位。

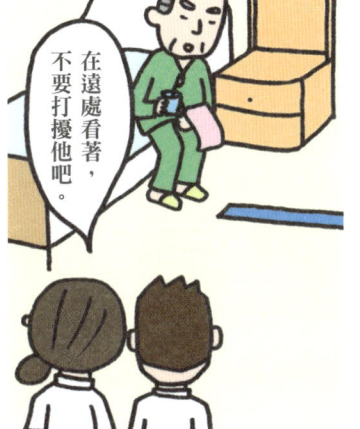

### CARE PLAN 4
**社會心理**
融入／依附與連結

**利用語言和非語言方式溝通**

河西先生看起來不知道他人說話的意思，在溝通方面有困難，所以和他說話時要一邊加上肢體動作，以幫助理解。在積極與患者建立關係的同時，必須真心地去了解患者的情緒，並重視患者想表達的想法。

向河西先生說明牙刷等物品的放置位置，並且重新告知去盥洗室的路線。

# 還有其他實例！

## 如果想做的事被阻止，會感到困擾

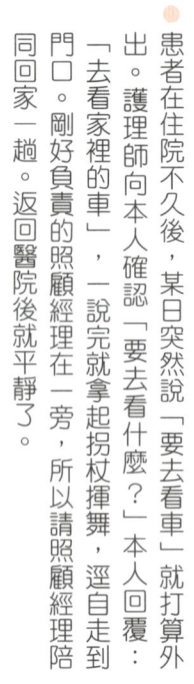

**STEP1 傾聽想法**
- 患者在住院不久後，某日突然說「要去看車」就打算外出。護理師向本人確認「要去看什麼？」本人回覆：「去看家裡的車」，一說完就拿起拐杖揮舞，逕自走到門口。剛好負責的照顧經理在一旁，所以請照顧經理陪同回家一趟。返回醫院後就平靜了。

**STEP2 收集資訊**
- 因肺炎住院中。每週3天需做透析治療。
- 罹患額顳葉型失智症。
- 每週5天參加日間照護活動。
- 喜愛咖啡。

**STEP3 發現需求**
- 護理人員了解「去抑制行為」和「固著行為」為額葉型失智症症狀的特徵（參考P.23），因此處理如下。
- 出現衝動行為時，待在患者的旁邊一起行動，注意絕對不要站在面前阻擋。
- 考慮到患者很喜歡喝咖啡，當他突然起身想外出時，問一聲：「要買東西嗎？要去買咖啡嗎？」
- 安排患者每天同一時間做復健。
- 患者很在意腳復原的速度遲緩，所以很積極復健，看起來也很開心。因此需要做相關檢查時，會對患者這樣說：「我們一起去檢查室吧！走過去也是一種復健喔」。
- 患者的情緒漸漸變得平靜。

## 想要外出

**STEP1 傾聽想法**
- 患者屢次做出想要外出的舉動。例如，某次「拿著大型行李直往外走，還大聲怒吼，並且手持黃色物品揮舞」，雖然護理師伴隨同行，但患者一直不肯回病房，讓人相當頭痛。

**STEP2 收集資訊**
- 因肺炎住院中。
- 罹患血管性失智症。額葉萎縮嚴重。

**STEP3 發現需求**
- 推測患者想要如同平日一般的問候，因此處理如下。
- 從患者的側邊45度角靠近，說：「我是昨天和您打招呼的○○。」結果，患者想起來回答：「啊，你是護理師○○。」接著護理師問：「怎麼了嗎？為什麼拿著這些行李？」「不覺得冷嗎？」患者回答：「對，好冷」。
- 用手示意周圍工作人員離開現場，只剩下兩人。護理師邀請患者：「那邊準備有熱茶，我們要不要過去喝一杯？」剛好工作人員推著輪椅過來，所以護理師接著說：「如果可以的話，請坐這台輪椅過去。」患者回覆：「好的。」坐上輪椅回到房間。
- 最初見面時，護理師是看著患者眼睛說「您好」後報上名字，並等待患者回應。有過這些貼心的招呼，並且曾花時間和患者交談，所以患者慢慢想起自己的事。能順利平息患者的情緒，多虧了之前就建立好願意溝通的關係。

## column

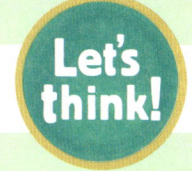

### Let's think! 令人難堪又難受的「身體約束」

失智症護理師三好先生（化名）的父親，對於住院時有段時間受到身體約束一事，曾表示「不想說，也不想回憶起」。當時，三好先生的父親看起來相當疲憊。出院後過了好一段時間，三好先生的父親才願意開始一點一滴地提起當時的情況。我們向三好先生詢問身體約束的經過和父親的狀態，並將內容記錄如下。

#### 軀幹和四肢被綁住

父親當時是因為胃癌手術而住院。在手術後從全身麻醉醒來時，父親的精神混亂，甚至上演大暴走的局面，需要6名護理師才得以壓制。父親在狀態不穩的情況下被轉移病房，臥床後軀幹和四肢受約束，醫護人員還在點滴裡注入抗精神病藥物。過了一段時間父親睡著了，我們這些家人就先回家了。

隔天早上探視病房時，父親的四肢已鬆綁，但軀幹仍被限制住，他說著：「快把這拆了」。但我覺得不能拆而沉默。父親又說：「我大便了」。雖然心情複雜，我仍舊像平常工作一樣僵硬地幫父親換尿片，這也是父親長大後第一次包尿片。到了當天晚上，醫護人員才解開了軀幹約束。

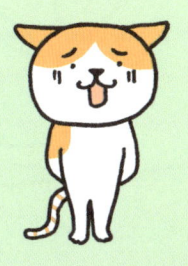

#### 請不要輕易說那些話

因為內心介意著那天發生的事情，後來，我向父親詢問：「還好嗎？」父親一臉難受地說：「不要問我那些事，我一點都不想回想起來。」父親當時看起來很疲憊，所以我也就沒有繼續追問。

#### 什麼都不能做很痛苦

第10天父親出院返家。晚餐時提到身體約束的話題，父親突然臉色一沉，開始說起：「很討厭被綁住，因為這樣什麼都不能做，很難受。氧氣罩掉了也不能自己戴好，也不能呼叫護理師，眼淚都流到喉嚨了，這就是回答」。

父親無法告知他人自己希望協助的想法，就這樣內心抱著不知將會如何的不安和恐懼度過。我一想到這些，就感到心疼，讓我深切感受到身體約束是如此令人難受。

# 走來走去

## 行動與心理

▶ 金子きく女士的案例

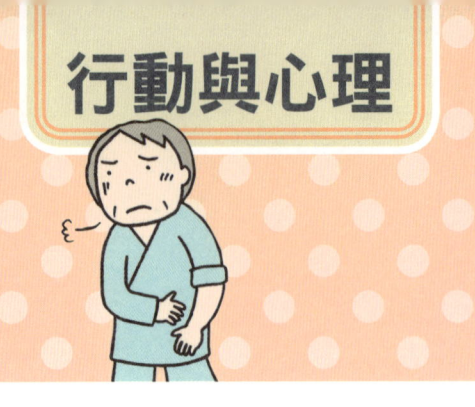

金子きく：87歲，因急性肝功能衰竭住院。持續注射點滴和肝庇護劑。患有阿茲海默型失智症。

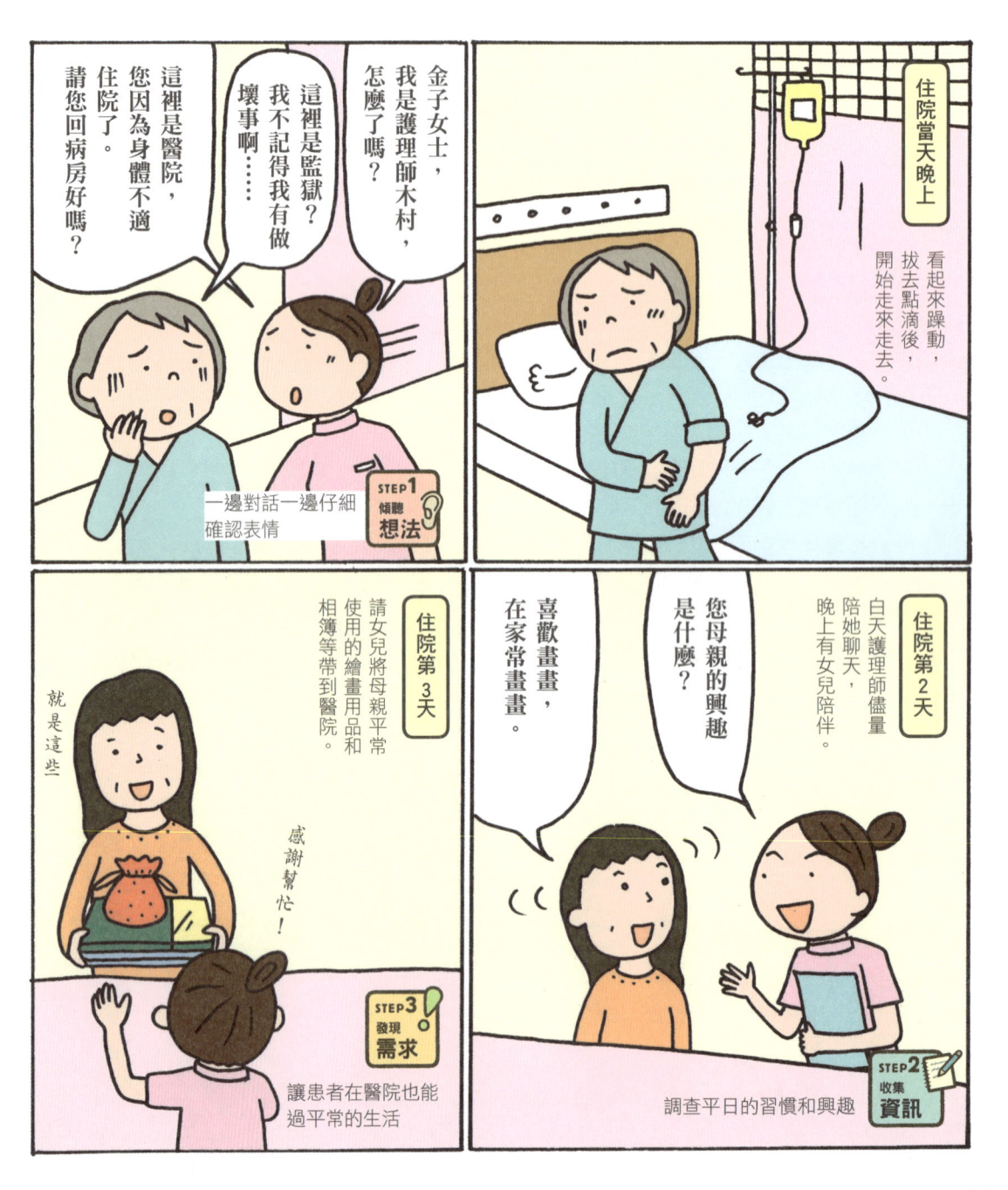

### 住院當天晚上

看起來躁動，拔去點滴後，開始走來走去。

**STEP 1 傾聽想法**

一邊對話一邊仔細確認表情

- 金子女士，我是護理師木村，怎麼了嗎？
- 這裡是監獄？我不記得我有做壞事啊⋯⋯
- 這裡是醫院，您因為身體不適住院了。請您回病房好嗎？

### 住院第2天

白天護理師儘量陪她聊天，晚上有女兒陪伴。

**STEP 2 收集資訊**

調查平日的習慣和興趣

- 您母親的興趣是什麼？
- 喜歡畫畫，在家常畫畫。

### 住院第3天

請女兒將母親平常使用的繪畫用品和相簿等帶到醫院。

**STEP 3 發現需求**

讓患者在醫院也能過平常的生活

- 就是這些
- 感謝幫忙！

196

Part 3 走來走去

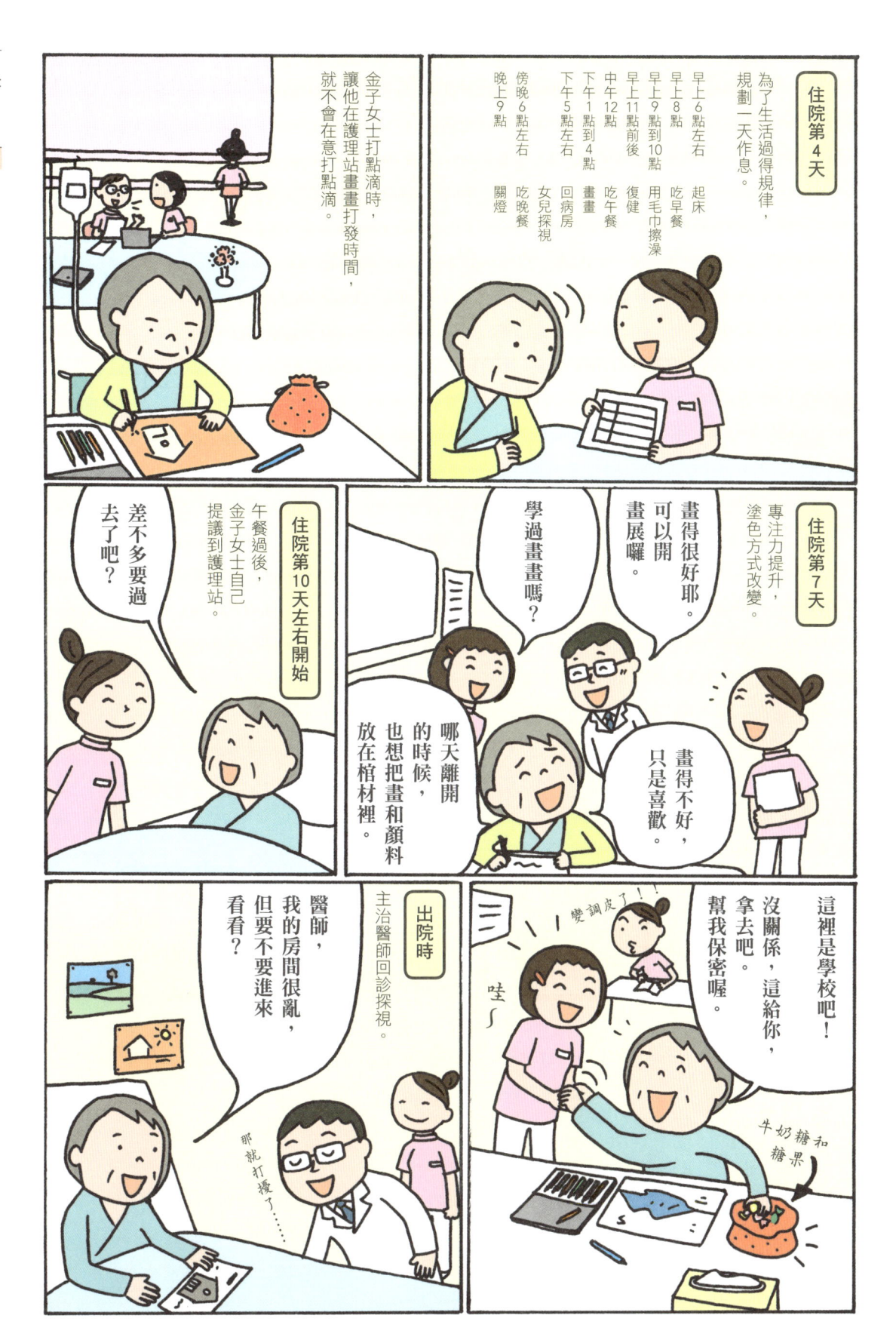

## 住院第 4 天

為了生活過得規律,規劃一天作息。

- 早上 6 點左右　起床
- 早上 8 點　吃早餐
- 早上 9 點到 10 點　用毛巾擦澡
- 早上 11 點前後　復健
- 中午 12 點　吃午餐
- 下午 1 點到 4 點　畫畫
- 下午 5 點左右　回病房
- 傍晚 6 點左右　女兒探視
- 晚上 9 點　吃晚餐
- 　　　　　關燈

金子女士打點滴時,讓他在護理站畫畫打發時間,就不會在意打點滴。

## 住院第 7 天

專注力提升,塗色方式改變。

「畫得很好耶。可以開畫展喔。」
「學過畫畫嗎?」
「畫得不好,只是喜歡。」

哪天離開的時候,也想把畫和顏料放在棺材裡。

## 住院第 10 天左右開始

午餐過後,金子女士自己提議到護理站。

「差不多要過去了吧?」

## 出院時

主治醫師回診探視。

「醫師,我的房間很亂,但要不要進來看看?」
「那就打擾了……」

「這裡是學校吧!沒關係,這給你,拿去吧,幫我保密喔。」
「哇～」
「變調皮了!」

牛奶糖和糖果

197

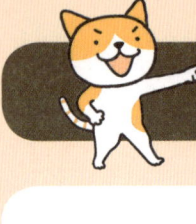

# 3步驟實踐金子女士的照護！

## 為什麼「走來走去」？

思索「**為什麼？**」
著眼於「困擾之處」！

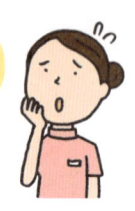

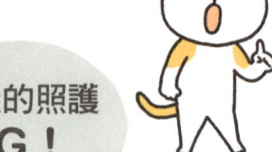

### 這樣的照護 NG！

✗ 護理師只看現場的狀況就斷言：「危險喔！請冷靜下來」，制止患者行動。

✗ 護理師自以為「問了也不懂」，所以不問原因就勸患者回房間。

✗ 「為什麼走動」、「譫妄嗎？」、「剛剛還問我『這裡是監獄嗎？』」、「現在應該不知道自己在哪裡吧」等等，護理師之間在患者面前說這些話。

### 對「走來走去」的人來說，可能有這樣的困擾

- 不知道自己為何在這裡。因為不知道是哪裡，所以想回家。
- 想回家。
- 太吵。
- 覺得無容身之處。
- 想要禱告。
- 想打電話。
- 其他

## 解說

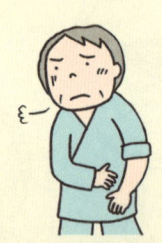

### STEP 1　傾聽想法
一邊談話　一邊仔細確認表情

- 患者說：「這裡是監獄？我不記得我有做壞事啊」。呈現躁動、呆滯、混亂的樣子。
- ← 不知道這裡是哪裡，不理解自己為何在這裡。

### STEP 2　收集資訊
調查平日的習慣和興趣

- 身體健康狀態：因急性肝功能衰竭住院中。
- 社會心理（環境）：環境改變。緊急住院。
- 生活經歷：家庭主婦。喜歡畫畫、看人物相冊。
- 性格：個性沉穩，喜歡社交。
- 大腦障礙：罹患阿茲海默型失智症，有記憶障礙。
- ← 喜歡畫畫，平常在家也常畫畫。

# STEP 3 發現需求

## 讓患者在醫院也能過平常的生活

必須讓患者從不安的狀態轉為能夠安心待在醫院生活的狀態。因此儘量抽空與金子女士聊天，讓他覺得有這些人在可以放心。

另外，在生活中帶入金子女士平常熟悉的事物，讓他覺得在這個地方依舊可以感受到自己的生活氛圍。

為金子女士安排有規律的生活作息，並調養身體。

---

### CARE PLAN 1
**請家人拿來平常喜歡用的物品**

社會心理／生活經歷
舒適（平靜）／個人特色／參與

向家人請教金子女士平常喜歡用的東西，並請家人帶到醫院，有開襟衫、束口袋（內有梳子、面紙套）、繪畫用品（繪本和色鉛筆）、人物相冊、相簿等等。

---

### CARE PLAN 2
**規劃一天作息**

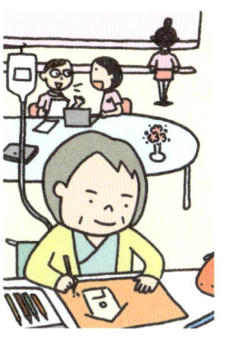

社會心理／大腦障礙
舒適（平靜）／參與

金子女士有定向感障礙和記憶障礙，為了避免讓她混亂不安，要訂好一天作息，讓生活保持規律，其中也安排了金子女士有興趣的畫畫時間。

早上6點左右 起床
早上8點 吃早餐
早上9點到10點 復健
早上11點 用毛巾擦澡
中午12點 吃午餐
下午1點到4點 畫畫
下午5點 回病房
傍晚6點左右 女兒探視
晚上9點 吃晚餐／關燈

---

### CARE PLAN 3
**在喜歡的畫畫時間裡打點滴**

身體健康狀態
參與

金子女士一開始因為在意點滴而擅自拔掉，因此將點滴注射的時間集中在她畫畫的時間內，因為專心做著自己喜歡的事情，就忽略了點滴的存在。

---

### CARE PLAN 4
**在醫護人員旁邊畫畫**

社會心理
融入／個人特色／參與

讓金子女士在護理站裡的桌子畫畫。金子女士因為護理師就在身旁，感到安心的同時，也能與其他人員交流。

自從開始畫畫之後，金子女士有了很大的轉變，一開始問：「這裡是監獄嗎？」過了一段時間說：「這裡是學校吧！」到出院前夕還把病房當作自己的房間了。

## 還有其他實例！

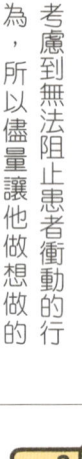

### 想走路

**STEP1 傾聽想法**
- 患者下床後，在整棟病樓繞來繞去、來回走動。即使告知：「要不要回房間了？」仍然不說話繼續走。

**STEP2 收集資訊**
- 罹患額顳葉型失智症。

**STEP3 發現需求**
- 考慮到無法阻止患者衝動行為，所以盡量讓他做想做的事。處理如下。
- 護理師輪流陪同患者走路。走到看起來疲倦時，向患者勸說：「差不多該喝茶了吧！」

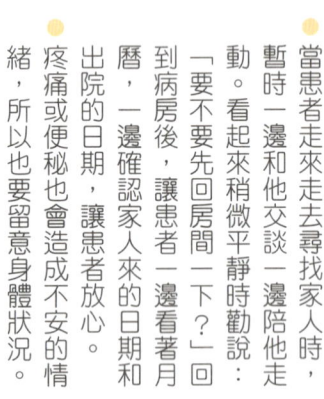

### 家人不在會不安

**STEP1 傾聽想法**
- 患者到了傍晚時，問：「家人在哪？」並走出房間，在走廊徘徊。曾返回房間，沒多久又開始走動。
- 因膽囊炎住院中。
- 反覆詢問：「為什麼我在這裡？」

**STEP2 收集資訊**
- 考慮到患者可能因為情緒不安，想尋找家人才會反覆走動。因此處理如下。

**STEP3 發現需求**
- 當患者走來走去尋找家人時，暫時一邊陪同他走動。看起來稍微平靜時勸說：「要不要先回房間一下？」回到病房後，讓患者一邊看著月曆，一邊確認家人來的日期和出院的日期，讓患者放心。
- 疼痛或便秘也會造成不安的情緒，所以也要留意身體狀況。
- 之後雖然還是會在傍晚想找家人，但走動的情況減少很多。

### 因為很痛，不想待在這裡

**STEP1 傾聽想法**
- 晚餐時間，患者沒拿拐杖就從房間走到走廊。打聲招呼暫時聊了一下後，詢問患者走動的原因，對方一邊按著腰一邊說：「這裡會痛，不應該待在這種地方。」向他建議：「這裡太冷了，而且如果會痛要不要稍微躺一下？」接著，對方沒說什麼就一起回到病房，躺在床上。
- 因為腰椎壓迫性骨折住院中。以前就出現過健忘的情況。
- 穿上護腰，以出院為目標開始復健。

**STEP2 收集資訊**
- 考慮可能受到疼痛影響，因此處理如下。

**STEP3 發現需求**
- 和主治醫師討論使用止痛藥，請患者在需要時服用。
- 過一陣子後，患者看起來心情平靜，也不會一直想走出病房。

200

**column**

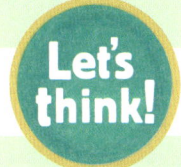

**Let's think!**

# 身體約束導致的害處

身體約束（Physical restraint）是妨害守護基本人權和人類尊嚴的行為。同時從根本上有損害高齡者生活品質（QOL）的危險。可能使高齡者身體機能低下，導致長期臥床，有些案例還顯示有時會加快死亡的發生。具體來說有哪些害處，大家必須有所了解。

### 有害身體

1. 外在傷害包括關節限縮、肌力下降等身體機能低下，以及壓迫部位產生褥瘡等。
2. 內在傷害包括食慾下降、心肺功能或感染病的抵抗力下降等。
3. 有發生重大事故的風險，例如被約束在輪椅上的人，因為勉強站立而跌倒；也有被約束在床上的人，因為想翻越床邊護欄而摔倒；甚至有人因約束護具導致窒息等。

### 有害精神

1. 不但給予患者極大的精神痛苦，產生不安、憤怒、屈辱和絕望等情緒，還侵害身而為人的尊嚴。
2. 還可能加重失智症的症狀，並伴隨譫妄的發生。
3. 也會給家人帶來很大的精神痛苦。
4. 照顧者也不會對自己的照護工作感到自豪，隨意的約束會使士氣低落。

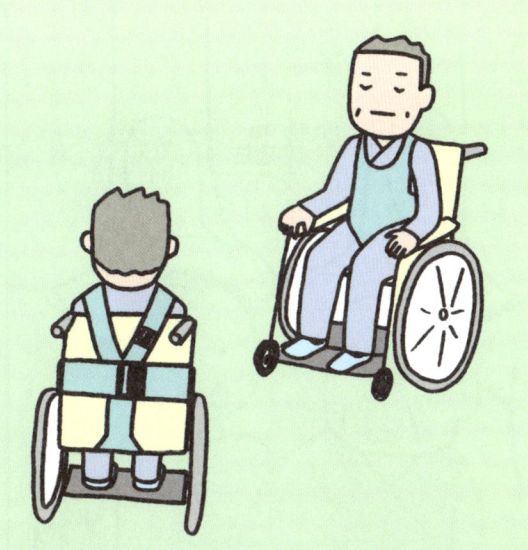

### 有害社會

身體約束不只讓護理師、照護人員的士氣低落，還可能引起社會對照護機關的不信任與偏見。另外，受此對待的高齡者，身心機能會退化，不只降低了QOL，還會衍生醫療需求，在經濟上也會加重不小的負擔。

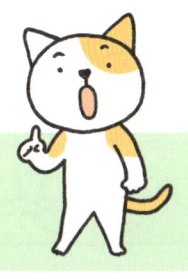

## 行動與心理

# 嚷嚷著要「回家」

▶ 岩永清一先生的案例

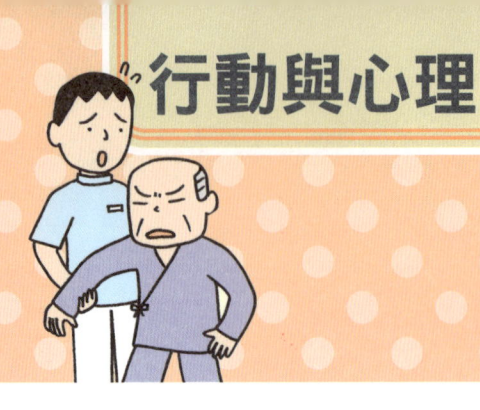

岩永清一：90歲，因心臟功能衰竭住院中。持續服用治療所需藥物，不願意進食。患有路易氏體失智症。

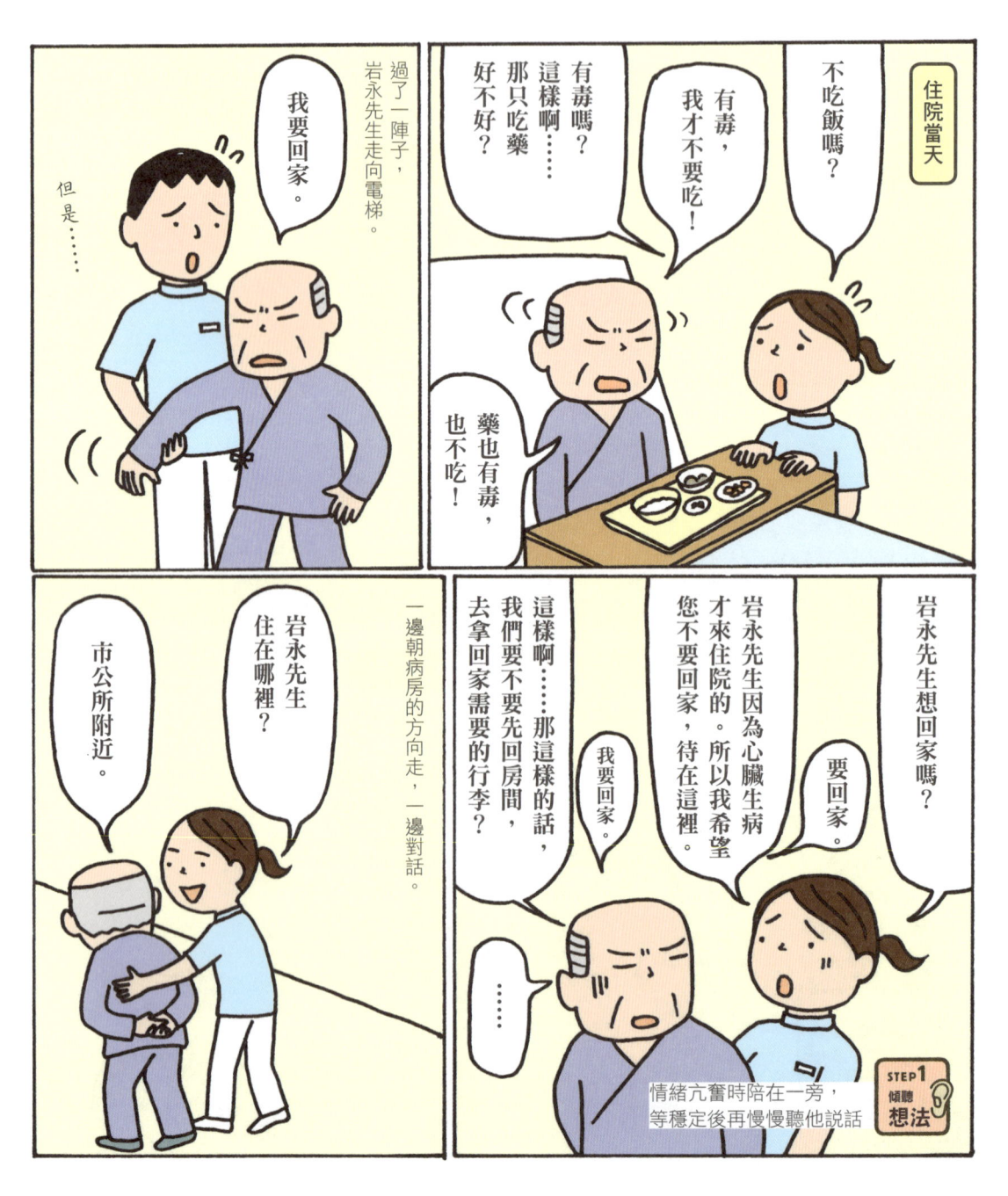

**住院當天**

- 不吃飯嗎？
- 有毒，我才不要吃！
- 有毒嗎？
- 這樣啊……那只吃藥好不好？
- 藥也有毒，也不吃！

- 岩永先生想回家嗎？
- 要回家。
- 岩永先生因為心臟生病才來住院的。所以我希望您不要回家，待在這裡。
- 我要回家。
- 這樣啊……那這樣的話，我們要不要先回房間，去拿回家需要的行李？
- ……

過了一陣子，岩永先生走向電梯。
- 我要回家。
- 但是……

一邊朝病房的方向走，一邊對話。
- 岩永先生住在哪裡？
- 市公所附近。

**STEP 1 傾聽想法**

情緒亢奮時陪在一旁，等穩定後再慢慢聽他說話。

202

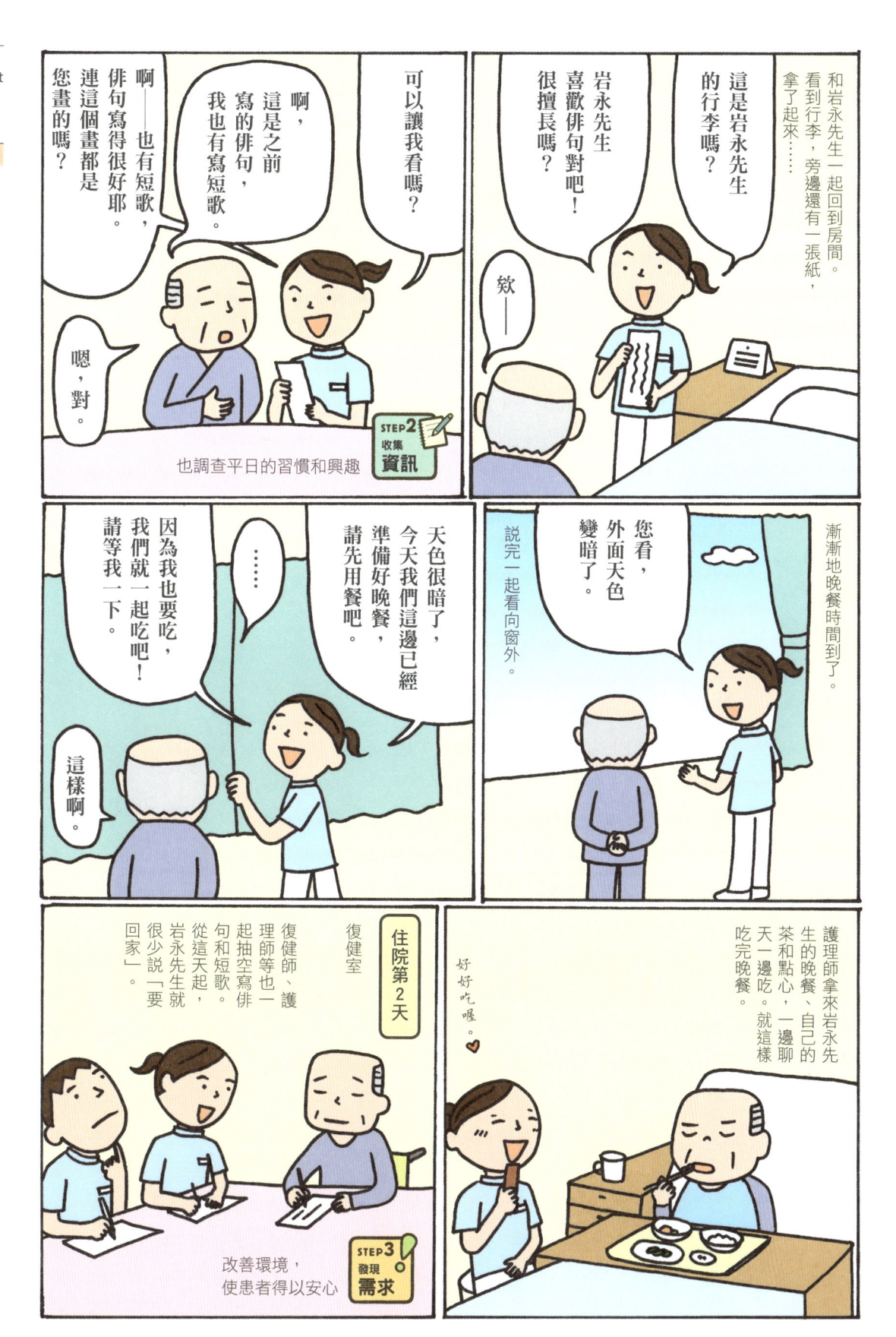

Part 3 嚷嚷著要「回家」

和岩永先生一起回到房間。看到行李，旁邊還有一張紙，拿了起來⋯⋯

這是岩永先生的行李嗎？

岩永先生喜歡俳句對吧！很擅長嗎？

欸——

可以讓我看嗎？

啊，這是之前寫的俳句，我也有寫短歌。

啊——也有短歌，俳句寫得很好耶，連這個畫都是您畫的嗎？

嗯，對。

STEP2 收集資訊
也調查平日的習慣和興趣

漸漸地晚餐時間到了。

您看，外面天色變暗了。

說完一起看向窗外。

天色很暗了，今天我們這邊已經準備好晚餐，請先用餐吧。

⋯⋯

因為我也要吃，我們就一起吃吧！請等我一下。

這樣啊。

護理師拿來岩永先生的晚餐、自己的茶和點心，一邊聊天一邊吃。就這樣吃完晚餐。

好好吃喔。♥

住院第2天
復健室

復健師、護理師等也一起抽空寫俳句和短歌。從這天起，岩永先生就很少說「要回家」。

STEP3 發現需求
改善環境，使患者得以安心

203

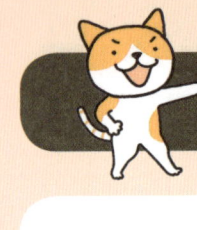

# 3步驟實踐岩永先生的照護！

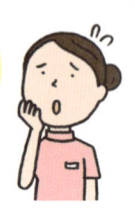

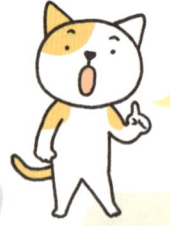

## 為什麼「嚷嚷著要回家」？

思索「為什麼？」著眼於「困擾之處」！

### 對「嚷嚷著要回家」的人來說，可能有這樣的困擾

- 擔心在家等待的家人。
- 擔心自家車子。
- 不清楚自己為何在這裡。
- 不知道何時可以回家。
- 覺得冷。
- 感覺很吵。
- 沒有容身之處。

其他

### 這樣的照護 NG！

✗ 護理師對患者說謊，騙他回房間。
✗ 護理師立刻強行將患者帶回房間。
✗ 護理師馬上對患者用藥。

## 解說

### STEP 1 傾聽想法

情緒亢奮時陪在一旁，等穩定後再慢慢聽他說話

- 患者說餐點和藥都有毒，所以不肯吃。因為沒吃藥的關係，人看起來狀態不佳，情緒也不好。
- 和患者說明因為生病需要住院，所以希望他待在這裡，但患者仍說要回家。藉由討論房間的俳句書籤，讓心情平靜。
- 身體狀況不佳，看起來情緒也不好。但談論到喜歡的俳句話題就很有興致。

### STEP 2 收集資訊

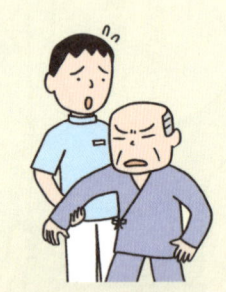

也調查平日的習慣和興趣

- 身體健康狀態　因身體狀況不佳而住院。
- 社會心理（環境）　緊急住院，環境改變。
- 生活經歷　喜歡俳句和短歌。
- 性格　家人表示患者話少但性格溫和。
- 大腦障礙　罹患路易氏體失智症。

→ 因為有路易氏體失智症，容易出現自律神經失調，對環境反應敏感。

# STEP 3 發現需求！

## 改善環境，使患者得以安心

岩永先生有路易氏體失智症，所以會出現自律神經失調症狀。據說對於當天的天氣、房間溫度與濕度、光線強度等各種環境因素，都容易出現敏感的反應。所以，改善令岩永先生備感壓力的環境很重要。因為岩永先生有強烈的不安感，為了讓他安心生活，必須積極溝通。讓他在醫院仍可繼續至今的樂趣。

### CARE PLAN 1
**依附與連結**
身體健康狀態／大腦障礙

#### 不時觀察身體狀況

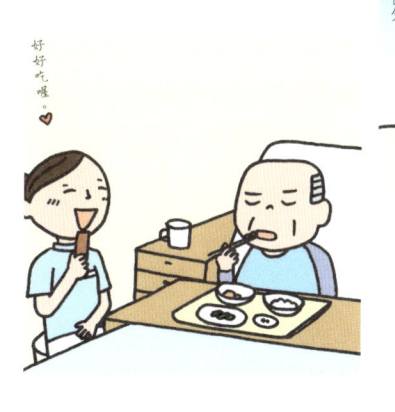

路易氏體失智症患者的身體狀況時好時壞，反反覆覆。考慮到岩永先生可能會因為當日氣候、房間溼度等，身體出現敏感的變化，因此，需要不時仔細觀察他的狀態，像是臉色、眼睛的轉動、身體動作、是否出汗等等都需要留意。並且試著和他輕鬆地聊天。

### CARE PLAN 2
**舒適（平靜）**
社會心理

#### 抽空陪伴

岩永先生對醫院有強烈的不安感，甚至有「被下毒」的想法。因此要儘量抽空陪他，不要只是說話而已，要注重共同度過的時間，讓他覺得「我們是同伴」。

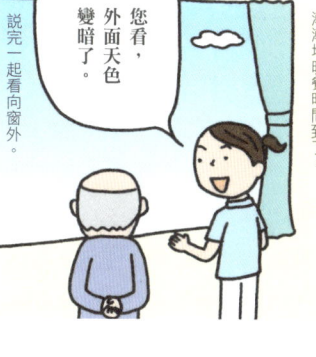

> 漸漸地晚餐時間到了。
> 您看，外面天色變暗了。
> 說完一起看向窗外。
> 好好吃喔。

### CARE PLAN 3
**依附與連結**
社會心理

#### 心情不好時遠遠守候

不論任何時候都要建立關係是很重要的一點。但是患者心情不好時，稍微遠離守在一旁也很重要。不要忘了岩永先生有時也想自己一個人，例如用餐時在一旁催促「請吃飯」等，有可能反而不吃。這個時候如果暫時離開現場，也許就會開始用餐了。

### CARE PLAN 4
**舒適（平靜）／融入個人特色**
身體健康狀態

#### 一起做有興趣的事情共度愉快的時光

讓岩永先生即使在醫院裡也可以開心地做有興趣的事情，例如寫俳句和短歌。與職能治療師討論後，也能納入復健的一環，讓患者和工作人員同樂。

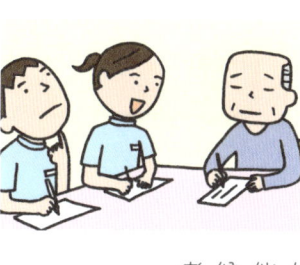

# 還有其他實例！

## 有人在等自己，所以想回家

**STEP1 傾聽想法**
- 患者說：「家裡有老人家在等」、「要回家」、「我不在就不能開始……」。

**STEP2 收集資訊**
- 因肺炎住院。
- 為家裡的長女，有五個兄弟姊妹。因為家裡開店，雙親忙碌，所以從小就會幫忙照顧手足生活。
- 罹患阿茲海默型失智症。

**STEP3 發現需求**
- 考慮到患者可能覺得自己還生活在父母在世的時候，因此處理如下。
- 試著想像這個人當時所處的時代是什麼模樣，一起聊天。
- 「我覺得其他兄弟姊妹們都會照顧父母」、「家人說請您不要擔心，希望您快點養好病」等等，不要說謊，盡力告知患者可以說的事。

## 好像受到監視，煩躁不安

**STEP1 傾聽想法**
- 患者一邊說：「我要回家，為什麼不可以回家！」一邊打算收拾行李。請患者小心不要跌倒時，患者說：「你也在監視我吧」、「是在監視我嗎」。

**STEP2 收集資訊**
- 罹患血管性失智症。
- 獨自生活。

**STEP3 發現需求**
- 覺得患者可能對周圍的人有戒心，所以用「想回家」來表現，因此處理如下。
- 先遠遠守護，隔一段距離觀察患者。結果對方自言自語說：「是我不好」，還對著護理站說：「打擾到大家了，我很抱歉」。
- 一邊和這個人建立關係，一邊和其他工作人員一起思考，為什麼患者會討厭這裡。

## 擔心手術

**STEP1 傾聽想法**
- 夜間巡房時，發現患者不在病房，尋找後發現他坐在逃生梯。詢問患者：「怎麼了嗎？」對方回覆：「在休息」。陪了一段時間，患者擔憂地說：「我的眼睛怎麼了？會怎麼處理？」

**STEP2 收集資訊**
- 為了白內障手術住院。
- 未經過失智症診斷，最近曾有忘記來預約門診的情況。

**STEP3 發現需求**
- 患者不知道接下來會怎麼樣，不安感讓人「想逃離這裡」因此處理如下。
- 向患者詳細說明隔天（手術當天）的行程，例如「早上八點會去○○。九點△△會陪您一起去手術室，結束後△△也會去帶您」等。
- 患者聽聞後說：「原來有問題問你們就好了。」臉上浮現踏實感，也順利接受手術治療。

206

**column**

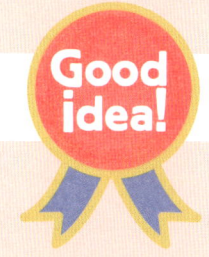

## Good idea! 透過娛樂遊戲進行交流

除了讓失智症患者保有個人興趣之外，
還可以安排他和其他住院者一起進行娛樂遊戲，
製造與更多人交流的機會。
我們將介紹幾項適合的遊戲，
這些遊戲還可以在接受點滴等治療的同時參與。

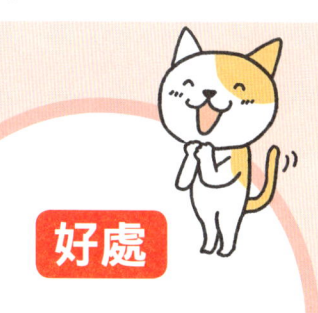

### 好處

患者可以與一起同樂的人交流，自然產生成為一份子的感覺。

### 滾球進洞遊戲

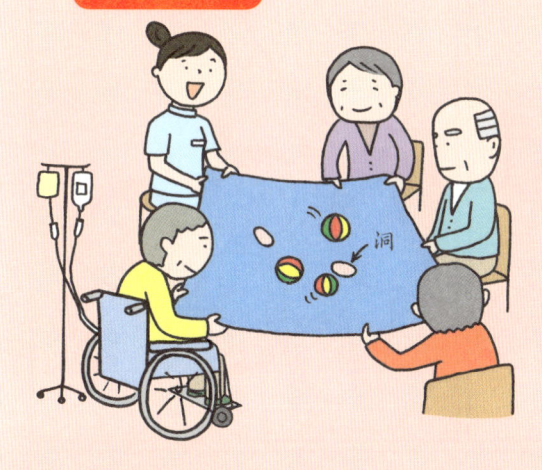

**準備道具**
- 塑膠球或將報紙揉成團的紙球
- 在塑膠布上挖出2個比球稍大的洞

**玩法和規則**
- 大家一起抓著塑膠布的布邊，把球放在布上，大家一起晃動布，讓球掉入洞中。集合數人後，分成2～3組，大家同時開始動作，將球滾動到洞中，先將全部的球滾落至洞中的那一組即獲勝。

### 洗衣夾接力遊戲

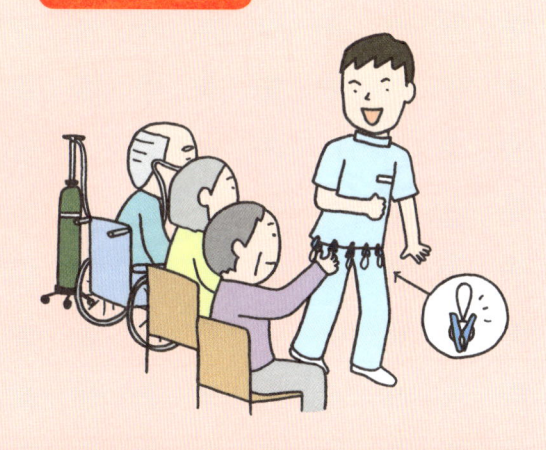

**準備道具**
- 附有繩圈的洗衣夾

**玩法和規則**
- 大家排成一列或圍成一圈。將一名工作人員的上衣衣襬夾一圈洗衣夾，然後輪流走向大家旁邊，請大家依序將洗衣夾拔下。因為洗衣夾附有繩圈，人的手指穿過去就可輕鬆拔下。集合數人後，分成2～3組，各組同時開始動作拔去洗衣夾，先將全部的洗衣夾拔掉的那一組即獲勝。

# 行動與心理

## 好像快跌倒

▶ 野澤正先生的案例

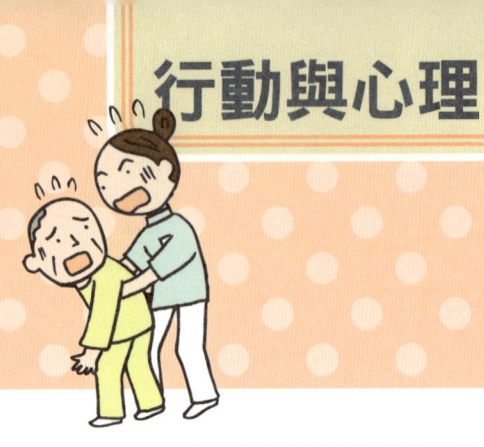

野澤正：79歲，因小洞性梗塞住院。輕癱，輕度構音異常，早晚兩次施以抗凝血劑點滴。患有血管性失智症。

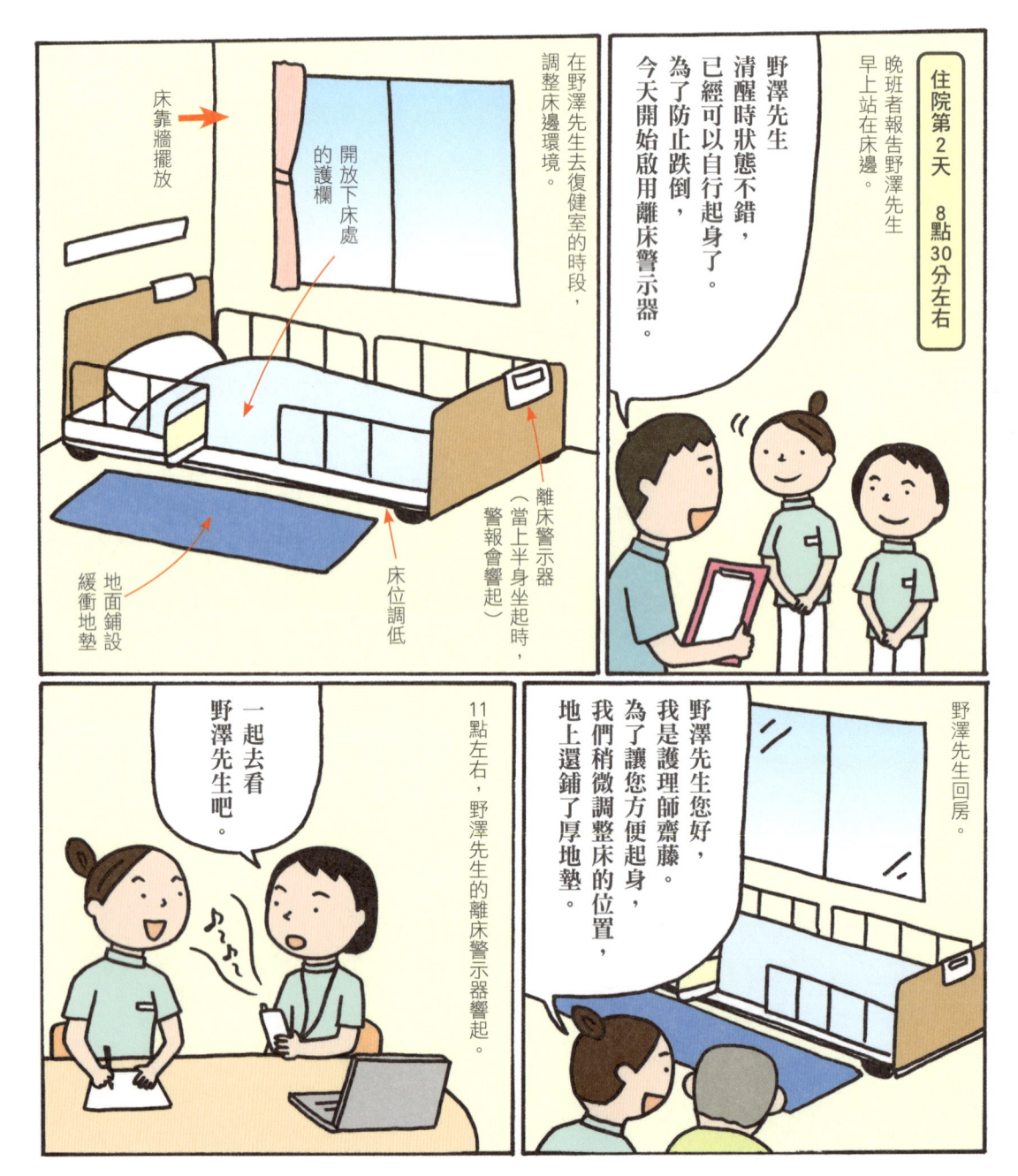

---

**住院第2天　8點30分左右**

晚班者報告野澤先生早上站在床邊。

野澤先生清醒時狀態不錯，已經可以自行起身了。為了防止跌倒，今天開始啟用離床警示器。

在野澤先生去復健室的時段，調整床邊環境。

- 床靠牆擺放
- 開放下床處的護欄
- 離床警示器（當上半身坐起時，警報會響起）
- 床位調低
- 地面鋪設緩衝地墊

---

野澤先生回房。

野澤先生您好，我是護理師齋藤。為了讓您方便起身，我們稍微調整床的位置，地上還鋪了厚地墊。

11點左右，野澤先生的離床警示器響起。

一起去看野澤先生吧。

---

208

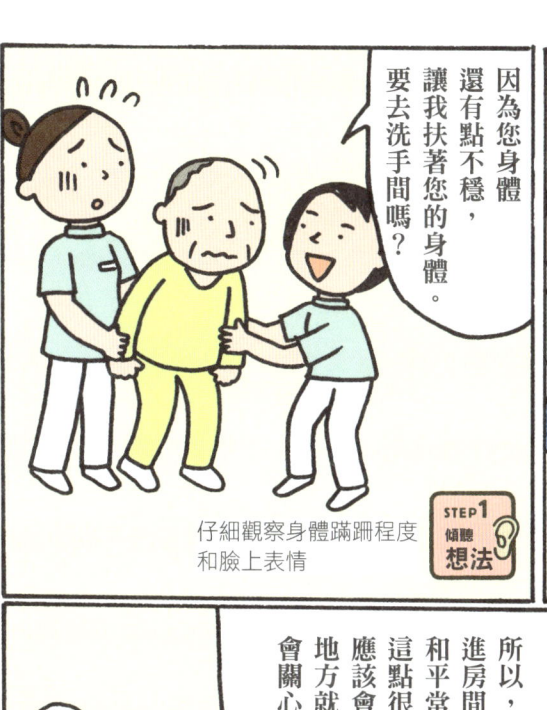

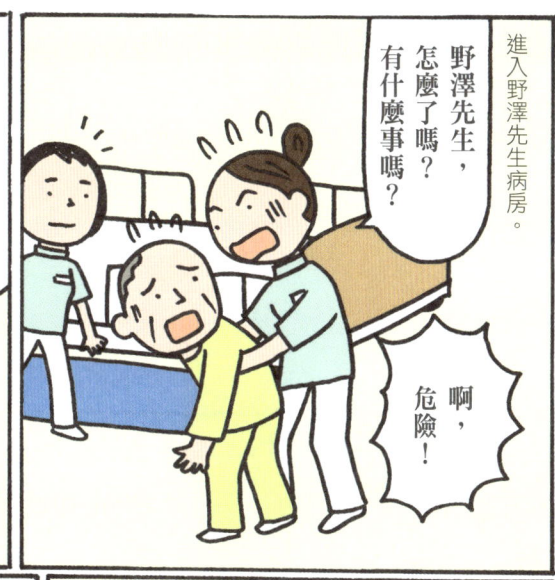

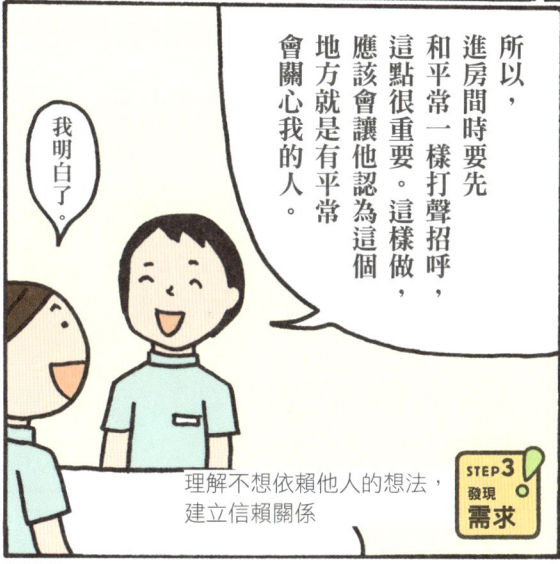

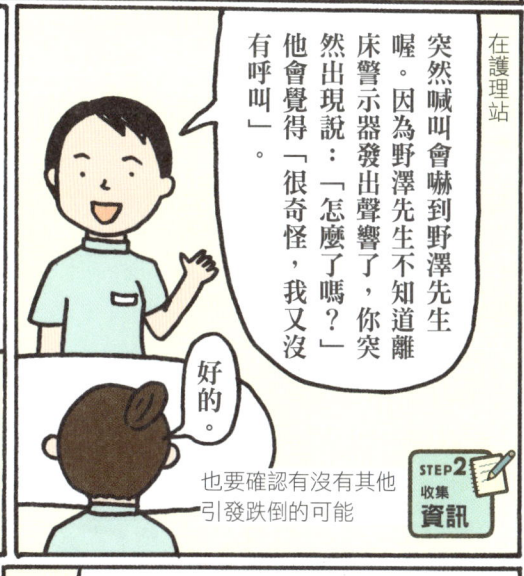

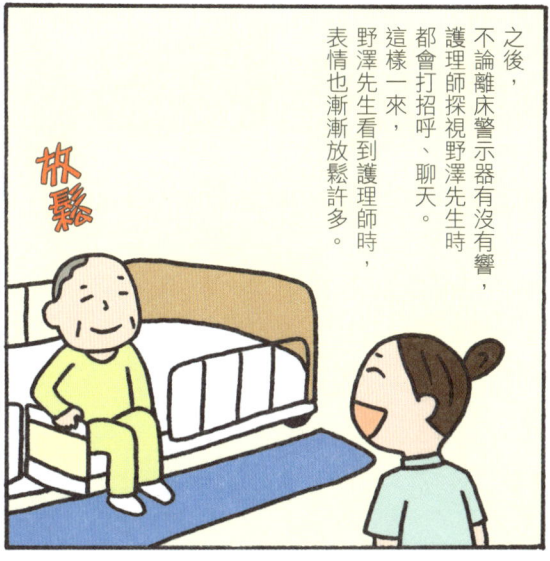

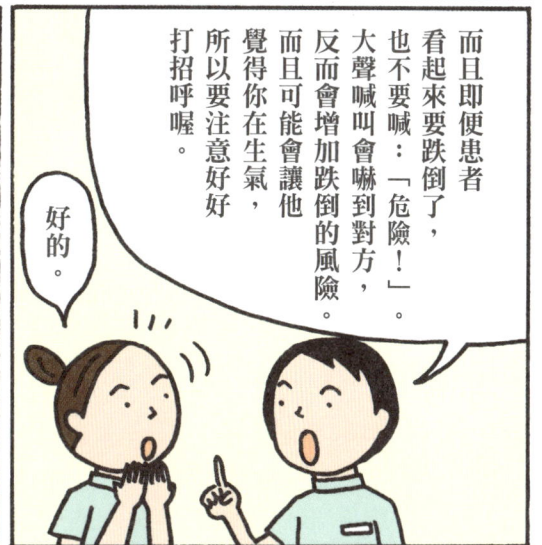

Part 3 好像快跌倒

進入野澤先生病房。

野澤先生，怎麼了嗎？有什麼事嗎？

啊，危險！

因為您身體還有點不穩，讓我扶著您的身體。要去洗手間嗎？

STEP1 傾聽想法
仔細觀察身體蹣跚程度和臉上表情

在護理站

突然喊叫會嚇到野澤先生喔。因為野澤先生不知道離床警示器發出聲響了，你突然出現說：「怎麼了嗎？」他會覺得「很奇怪，我又沒有呼叫」。

好的。

STEP2 收集資訊
也要確認有沒有其他引發跌倒的可能

所以，進房間時要先和平常一樣打聲招呼，這點很重要。這樣做，應該會讓他認為這個地方就是有平常會關心我的人。

我明白了。

STEP3 發現需求
理解不想依賴他人的想法，建立信賴關係

而且即便患者看起來要跌倒了，也不要大聲喊叫：「危險！」。大聲喊叫會嚇到對方，反而可能增加跌倒的風險。而且覺得你在生氣，所以要注意好好打招呼喔。

好的。

之後，不論離床警示器有沒有響，護理師探視野澤先生時都會打招呼、聊天。這樣一來，野澤先生看到護理師時，表情也漸漸放鬆許多。

放鬆

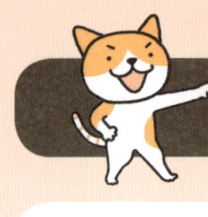

# 3步驟實踐野澤先生的照護！

## 為什麼「好像快跌倒」？

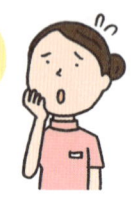

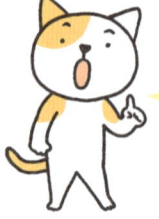

思索「**為什麼？**」著眼於「困擾之處」！

### 這樣的照護 NG！

- ✘ 對患者大喊：「危險！」
- ✘ 立刻對患者施以身體約束。
- ✘ 「因為危險」所以不讓患者行動。
- ✘ 在本人也在的病房，護理師向醫師諮詢、討論：「只能用藥了吧！」。
- ✘ 利用護欄不讓患者下床。
- ✘ 對患者嘲笑著說：「不能一個人走喔，一定會跌倒」。

### 對「好像快跌倒」的人來說，可能有這樣的困擾

- 身體搖搖晃晃。
- 腳邊很暗，看不清楚。
- 地板和脫鞋太滑。
- 床位太低很難站起來。
- 下床時沒有扶的地方。
- 沒有平常使用的老人助步車和拐杖。
- 和自家環境不同，想做什麼都不順心，令人煩躁。
- 其他

## 解說

### STEP1 傾聽想法
**仔細觀察身體蹣跚程度和臉上表情**

患者站在床邊時，身體有點搖晃，說著：「要去洗手間」。已多次請患者配合去洗手間時按呼叫鈴，但患者卻不會按。病床安裝離床警示器，當警示器響起時，護理師馬上去病房，但這時患者已下床且搖搖晃晃。

一個人走還是有難度。去洗手間時須由他人陪同。

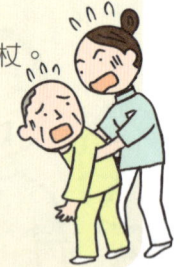

### STEP2 收集資訊
**也要確認有沒有其他引發跌倒的可能**

身體健康狀態　因腦梗塞引發輕癱，不太能說話。緊急住院，環境改變。

社會心理（環境）

生活經歷　直到60歲都是上班族。之後積極參與社區活動。

性格　認真、不依賴人，任何事都自行處理的類型。

大腦障礙　罹患血管性失智症。

因為輕癱，自己一個人做不到的事情增加。

210

# STEP 3 發現需求

## 理解不想依賴他人的想法，建立信賴關係

患者下床時或走路時需要輔助，但不會主動通知護理師，所以看到護理師突然出現在病房會感到驚訝，以致差點跌倒。必須避免嚇到患者。患者對於自己輕癱而必須依賴他人一事感到衝擊。為了讓患者放心、願意依賴，必須從日常建立起信賴關係。

### CARE PLAN 1 使用離床警示器

參與／依附與連結

身體健康狀態
大腦障礙

在床邊裝上離床警示器，設定成「下床後警示器會響起」。警示器使用目的為「因為下床時或走路時需要輔助」，絕對不是要「約束在床上」。若要使用離床警示器，須先經過本人同意才使用，這點很重要。

### CARE PLAN 2 床位調低鋪上緩衝地墊

舒適（平靜）／參與

社會心理
大腦障礙

照護的重點在於「避免跌倒」，但是如果以「不要」為目標，很容易變成約束。因此以「即使跌倒也是輕傷」為目標，調低床位、在下床位置放置緩衝地墊。但是，有的人可能會把緩衝地墊看成陷阱反而摔倒，還請留意。

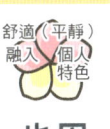

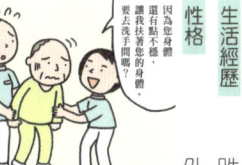

### CARE PLAN 3 因為警示音響去病房時也要先打招呼

舒適（平靜）／融入個人特色

性格
生活經歷
大腦障礙
社會心理

野澤先生本人不會聽到警示器的聲響，因此，警示音響起進到病房，或是沒響起進到病房，護理師都要先從打招呼開始：「您好，我是護理師○○」。若跑進病房立刻說：「怎麼了嗎？」野澤先生不知道為什麼被這樣問，會感到混亂。

### CARE PLAN 4 看起來快跌倒時也不要慌張大叫

個人特色／參與／依附與連結

身體健康狀態
社會心理
生活經歷
性格

「啊，危險！」、「跌倒就完了！」、「小心！」等，避免在野澤先生看起來快跌倒時說這些話的話。另外，也要避免話語讓人感到遭受斥責，野澤先生因為輕癱不得不依賴他人而受到衝擊，說不定這些話會令他更難受。

### CARE PLAN 5 儘量頻繁探視與聊天

舒適（平靜）／依附與連結

大腦障礙
社會心理

對難以言語的野澤先生來說，可透過主動交談建立信賴關係，因此儘量多到病房探視。

## 還有其他實例！

### 站在樓梯處，好像要跌倒

**STEP1 傾聽想法**
- 上樓梯時腳抬不夠高，好幾次看起來都快跌倒。
- 詢問：「會怕走樓梯嗎？」患者聽到後回覆：「不會」。

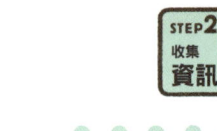

**STEP2 收集資訊**
- 因心臟功能衰竭住院中。
- 80歲男性。
- 有阿茲海默型失智症。
- 沒有癱瘓。
- 職能治療師表示，患者在樓梯復健時曾詢問：「是這裡嗎？」

**STEP3 發現需求**
- 考慮患者有視覺空間認知障礙，可能上階梯時不知道腳應該抬多高，因此處理如下。

▼

- 加強鞋子顏色的亮度（紅色等），讓患者自己可以簡單分辨出腳要抬多高。
- 因為變得可以意識到腳抬起的高度，不再絆倒。

---

## 想了解更多

### 夜尿引發的風險

濱松醫科大學臨床看護學講座教授　鈴木みずえ

夜尿是最容易發生跌倒的時機。由於睡到一半清醒，又伴隨認知功能和運動機能低下、睡眠障礙、頻尿等症狀，在意識恍惚的情況下腳步蹣跚，提高了走去洗手間而發生跌倒的風險。為了預防此類事件發生，請重視以下5個項目。

**1. 調整生活作息**
即使住在醫院，白天也要儘量安排一些與平日生活習慣相似的活動，例如看電視、編織、閱讀等等患者有興趣的事情。

**2. 掌握排泄規律**
當患者想去洗手間時，請上前自然地攀談，予以協助。為了讓患者願意接受協助，可以和患者說：「我剛好也要去洗手間，可以讓我一起去嗎？」等話語。

**3. 調整夜間環境**
配置夜間照明（設置走廊感應燈等）、將床位調低、鋪上緩衝地墊、裝設方便起身的L型護欄設備等等。

**4. 針對排泄障礙給予治療**
若患者有夜間頻尿、功能性膀胱容量減少等情況，請至泌尿科看診。

**5. 鍛鍊肌力的復健**
對於高齡者來說，為了順利完成排泄動作，肌力相當重要（必須移動身體重心），因此復健時也將「維持、提升肌力」納入目標。另外，如有需要可考慮使用適當的輔具。

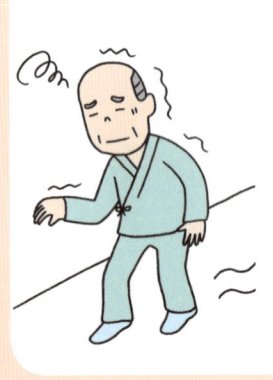

212

# Part 4

## 歷史回顧與展望！新型態照護的挑戰

隨著時代變遷，世界各國對於失智症照護的想法也逐漸改變。同樣面臨老年人口快速成長的日本，從國家、社區到人民，已開始為老年社會推動一連串的變革與措施。就讓我們以日本失智症照護的歷史為借鏡，一同思索台灣今後的照護方法。本章並介紹日本護理團隊如何透過計劃達成「身體零約束」的歷程，值得大家參考。

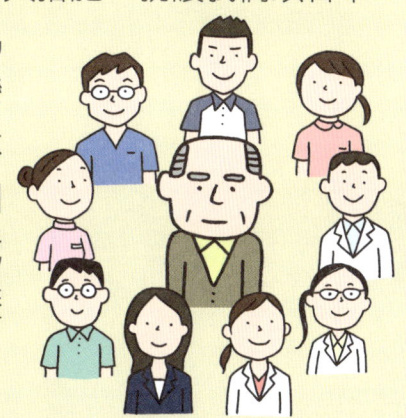

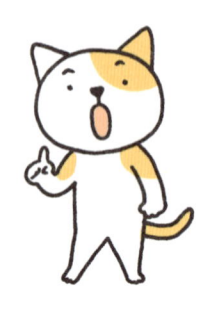

# 失智症照護的歷史發展

平田知弘（NPO法人失智症實驗室理事、影片製作人）

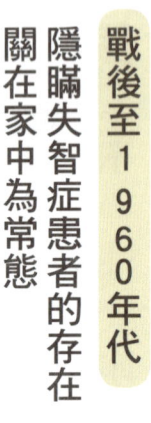

現今日本對於失智症照護，提倡「以人為本」的價值，並推動「生活自立」的概念。但回顧過去，日本也曾有過這樣的時代——認為得了失智症就等於變得什麼都不知道，要儘量讓這些人與社會隔絕。很遺憾地，當時失智症者並沒有被視為照護的對象。而從那樣的時代走到現在，他們如何遭到社會看待，又是如何生存下來……關於這些過去，我們不能視而不見，只著眼於未來。因此，我們將過去大致劃分成3個階段，請各位一起來回顧這段歷史。

## 戰後至1960年代

### 隱瞞失智症患者的存在 關在家中為常態

在這個時代，不要說失智症了，連「癡呆老人」一詞都沒聽過。專家們將失智症判斷為老年時期發生的精神疾病，視為「癡呆性精神疾病」。一九六三年訂立了「老人福祉法」，開始建設「特別養護老人之家」。不過，隔年卻公告「可不收置精神障礙等需費心照料的老人」，失智症者直到一九八〇年代才能入住特別養護老人之家。從制度建立的一開始，失智症高齡者就無處可去，只能被迫選擇關在家中。

## 1970年代

### 失智症患者被收容於 名為「老人醫院」的機構

直到一九六八年實行「家中臥床老人的實態調查」，前述狀況才揭露於社會。根據日本第一份臥床老人的調查報告發現，約20萬名、70歲以上高齡者中，約有5％的人在家臥床。一九七四年長谷川和夫醫師（時任聖瑪麗安娜醫科大學教授）也提出一份報告，指出家中高齡者（東京都、65歲以上）中，4.5％有失智症。

同一時間，作家有吉佐和子的著作《恍惚的人》熱銷，還拍攝成電影。劇中描寫失智症照護家庭的辛酸，對社會帶來很大的衝擊，此事也成了一個開端，失智症開始被視為一項社會問題而廣為人知。

# 日本失智症照護的歷史

|  |  |  |
|---|---|---|
| 1963年 | 訂立老人福祉法 | ●1950年代起日本邁向高齡化。和兒童福利或身心障礙者福利相比，許多人疾呼高齡者福利太落後而開始制定。根據這項法律，將「特別養護老人之家」制度化，但卻排除失智者。 |
| 1968年 | 實行家中臥床老人的實態調查 | ●舉行日本全國福祉協議會，由民生委員走訪調查70歲以上高齡者的住家。由此初次瞭解在家高齡者的實際情況。 |
| 1972年 | 有吉佐和子的著作《恍惚的人》出版 | ●書中描寫失智症照護家庭的辛酸，帶給社會衝擊，並在隔年拍成電影。 |
| 1973年 | 老人醫療費用免費 | ●1967年美濃部亮吉成為東京都知事，開始實施老人醫療免費的地方政府急速增加。日本政府決定70歲以上老人的醫療費，原自己負擔的部分改由稅金籌措。 |
| 1970～1980年 | 須照護入住高齡者的「老人醫院」增加 | ●社會性住院（出院後缺乏家人照顧，需依靠長照制度等社會福利政策）造成問題，醫療費遽增。 |
| 1974年 | 開發「長谷川式失智症量表」 | ●為了避免失智症誤診，大家認為必須有一份評估依據，而由精神科醫師長谷川和夫開發製成。用這一份評量調查在家高齡者，並開始研究失智症的發生率。現在這份評量稱為「修訂版長谷川式失智症量表」。 |
| 1976年 | 在醫院死亡人數超過在家中死亡人數 | ●戰後在自己習慣居住的家中死亡的人數，一直以來都比較多，但這一年這個數值發生反轉。 |
| 1980年 | 東京都多摩市設立天本醫院 | ●新型的老人醫院，目標是支援在家的高齡者。 |
| 1983年 | 聖瑪麗安娜醫科大學開始舉辦日間照護「水曜會」 | ●由長谷川和夫醫師成立，第一個以失智者為對象的日間照護設施。 |
| 1984年 | 「特別養護老人之家」開始收容失智者 | |
| 1987年 | 建立照護專業的國家資格制度——「介護福祉士」、「社會福祉士」 | |

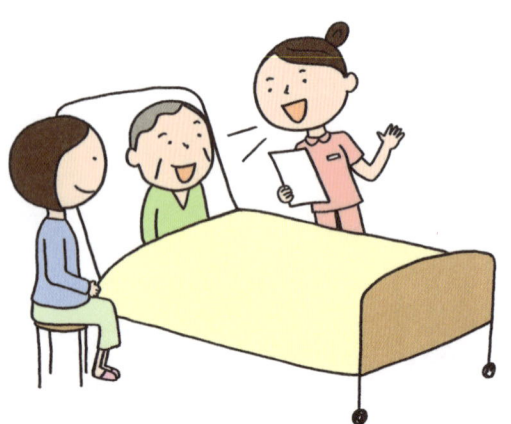

原本有失智症生活障礙的人,應該得到來自社會福利而非醫療的支援,應該生活於地區而非專業機構。但是當時幾乎沒有支援這些人生活的服務,全日本的特別養護老人之家可收容人數僅有2萬6千名,明顯不足。

在這樣的情況下,所謂的「老人醫院」急速增加。從一九七三年起的十年間,老人醫療費用逐漸趨於免費。老人醫院趁勢收容了原本應該生活在地區或福利機構的失智者。然而許多老人醫院的生活環境惡劣,長時間的身體約束更是稀鬆平常,患者屢屢因此發生嚴重的褥瘡。

## 1980年代至今
## 新照護文化興起！重視以人為本與失智者觀點的時代

面對這樣的實際狀況,醫療人員們也開始起了質疑。一九八〇年在多摩市開業的天本宏醫師是導入失智者職能治療的先鋒。前面提到的長谷川和夫醫師扮演的角色尤其重要。

一九八三年,日本最早的失智症日間照護設施「水曜會」成立,協助在家失智者的生活,這樣的想法在當時前所未聞。接著一九九七年英國心理學家Tom Kitwood的著作《Dementia Reconsidered》(暫譯：失智症的再檢討)出版,成為在日本推廣「以人為本照護」的一大契機。

二〇一四年,第一個由失智者組織的團體「日本失智症工作小組」成立。隔年在「促進失智症措施總合戰略」(又稱新橘色計畫)中提出「重視失智者的觀點」等政策,除了將失智者視為支援對象,還轉而將失智者視為一同建構社會的夥伴,至此,時代迎來了關鍵轉折點。

|  |  |  |
|---|---|---|
| 1990年 | 在護理基礎教育中設立「老人護理學」 | ●1996年改訂為「老年護理學」。 |
| 1997年 | 為因應癡呆型老人共同生活援助，成立團體家屋（Group Home）的事業制度 | ●目標為在人數少的地區社會中，實現利用者本位的生活。 |
| 1999年 | 厚生省推動「禁止身體約束」 | |
| 2000年 | 介護保險制度上路 | ●這項新制度的開始並非行政措施，而是由自我決定的契約而成立。 |
| 2001年 | 設立老人護理專業護理師（GCNS） | ●為了確立老年護理學在實踐上的專業性而設立。 |
| 2004年 | 設立失智症護理認定護理師（DCN） | |
| | 將「癡呆」的名稱改為「失智症」 | ●經過長谷川和夫醫師也加入的檢討委員會議論，決定了「癡呆」的替代用詞，報告指出除了變更名稱，還必須努力消弭誤解與偏見。 |
| 2005年 | 「社區整體支援中心」成立 | |
| | 日本老年護理學會成立 | |
| 2010年 | 日本老年護理學會加入日本老年學會的組織 | ●隔年舉行學術集會。 |
| 2014年 | 日本第一個由失智者本人設立的團體「日本失智症工作小組」成立 | ●2017年9月成為一般社團法人。由失智者藤田和子擔任代表理事。 |
| 2015年 | 策劃「促進失智症措施總合戰略」（新橘色計畫） | ●提出重視失智者本人的觀點。 |
| | 診療報酬中新設立「失智症照護補助」 | |

## 來自失智者的一封信

二〇一五年底，我在NHK製作了一檔失智症特輯的節目，主題為「我想傳達的事～來自失智者的訊息～」。採訪的過程中有一段故事令我特別難忘，這位來自大阪的曾根勝一道先生，於59歲被診斷出患有失智症，他的信件摘要如下：

「罹患阿茲海默症是壞事嗎？」
「我現在才發現自己本身對失智症抱持的偏見……」
「以病名遭到歸類，感覺好像被世界疏離了。」

看到這樣的文字讓我不禁認為，這個人的人生恐怕遭遇到極為殘酷的境遇吧！究竟是一個什麼樣的世界，讓他寫下如此的內容，我為此滿腹疑惑。

後來進一步了解後我才知道，讓被診斷為患有失智症的人蒙受痛苦的，並不是阿茲海默症等疾病本身，而是「社會的目光與視線」。

一九七二年有吉佐和子以失智者為題材寫下《恍惚的人》（之後拍成電影），那時主角絕望的身影令人印象深刻。之後經歷了四十多年，失智者的形象改變了嗎？我並不這麼認為。回顧失智症照護的歷史，這一連串過程可說是一場耐力賽，仍持續改變著失智症長期以來被形塑的刻板形象。

平田知弘
電視導播，從事NHK教育頻道「Heart net TV」等製作。節目製作主軸為：照護、醫療、失智症、自殺問題。與失智症相關的節目有「NHK特別節目系列─失智症～這時你是」（2006年）等。NPO法人失智症友善俱樂部節目導播。共同著作有《即使罹患失智症，人生並未結束～失智症的我祝福失智症的你》（harunosora出版）。

# 以「身體零約束」為目標

日本聖隸三方原醫院

Part 4 新型態照護的挑戰

● 資料：F3病樓骨外科　脊椎中心病床有55床。非常態兩輪制排班。病床占床率95.5%（2017年度），平均住院天數22.4天。現有醫師9名、護理師33名、護理輔助人員7名、事務人員1名。患者主要疾病有脊椎退化疾病、骨折、外傷等。約3成為65歲以上患者，約3成為75歲以上患者。

日本靜岡縣濱松市的聖隸三方原醫院，為日本第一家設立安寧緩和病房的醫院。被配置於F3病樓的骨外科，從二○一五年三月起，推動身體約束極小化措施，二○一七年六月達成身體零約束的目標，本篇將介紹這段為期兩年三個月的歷程。這裡舉出其中一棟病樓的醫護人員從計畫到實踐的過程，雖有無法盡述之處，還請大家一邊閱讀一邊思考。

**2015年3月**
**身體約束極小化措施**
**START**

**集思廣益**

## 為何執行身體約束

請大家思考並且各自提出意見。

為什麼醫療現場容許身體約束？請各位工作人員一起想想看吧！

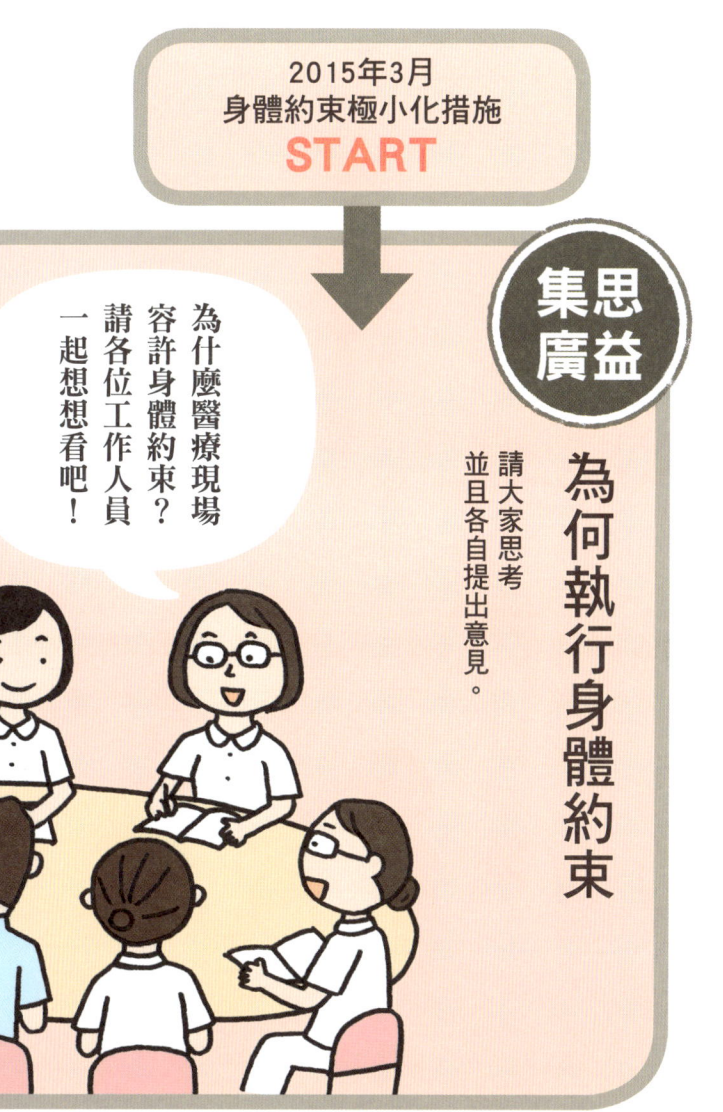

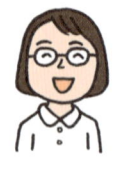

從「集思廣益」起措施已然展開

身體約束極小化措施，最初是源自護理人員之間的讀書會。

一般社會中並不允許人束縛他人，也不允許限制他人的行動自由。那麼為何在醫療現場卻執行（允許）這樣的行為？在讀書會上有人提出了這樣的質疑，並進一步提議其他工作人員一起思考。

針對這番提問，一位護理師後來表示這樣的意見。

「至今，當我們在面對擅自拔掉點滴的病人時，我們理所當然地為他們戴上連指手套、限制上半身活動；而面對無法冷靜下來的患者，我們也習以為常地限制他的身體，這是因為『前輩是這樣教育我們的』、『因為這個人無法保持安靜』、『因為我很忙不能隨時待在一旁』，有時為了讓自己感到心安，也會說服自己覺得『身體約束並沒有問題』。」

身體約束幾乎已成一種醫療文化，被視作保護人身安全的做法，也是醫院根深蒂固

## 共同學習 [1] 關於身體約束

身體約束有3大類。

**3大枷鎖**

**實體枷鎖**
利用身體上的束縛，限制身心行動，因此產生了各種弊病。

**言論枷鎖**
「不可以！」等指示或禁止的話語和嚴厲的語氣，禁錮了患者的身心行動。

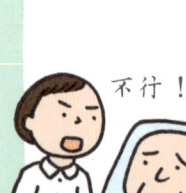

**藥物枷鎖**
透過鎮靜劑、抗精神病藥物、安眠藥等藥物限制行動。

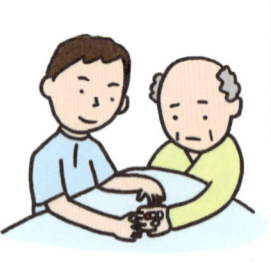

220

的想法。但是，今後為了病人，不該再將身體約束視為優先選擇，而是去思考是否有替代約束的照護方法，我覺得這點很重要。

有過這番思考與討論後，護理人員們提議：「首先我們一起學習失智症照護和譫妄照護吧！」

**共同學習並逐漸實踐的照護知識與理念**

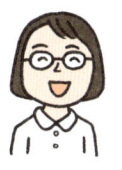

護理人員們紛紛將彼此在讀書會上學到的知識，實際運用於照護現場。

其中最大的收穫來自一位失智症患者的故事。

90歲的石塚浪子女士，因股骨髁上開放性骨折而住院。她長期務農，8年前被診斷出罹患阿茲海默型失智症，當時住在老人之家。在照顧經理的報告中紀錄了：因為不太能說話，有對話困難，住院不久就發生大聲喊叫，敲打床邊護欄，搥自己的腳、吐口水、捏人等事件，工作人員不知如何與其建立關係，頭痛不已。

## 共同學習 [2] 關於失智症照護的基本

失智症照護的基本就是以人為本的照護，關鍵字為「安心」。具體執行事項如下。

**重視基本交流**

自我介紹、視線相對（進入當事人的視線範圍）、輔助感覺障礙（視覺、聽覺）。

**了解做得到的事（尚存能力）**

「失智症高齡者什麼都不會」，這句話並不正確。一個人至今曾擁有的能力，有可能因為生病、環境變化而出現暫時性失能。正因為這樣，照護時應該去了解這個人至今為止的生活，什麼事變得做不到、什麼事仍然做得到，恢復曾擁有的能力。

**執行現實導向療法（現實定向感訓練）**

面對有定向感障礙的人，需告知日期、時間、場所、季節。例如，即使只是簡單的配膳時刻，也不要只說「吃飯了」，而要說「吃午飯了」，就可以告知時間。

**言行必有其意，了解箇中含義**

有失智症的人會變得很難用語言清楚表達需求，因此照顧者應該多加評估患者每個言行背後的含義。例如當患者經常拆掉傷口的紗布時，這時候聽取緣由很重要，如果這個人無法回答原因時，照顧者要思索其中原因，是紗布令人不舒服嗎？感覺會痛嗎？會癢嗎？從更深一層來思考如何照護。

**找出讓患者理解的表達方法（照護的技巧）**

即便有記憶障礙，記憶中仍容易殘留著伴隨情緒的深刻事件，尤其是痛苦的、辛苦的、難過的、開心的、高興的情緒。另外，雖然無法記得護理師或照顧者的名字，但可以透過熟悉長相建立關係。請向失智者表達「我非敵人，而是你的朋友」，建立信賴關係與安心感，並找出對方能夠理解的方式（語言、文字、肢體動作等等）去溝通表達，如此一來照護過程將會更順暢。

為此，護理人員先去學習阿茲海默型失智症的相關知識，了解患者會出現什麼症狀，可能會引發症狀的狀況有哪些等等。同時向老人之家和家人確認石塚女士的身體健康狀態、社會心理（環境）、生活經歷、性格傾向，並且與護理人員共享資訊。

接著基於「以人為本的照護」擬定照護計畫。依照這份計畫持續照顧石塚女士直到出院，期間石塚女士出現以下變化。

● 聽到護理人員的聲音會展現笑臉。
● 照護或處理時抗拒和大喊的情況減少。
● 可以說出「對不起」、「謝謝」、「不會痛」等詞語。

護理人員們透過自行擬定的照護計畫，讓石塚女士的情況好轉，在心情上不但無比開心，在失智症照護上也變得更加有自信。

## 具體實踐

## 以人為本的照護

思考以人為本的照護，同時擬定石塚浪子女士（90歲）的照護計畫。

**重視各種交流的形式**

● 思考讓患者理解的說明方式。
● 即使有想傳達的事項，如果本人情緒激動，先等情緒平靜後再說明。
● 即使患者很難開口表達，也會點頭或偶爾說出簡短的字詞。要對此加以重視、傾聽。
● 握著患者的手，注重表情、肢體動作等語言以外的溝通方式。

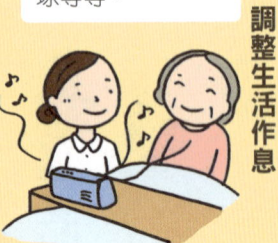

**思考提供安全、安心、安樂的照護**

● 失智症患者有很多人不會喊痛。但即便沒有說，也要根據情況判斷這個人會不會痛，適時給予止痛藥。
● 因為持續使用抗生素，所以腹瀉、臀部糜爛疼痛。對此要考慮其他能緩和疼痛的方式。
● 患者一天需打點滴3次，這時要在一旁守護。

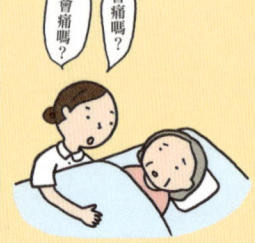

**維持尚存的能力、調整生活作息**

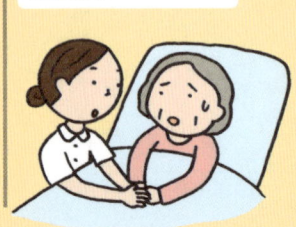

● 當患者情緒不穩、無法平靜時，可以讓這個人離開床、聽音樂、玩氣球等等。
● 患者因肚子餓而焦躁時，可以提供小點心滿足一下他的需求。

## 以多項專業合作實踐照護 邁向零約束目標

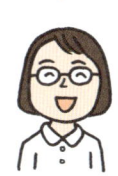

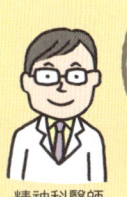

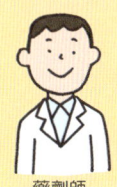

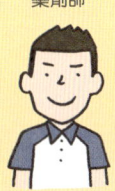

之後，二〇一六年配合日本新制定的「失智症照護補助」，成立「失智症照護支援團隊」，並陸續舉辦多項專業的研討會，整個醫院開始展現推動失智症照護的態勢。

護理人員在F3病樓不斷實踐的過程中，成功案例持續增加，紛紛建立對失智症照護的自信。結果在二〇一七年六月達成身體零約束的目標。

與身體約束極小化措施開始前（二〇一五年三月之前）相比，在F3病樓骨外科工作的護理人員們也出現了諸多變化，這些變化正是達成身體零約束的必要行動。如今大家依舊貫徹這些行動，每天實踐尊重他人的照護方法。

### 失智症照護支援團隊的組成

**團隊支援**

- 老人護理專業護理師
- 精神科醫師
- 精神醫療社工師
- 藥劑師
- 臨床心理師
- 職能治療師

**活動**

任何時候
向醫院內有需要的人提供各項專業諮詢。

星期四
針對曾諮詢的患者舉行團隊研討會，之後針對回診、照護方法舉行病樓研討會。

星期五
舉辦活動。

### 2017年6月 零約束

### F3病樓的變化

**持續推動**

與身體約束極小化措施開始前相比，護理人員們有以下變化。

- 對患者的行動，變得會思考其中的理由並且評估。
- 大家一致同意全體人員守護患者的合作體制很重要，並且進一步加強。
- 向醫師諮詢或參與專業研討會的機會增加。
- 徹底執行住院時的風險評估。
- 執行譫妄的預防照護。

## 從照護實踐來看失智症預防

濱松醫科大學臨床看護學講座教授　鈴木みずえ

面對在任何人生階段的人、家庭、集團、地區社會，盡力使其恢復某種程度的健康狀態，儘量使其過著有品質的生活——這就是護理師的工作理念與目標。

本書從護理師的角度敘述了在醫院實行失智症照護的最佳方法，最後讓我們從照護現場思考失智症的預防。

二〇一七年醫學期刊《刺胳針》（Lancet）的失智症委員會提出，藉由積極實行預防失智症的風險因素相關對策，有可能預防三分之一的失智症發生，並且提出潛在可修正失智症風險因素的相關生命歷程模式*（參考下方圖示）。

中年期有重聽、高血壓、肥胖，老年期還有抽菸、憂鬱、運動不足、社會孤立、肥胖等風險因素，這些潛在可修正的風險因素占了35%。因應這些因素所需的運動和社會參與，以及憂鬱症、糖尿病、肥胖的預防，都是預防失智症的重點，今後護理對策也應配合生活習慣病的預防而調整。

### 失智症可修正的風險因素

**幼兒期**

| 未受中等教育 | 8% |
|---|---|

**中年期**

| 聽力下降 | 9% |
|---|---|
| 高血壓 | 2% |
| 肥胖 | 1% |

**老年期**

| 抽菸 | 5% |
|---|---|
| 憂鬱 | 4% |
| 運動不足 | 3% |
| 社會孤立 | 2% |
| 高血壓 | 2% |
| 肥胖 | 1% |
| 第二型糖尿病 | 1% |

| 潛在可修正的風險因素 | 35% |
|---|---|
| 潛在不可修正的風險因素 | 65% |

從Lancet期刊的報告可以知道，失智症預防不僅僅在老年期，而是我們整個Life Cycle（生命週期）都必須正視的課題。尤其從預防失智症的觀點來看，人生的各個時期中，關於失智症的健康教育、腦血管異常的風險降低、腦炎疾病的預防、認知功能的維持等，變得很重要。在預防醫學中，預防的思考方法分為3個階段，在失智症預防上也可以用3階段來思考。

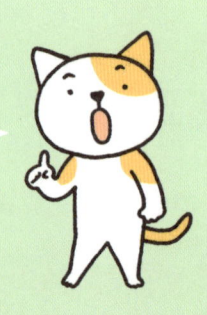

## Let's think!

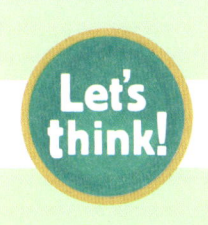

另外，風險因素中還列有聽力下降（9％），從這一點來看，未來照護措施除了以生活為基礎，針對中高年齡聽力下降的早期因應，也將成為失智症預防活動的一環，預估這個部分在今後將越來越重要。

如圖所示，潛在不可修正的風險因素為65％，所以，有無法預防的失智症也是事實。有時人們會想逃避診斷，但是，報告指出對於阿茲海默型失智症或路易氏體失智症，失智症治療藥物可延緩症狀的發展，所以早期診斷或治療相當重要。

此外，期刊報導也建議對失智症患者給予以人為本的照護。並且還指出今後的課題將落在家庭照護、重視患者的需求以及患者無法表達期望時該如何應對等等。

### 失智症的預防3階段

| | | |
|---|---|---|
| **第一階段預防** | **分成「加強健康」與「預防失智症」兩方面** | |
| | 在加強健康方面，以改善生活習慣（調整生活環境、適當的飲食生活和運動與活動、飲酒適量、禁菸等）為主，而在預防失智症發生方面，於學校、企業等處開辦健康教育，以及腦血管異常的風險降低或腦炎疾病的預防。 | |
| **第二階段預防** | **注重失智症的「早期發現」與「早期治療」** | |
| | 此階段強調早期發現和早期治療。在維持與加強認知功能相關的保健所、社區整體支援中心、診所以及醫院等，推展照護風險篩檢、健康檢查等。 | |
| **第三階段預防** | **針對有失智症症狀的人提供復健照護，以「預防與治療身心機能、維持與提升認知功能」為目標** | |
| | 此階段著重於接受具體適當的治療、提升交流與活動、現實導向療法的加強等，對入住照護機構的失智症患者提供身體治療，在醫院時預防住院期間的症狀惡化。 | |

從以上得知，本書第三章的失智症照護實踐，屬於第三階段預防。對於入住醫院的失智症高齡者，維持其認知功能和延緩失智症進展，在失智症預防中也極其重要，甚至會影響之後的預後和生活品質，這點還請大家了解。

\* livingston G, et al. Dementia prevention, intervention, and care (2017). Lancet. 390 (10113):2673-2734.

## 協助者與參考文獻

### 【編輯協助】

赤井信太郎　日本紅十字會　長濱紅十字醫院　護理部　護理長　失智症護理認定護理師

馬場直哉　長濱市立湖北醫院　護理局　失智症護理認定護理師

### 【採訪協助】

● 社會福祉法人聖隸福祉事業團　綜合醫院　聖隸三方原醫院

佐藤晶子　護理部課長　老人護理專業護理師

阿部ゆみ子　護理部　失智症護理認定護理師

● 一般社團法人三豐觀音寺市醫師會　三豐市立西香川醫院

井川咲子　護理部長

宮崎真智子　護理部　護理師

島橋誠　公益社團法人日本護理協會　護理研修學校　認定護理師教育課程教員　失智症護理認定護理師
鈴木智子　磐田市立綜合醫院　護理部　失智症護理認定護理師
住若智子　社會醫療法人蘇西厚生會　松坡綜合醫院　護理部　失智症護理認定護理師
曾谷真由美　社會醫療法人河北醫療財團　天本醫院　地區失智症支援中心　失智症護理認定護理師
高梨敬子　君津中央醫院企業團　國保直營綜合醫院　君津中央醫院　護理局　主任護理師　失智症護理認定護理師
高原昭　學校法人澤田學園　松江護理職業支援中心　失智症護理認定護理師教育課程專任教員　失智症護理認定護理師
田中久美　筑波醫療中央醫院　副護理部長　老人護理專業護理師
戶谷幸佳　群馬縣立縣民健康科學大學　護理學護理學科　講師　老人護理專業護理師
中田貴子　日本紅十字會　大津紅十字醫院　護理部　失智症護理認定護理師
森林朋英　公益財團法人日本護理協會　護理研修學校　認定護理師教育課程教員　失智症護理認定護理師
吉村浩美　社會福祉法人聖隸福祉事業團　濱名湖伊甸園　副園長

### 【協助】

鈴木淳（社會福祉法人聖隸福祉事業團　綜合醫院　聖隸三方原醫院）、鈴木美佳（靜岡市立清水醫院）、
大石映美（日本十字會　濱松紅十字醫院）、福島秀美（公立森町醫院）、高柳容子（市立湖西醫院）
＊以上全都是失智症護理認定護理師
醫療法人社團優和會　グループホーム あんずの家（神奈川縣橫須賀市）

### 【參考文獻】

《DCM（失智症照顧測繪）理念與實踐 第8版 日文版第4版》布拉福大學保健衛生學部失智症學科失智症照護研究小組Dawn Brooker與Claire Surr著，水野裕監譯　失智症照護研究與研修中心
《DCM（失智症照顧測繪）手冊 第8版 日文版第4版》布拉福大學保健衛生學部失智症學科失智症照護研究小組Dawn Brooker與Claire Surr著，水野裕監譯　失智症照護研究與研修中心
《DESIGN MY 100 YEARS從100圖表來看人生百歲時期，自己設計「幸福老後」的數據手冊》大石佳能子著（ディスカバー・トゥエンティワン）
《普通病樓的失智症患者「這時該怎麼辦？」》內田陽子編著（照林社）
《依護理實踐能力熟悉階段，在急性期醫院的進階失智症護理》鈴木みずえ編著（日本護理協會出版會）
《心情輕鬆的失智症家庭與生活方式》繁田雅弘監修（池田書店）
《從今晚開始，針對普通病樓譫妄對策的成功指標》山川宣著（學研プラス）
《從生活機能顯示老年護理過程＋病態與生活機能相關圖》山田律子、荻原悅子、內ヶ島伸也、井出訓編輯（醫學書院）
《多項專業團隊合作的失智症照護入門》鈴木みずえ編著（日本護理協會出版會）
《有益失智症護理與照護　詳解以人為本的照護》鈴木みずえ監修（池田書店）
《理解失智症患者心情的傾聽和說話方法》鈴木みずえ監修（池田書店）
《從人本的視角發展在急性期醫院接受治療的失智症高齡者照護──從住院時到出院後的地區合作》鈴木みずえ編著（日本護理協會出版會）
＊以上著作書名皆為暫譯，台灣未出版繁體版。
《當你漸漸忘了我：關於失智症患者正確的知識，以及體貼的陪伴方式》內門大丈監修　＊此著作台灣於2020年由書泉出版。

厚生勞動省「臨終醫療決定過程的相關指南」
https://www.mhlw.go.jp/shingi/2007/05/s0521-11.html

厚生勞動省「失智症患者的日常生活與社會生活的決策支援指南」
https://www.mhlw.go.jp/stf/seisakunitsuite/bunya/0000212395.html

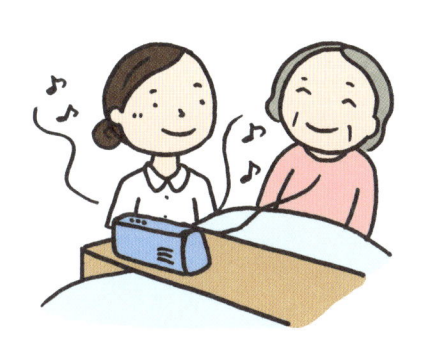

# 台灣廣廈 國際出版集團
### Taiwan Mansion International Group

國家圖書館出版品預行編目（CIP）資料

陪伴第一線！最人性化的失智症照護全圖解【暢銷修訂版】：以人為本的「3步驟」照顧法，居家＆機構都適用！/ 鈴木みずえ、內門大丈著. -- 二版. -- 新北市：蘋果屋出版社有限公司, 2025.08
232面；19x26公分
ISBN 978-626-7424-63-6（平裝）
1.CST: 失智症 2.CST: 健康照護

415.934　　　　　　　　　　　　　　　　　114008522

## 蘋果屋 APPLE HOUSE

## 陪伴第一線！最人性化的失智症照護全圖解【暢銷修訂版】
### 以人為本的「3步驟」照顧法，居家＆機構都適用！

| | |
|---|---|
| 監　　　修／鈴木みずえ | 編輯中心總編輯／蔡沐晨・編輯／許秀妃 |
| 監 修 協 力／內門大丈 | 封面設計／何偉凱・內頁排版／菩薩蠻數位文化有限公司 |
| 日本編輯・執筆／早川景子 | 製版・印刷・裝訂／東豪・弼聖・秉成 |
| 譯　　　者／黃姿頤 | |

**行企研發中心總監**／陳冠蒨
**媒體公關組**／陳柔彣
**綜合業務組**／何欣穎

**發　行　人**／江媛珍
**法 律 顧 問**／第一國際法律事務所 余淑杏律師・北辰著作權事務所 蕭雄淋律師
**出　　　版**／蘋果屋
**發　　　行**／蘋果屋出版社有限公司
　　　　　　地址：新北市235中和區中山路二段359巷7號2樓
　　　　　　電話：（886）2-2225-5777・傳真：（886）2-2225-8052

**代理印務・全球總經銷**／知遠文化事業有限公司
　　　　　　地址：新北市222深坑區北深路三段155巷25號5樓
　　　　　　電話：（886）2-2664-8800・傳真：（886）2-2664-8801
**郵 政 劃 撥**／劃撥帳號：18836722
　　　　　　劃撥戶名：知遠文化事業有限公司（※單次購書金額未達1000元，請另付70元郵資。）

■出版日期：2025年08月　　ISBN：978-626-7424-63-6
　　　　　　　　　　　　　版權所有，未經同意不得重製、轉載、翻印。

YOKUWAKARU NINCHI-SHO KANGO NO KIHON
Supervised by Mizue SUZUKI & Hirotake UCHIKADO
Copyright © 2019 by K.K. Ikeda Shoten
All rights reserved.
Illustrations by Hiroko SAKAKI & Risa NAKAMOTO
Interior design by Yoko YOKOTA
First original Japanese edition published by PHP Institute, Inc., Japan.
Traditional Chinese translation rights arranged with PHP Institute, Inc.
through Keio Cultural Enterprise Co., Ltd.